肿瘤科医师处方

主　编：王佃亮　　陈火明
副主编：李朝霞　　王　宁　李治桦
　　　　安　娟　　潘兴华　段连宁

中国协和医科大学出版社

图书在版编目（CIP）数据

肿瘤科医师处方／王佃亮，陈火明主编. —北京：中国协和医科大学出版社，2018.9

ISBN 978 - 7 - 5679 - 1178 - 9

Ⅰ.①肿… Ⅱ.①王… ②陈… Ⅲ.①肿瘤 - 用药法 Ⅳ.①R730.5

中国版本图书馆 CIP 数据核字（2018）第 210274 号

肿瘤科医师处方

主　编：王佃亮　陈火明

策划编辑：刘　华

责任编辑：李丹阳

出版发行：**中国协和医科大学出版社**
　　　　　（北京东单三条九号　邮编 100730　电话 65260431）

网　　址：www.pumcp.com

经　　销：新华书店总店北京发行所

印　　刷：中煤（北京）印务有限公司

开　　本：787×1092　　1/32 开

印　　张：17.75

字　　数：370 千字

版　　次：2018 年 9 月第 1 版

印　　次：2018 年 9 月第 1 次印刷

定　　价：48.00 元

ISBN 978 - 7 - 5679 - 1178 - 9

内容简介

　　本书精编了肿瘤学不同疾病的临床经验处方，分为头颈部肿瘤、胸部肿瘤、消化系统肿瘤、泌尿生殖系统肿瘤、妇科肿瘤、儿科肿瘤、骨与软组织肿瘤、皮肤肿瘤、血液系统肿瘤以及其他肿瘤，介绍了66种常见肿瘤的病情概述、诊断与治疗（包括诊断要点、鉴别诊断、治疗原则和一般治疗方法）、药物处方及注意事项等临床实用内容，包括360多种临床处方及治疗方案。书后附有《癌性疼痛的诊断与治疗》、《常用抗肿瘤药物一览表》、《实体瘤RECIST疗效评价标准（版本1.1）》、《体表面积计算方法》、《体力评分标准》和《肿瘤分期分级》，供读者查阅和参考。编者均是来自临床一线的专家教授和青年学者，他们长期从事临床诊疗工作，具有丰富的诊断、治疗和处方经验，在编写时查阅了大量文献，融合了自己丰富的临床实践经验和科研成果。

　　全书内容新颖、全面、专业、简洁，阅读方便，实用性和可操作性强，是广大医务工作者、科研人员、患者和医学爱好者的实用参考临床医学工具书。

编著者名单

主　编：王佃亮　陈火明

副主编：李朝霞　王　宁　李治桦

　　　　安　娟　潘兴华　段连宁

编　委：

王佃亮　中国人民解放军火箭军总医院

陈火明　中国人民解放军火箭军总医院

李朝霞　中国人民解放军火箭军总医院

王　宁　中国人民解放军火箭军总医院

李治桦　中国人民解放军火箭军总医院

安　娟　中国人民解放军火箭军总医院

赵　玮　中国人民解放军火箭军总医院

韩雅琳　中国人民解放军火箭军总医院

刘　冰　中国人民解放军火箭军总医院

关　煜　中国人民解放军火箭军总医院

赵　楠　中国人民解放军火箭军总医院

李　慧　中国人民解放军火箭军总医院

叶　梅　中国人民解放军火箭军总医院

孙万军　中国人民解放军火箭军总医院

刘　娟　中国人民解放军火箭军总医院

李　博　首都医科大学附属北京天坛医院

邱晓光　首都医科大学附属北京天坛医院

潘兴华　中国人民解放军昆明总医院

段连宁　中国人民解放军空军总医院

张伟京　首都医科大学附属北京世纪坛医院

林小华　中国人民解放军火箭军总医院

达　永　中国人民解放军军事医学科学院附属
　　　　医院

刘　静　中国人民解放军军事医学科学院附属
　　　　医院

鲁　云　中国人民解放军军事医学科学院附属
　　　　医院

陈汉威　广州市番禺区中心医院

唐郁宽　广州市番禺区中心医院

黄　晨　广州市番禺区中心医院

前　言

　　《肿瘤科医师处方》是以中国人民解
放军火箭军总医院、中国人民解放军军事
医学科学院附属医院、中国人民解放军空
军总医院、中国人民解放军昆明总医院、
首都医科大学附属北京世纪坛医院、首都
医科大学附属北京天坛医院等大型三甲医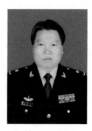

主编　王佃亮

院具有丰富临床工作经验的专家教授或长期工作在临床
一线的青年骨干学者参与撰写或审稿。在编写过程中，
多次组织临床专家对写作大纲、方案进行修订完善。初
稿完成后，又组织相关领域专家对不同临床学科的处方
进行了审校。

　　全书包括66种常见肿瘤和360多个临床药物处方及
治疗方案，每种疾病分为病情概述、诊断与治疗和药物
处方及注意事项等实用内容。与同类图书相比，本书具
有几个显著特点：撰稿人长期工作在临床一线，诊断、
治疗、处方经验丰富；内容全面，信息量大，实用性
强；章节编排尽可能照顾了就医习惯，便于读者查阅；
各病种的撰写层次清晰，力求简明扼要；全书每章均有

富有临床经验的专家教授参与编写、审稿或指导；书后附有《癌性疼痛的诊断与治疗》、《常用抗肿瘤药物一览表》、《实体瘤 RECIST 疗效评价标准（版本 1.1)》、《体表面积计算方法》、《体力评分标准》和《肿瘤分期分级》，便于广大读者查阅。

需要强调的是，药物特性需要与患者个体化统一，做到因人、因地、因时具体用药。临床上有许多因素可影响药物选择和作用，譬如患者年龄、性别、个体差异与特异体质和机体所处不同生理、病理状态等，因而本书处方仅供广大医务工作者、患者及其他人员参考，不同患者具体疾病诊断和用药应在临床医师指导下进行。

在本书策划、编写过程中，各位作者、审稿人、编辑付出了艰辛的劳动，在此表示由衷的感谢。由于时间仓促及水平所限，书中疏漏错误之处在所难免，诚盼不吝指正。

目 录

第一章

头颈部肿瘤

一、胶 质 瘤

（一）病情概述

胶质瘤是最常见的原发颅内恶性肿瘤，是神经胶质细胞恶变后，脱离了机体对细胞增殖的正常调控机制，不断异常增生形成的占位性病变。

根据脑肿瘤的多中心横断面研究（multicenter cross-sectional study on brain tumor，MCSBT）数据，对于 20~59 岁的年龄段人群，胶质瘤大约占原发脑肿瘤的 31.1%。其中，弥漫性星形细胞瘤和间变性星形细胞瘤占胶质瘤的 25.2%，少突星形细胞瘤、少突细胞胶质瘤和间变性少突细胞胶质瘤占 18%。而胶质母细胞瘤占 30% 左右。一般将 WHO Ⅱ级的胶质瘤称为低级别胶质瘤，而 WHO Ⅲ~Ⅳ级称之为高级别胶质瘤。根据中国脑胶质瘤基因组学数据库（Chinese Glioma Genome Atlas，CGGA）数据，低级别胶质瘤的中位生存期为 78.1 个月，WHO Ⅲ级患者为 37.6 个月，而 WHO Ⅳ级的胶质母细胞瘤中位生存期仅为 14.4 个月。WHO Ⅱ~Ⅳ级患者的 6 个月、1 年、3 年和 5 年的生存率分别为：WHO Ⅱ级 99%、94%、79% 和 67%，WHO Ⅲ级 88%、75%、51% 和 36%，WHO Ⅳ级 87%、61%、15% 和 9%。

本病的临床表现主要有两大类，一类是与颅内压增高有关的症状，如头痛、恶心和喷射性呕吐；另一类是与定位神经系统损害有关的症状，如肢体的感觉、运动障碍等。此外，癫痫也是胶质瘤常见的临床表现，主要见于颞叶以及额叶病变的患者。其他临床表现还包括言语功能障碍、认知障碍、人格改变以及视觉障碍等。

（二）诊断与治疗

【诊断要点】

对于出现中枢神经系统症状的患者，应进一步行影像学检查。对于可手术的患者，应行手术切除明确病理诊断。对于不可手术患者，应建议行活检明确病理诊断。

1. 计算机断层扫描（computed tomography，CT）：颅内呈境界不清的均匀或不均匀的低密度病灶，常位于一侧大脑半球，有一定的占位效应和瘤周水肿。10%~20% 存在钙化。增强 CT：一般不强化或轻度强化。若有强化则提示局部恶变。

2. 磁共振成像（magnetic resonance imaging，MRI）：肿瘤在 T1WI 上表现为低或等信号，在 T2WI 及 T2-FLAIR 上表现为均匀高信号。钙化、囊变、出血及瘤周水肿较罕见。注射 Gd-DTPA 后，肿瘤可有不同程度强化。

3. 正电子发射计算机断层显像（positron emission tomography，PET-CT）：18 氟脱氧葡萄糖显像，肿瘤多呈高摄取。

【鉴别诊断】

无论胶质瘤级别高低，都要与脑软化灶、局灶性脑炎、脑血管病、转移瘤、脑寄生虫、恶性淋巴瘤相鉴别。脑软化灶、局灶性脑炎可常有感染病史或合并中耳炎，近期有拔牙史等。

脑血管病患者既往常有高血压、动脉硬化病史。转移瘤患者中，老年居多，常有其他部位肿瘤病史。淋巴瘤常为多发，且好发于胼胝体、基底节及脑室周围，增强扫描呈明显均匀增强、伴周围明显水肿。

【治疗原则】

首选手术。对于 WHO Ⅰ级患者，术后可选择观察。如有残留，建议行术后辅助放疗。对于 WHO Ⅱ～Ⅳ级患者，术后应行辅助放疗。对于 WHO Ⅲ～Ⅳ级患者，推荐术后同步放化疗，并在同步放化疗结束后，接受不少于 6 周期化疗。

【一般治疗】

1. **手术治疗** 手术是胶质瘤治疗的最重要手段，也是综合治疗的基石。肿瘤的切除程度是影响患者预后的独立因素。此外，手术可以获取最完整的病灶标本，从而为病理学更充分的评估肿瘤性质提供保障。同其他实体瘤类似，胶质瘤也具有显著的异质性。在病灶的不同部位，其恶性程度存在差别。特别是对于初次手术为较低级别胶质瘤的患者，在病情的反复复发过程中，病灶的级别会有逐渐增高的情况发生。即使是初次手术即为高级别胶质瘤的患者，可能在部分区域混有相对较低级别的成分。当然，最终的治疗原则是以病灶中级别最高的成分所决定的。但是，这种异型性对于了解疾病的发展过程，以及个体之间的差异是有着重要意义的。

2. **放射治疗** 放疗给胶质瘤患者所带来的生存获益，已经得到了广泛的认可。在手术的基础上，辅助放疗可以降低患者的复发风险，并提高远期生存。而对于无法手术的患者，放疗的目的在于控制症状，并延缓肿瘤的进展时间。目前放疗的方式主要有直线加速器放疗和立体定向放疗两种模式。其中，直线加速器放疗是主要的治疗选择。立体定向放疗不是胶质瘤患者的常规治疗选择，仅在某些特殊情况下可以考虑。如照射野边缘的微小复发。

3. 化学治疗 烷化剂是治疗胶质瘤的主要化疗药物类型。由于其属于脂溶性药物，因此可以透过血脑屏障，发挥抗肿瘤作用。此外，其与放射治疗同时应用时，可以增加肿瘤细胞对放射线的敏感性，从而进一步提高对肿瘤细胞的杀伤作用。化疗主要应用于 WHO Ⅱ ～ Ⅳ 级患者。对于 WHO Ⅱ 级患者，术后辅助化疗可以降低患者的复发风险，但不能提高患者的总生存。对于 WHO Ⅲ ～ Ⅳ 级患者，术后辅助化疗既可以降低患者的复发风险，也可以提高患者的总生存。目前最常用的化疗药物为口服的替莫唑胺。同步放化疗时，其剂量为 $75mg/m^2$，每日口服一次，共 42 天。同步放化疗结束后，剂量为 $150 ～ 200mg/m^2$，每日口服 1 次，共 5 天，每 4 周重复为 1 周期，共 6 周期。

（三）药物处方

▓ **处方①**：丙戊酸钠缓释片，0.5g，口服，每日 2 次。

【注意事项】

1. 最常见的副作用为肝肾毒性，应定期复查转氨酶、肌酐等指标。

2. 有一定的过敏发生率，多见于首次应用的患者。轻微过敏可通过调整药物剂量处理，严重者应停药。

3. 在出现癫痫症状后，应至少口服 3 ～ 6 个月。如用药期间无癫痫发作，可考虑逐渐减量。如再次出现发作，应调整药物剂量或者药物种类。

4. 本类药物对肝药酶有诱导作用，因此与其他药物联合应用时，应注意相互作用。

5. 妊娠或哺乳期妇女慎用，儿童应用时遵照医嘱。

6. 应定期监测血药浓度，特别是用药期间症状控制不佳者。

7. 因与血浆蛋白结合率高，与华法林、地高辛合用时可影响其二者的药代动力学而出现不良反应。

处方②：左乙拉西坦，0.5g，口服，每日 2 次。

【注意事项】

1. 乏力为常见不良反应。

2. 神经系统的不适常表现为嗜睡、健忘、共济失调、惊厥、头晕、头痛、运动过度和震颤等。

3. 精神心理变化主要表现为易激动、抑郁、情绪不稳。

4. 腹泻、消化不良、恶心、呕吐是多见的胃肠道反应。

5. 部分患者服药后会有食欲减退。

处方③：贝伐单抗，10～15mg/kg，静滴，每 2 周或 3 周重复 1 次。

【注意事项】

1. 该药物为抗血管生成的单克隆抗体药物，部分患者会有过敏反应。因此首次输注时，应提前给予抗过敏药物。

2. 围手术期患者禁用，可导致术中出血或术后伤口延迟愈合，与手术间隔至少 4 周。

3. 可引起继发高血压，增加心血管系统并发症风险。

4. 部分患者用药期间可有血尿和蛋白尿，严重者需停用。

处方④：伊立替康，$125mg/m^2$，静滴，隔周 1 次。

【注意事项】

1. 胃肠道反应最为常见，主要表现为恶心和呕吐。推荐用药半小时前，静脉给予镇吐药物，如 5-羟色胺（5-HT）抑制剂。

2. 腹泻是常见的副作用，多在用药后 1 周左右出现。在排除了感染性腹泻的基础上，可给予洛哌丁胺。

3. 还有部分患者会出现急性胆碱能综合征，多在用药 24 小时内出现。表现为面部潮红、腹痛和腹泻，可给予抗胆碱能药物。

4. 单药应用时骨髓抑制轻微，联合方案骨髓抑制发生率明显增高。

处方⑤：甲基苄肼（丙卡巴肼），$60mg/m^2$，口服，在甲基苄肼/洛莫司汀/长春新碱联合方案中连用 2 周，每 8 周重复 1 次。

【注意事项】

1. 胃肠道反应最为常见，主要表现为恶心和呕吐。推荐用药半小时前，静脉给予药镇吐药物，如 5-羟色胺抑制剂。

2. 骨髓抑制较为常见。

3. 肝肾毒性较为轻微。

4. 头痛、乏力、嗜睡较为常见。偶有眩晕、抑郁和失眠。

5. 偶见过敏性皮疹、疱疹。

6. 有致畸风险。

处方⑥：长春新碱，$1.4mg/m^2$，静脉滴注，每次最大剂量 2mg。在甲基苄肼/洛莫司汀/长春新碱联合方案中每周 1 次，连用两周，每 8 周重复 1 次。

【注意事项】

1. 周围神经毒性常见，主要表现为末梢神经炎，手套袜套样感觉异常。停药后大部分可恢复。可以给予营养神经药物，减轻上述副作用。

2. 骨髓抑制轻微。

3. 鲜有肝肾毒性。

4. 有致畸风险。

📋 **处方⑦**：洛莫司汀，$110mg/m^2$，口服。在甲基苄肼/洛莫司汀/长春新碱方案中口服 1 次，每 8 周重复 1 次。

1. 胃肠道反应明显，建议应用半小时前给予镇吐药物。

2. 骨髓抑制较明显，且具有累积性。

3. 偶见皮疹反应。

4. 有致畸风险。

5. 对性腺有抑制作用。

📋 **处方⑧**：替莫唑胺，口服，与放疗同时应用时 $75mg/m^2$，口服，每天 1 次，共 42 天。单独应用时 $150\sim200mg/m^2$，口服，连续 5 天，28 天为 1 个周期。

【注意事项】

1. 胃肠道反应最为常见，主要表现为恶心和呕吐。推荐在口服该药物半小时前，口服镇吐药物，如 5-羟色胺抑制剂。

2. 骨髓抑制一般较为轻微。每周期用药前应检查血常规，在指标正常情况下开始应用药物。

3. 肝肾毒性较为轻微。每周期用药前应检查肝功能及肾功能，在指标正常情况下开始应用药物。

4. 不能与单胺氧化酶抑制剂合用，两药合用可导致 5-羟色胺水平升高，引起 5-羟色胺综合征。

(李　博　邱晓光)

二、脑　膜　瘤

（一）病情概述

脑膜瘤分为颅内脑膜瘤和异位脑膜瘤。前者有颅内蛛网膜细胞形成，后者指无脑膜覆盖的组织器官发生的脑膜瘤，主要由胚胎期残留的蛛网膜组织演变而成。颅内脑膜瘤最为常见，其发生率仅次于胶质瘤。脑膜瘤可以发生在颅内任何部位，但幕上较幕下多见。好发部位依次为大脑突面、矢状窦旁、大脑镰旁和颅底。

脑膜瘤主要的症状为占位效应以及对局部脑组织的推移挤压造成的相关症状。一般而言，脑膜瘤生长缓慢，病程长，因此就诊时往往肿瘤巨大，但症状轻微，主要有视乳头水肿，鲜有头痛、恶心、呕吐等症状。少数肿瘤生长迅速，导致神经系统失代偿，出现相应症状。这与胶质瘤相反，后者生长迅速，很快出现昏迷或脑疝，眼底却正常。

（二）诊断与治疗

【诊断要点】

在出现神经系统症状的基础上，应考虑行颅脑影像学检查。

1. CT 表现　肿瘤多成圆形、分叶状或扁平状，边界清晰。密度均匀程等或偏高密度，少数可不均匀和呈低密度，为瘤内囊变或坏死。增强后密度均匀增高。瘤内钙化多均匀，但可不规则。局部颅骨可增生或破坏。

2. MRI 表现　在 T1WI 上大约 60% 的脑膜瘤呈高信号，约 30% 呈低信号。T2WI 呈低至高信号，主要与病理类型有关。如纤维性脑膜瘤多为低信号，内皮型脑膜瘤为高信号。此外，T2WI 还可显示瘤周水肿，多见于额叶脑膜瘤。

3. 血管造影　血管造影的目的是显示肿瘤血供，有利于设计手术方案、术前瘤供血管栓塞以及了解静脉窦受累等情况。因此并不是常规检查。

【鉴别诊断】

脑膜瘤一般需要和神经鞘瘤、胶质瘤、垂体瘤等颅内肿瘤相鉴别。神经鞘瘤是良性肿瘤，以前庭鞘瘤和三叉神经鞘瘤多见，常伴有听力以及面部感觉障碍等症状。胶质瘤多位于脑实质内，随着恶性程度的增加，强化逐渐明显，多成不均一的强化形式。垂体瘤多伴有内分泌紊乱的表现。

【治疗原则】

手术治疗是脑膜瘤的主要治疗手段，也是综合治疗的基础。由于绝大多数脑膜瘤属于良性肿瘤，因此在完整切除的情况下，可以达到治愈。但由于很多患者的脑膜瘤与周围组织关系密切，特别是当病变紧邻或包绕周围重要结构时，为了保全神经系统功能，提高患者的生活质量，仅能做部分切除。这部分患者术后一般需要其他治疗的配合，以推迟肿瘤进展时间。

【一般治疗】

1. **手术治疗** 手术是脑膜瘤的首选治疗方法，能做到全切除的患者，应争取做根治性切除。目前脑膜瘤切除分类法采用 Simpson 分类法：①彻底切除（G1）：脑膜瘤及其附着的硬脑膜、受侵的颅骨均切除；②全切除（G2）：瘤体完全切除，但与其附着的硬脑膜没有切除，仅做电灼；③肉眼全切除（G3）：瘤体切除，但与之粘连的硬脑膜及颅骨未做处理；④次全或部分切除（G4）：有相当一部分瘤体未切除；⑤开颅减压（G5）：仅做活检。G1~G4 的复发率分别为 9%、19%、29% 和 40%。

2. **放射治疗** 主要用于无法完整切除，术后残留的患者。此外，病理显示肿瘤生长活跃的脑膜瘤，如间变脑膜瘤，即使完整切除，也应考虑放疗。直线加速器是最为常用的治疗方法。近年来，对于术后残存≤3cm 的脑膜瘤，也可考虑立体定向放疗。其优势是可以在病灶局部给予很高的照射剂量，而照射边缘剂量下降迅速，从而可以更好地保护周围正常组织。特别是当脑膜瘤位于重要结构附近时，立体定向放疗的优势更为明显。

3. **栓塞治疗** 包括物理性栓塞和化学性栓塞两种。前者阻塞肿瘤供血动脉，并促使血栓形成。后者则作用于血管壁内皮细胞，诱发血栓形成，从而达到减少脑膜瘤血供的目的。两种方法均作为术前的辅助疗法，且只限于颈外动脉供血为主的脑膜瘤。

（三）药物处方

药物在脑膜瘤的治疗中，地位极其有限，仅限于某些复发或不能手术的患者。

处方①：他莫昔芬，20mg，口服，每日 1 次。

【注意事项】

1. 雌激素受体拮抗剂。

2. 可导致潮热、阴道分泌物增加。

3. 增加深静脉血栓的发生风险。

4. 长期服用可诱导子宫内膜增生，甚至癌变。

处方②：米非司酮，每次 20～50mg，口服，每日 2～4 次。

【注意事项】

1. 具有抗孕激素和抗糖皮质激素的作用。

2. 消化道反应常见。

3. 有催经止孕的作用。

4. 怀孕期妇女禁用。

处方③：曲匹地尔，50～100mg，口服，每日 3 次。

【注意事项】

1. 有抑制血栓素 A2 形成、抑制血小板源生长因子的致有丝分裂作用。

2. 偶有头痛、恶心及心悸发生。

3. 肝病患者慎用，用药后出现转氨酶升高，应停止应用。

4. 颅内出血未止者禁用。

5. 孕期及哺乳期妇女禁用。

处方④：硫磺羟脲（羟基脲），20～40mg/kg，口服，每 3 天 1 次，4～6 周为一疗程。

【注意事项】

1. 骨髓抑制是最常见的剂量限制性毒性，主要表现为白血病及血小板计数减少。

2. 胃肠道反应较轻微。

3. 偶有脱发及皮疹。

4. 有潜在致畸作用，孕妇禁服。

处方⑤：干扰素，300 万～500 万单位，隔日 1 次，疗程 4～6 个月。

【注意事项】

1. 起始使用时多数患者有发热的副作用，可预防性给予解热镇痛药。

2. 应逐渐增加剂量，直至患者的最大耐受剂量。

3. 用药期间可伴有流感样症状。

4. 关节酸痛不适较为常见。

处方⑥：丙戊酸钠缓释片，0.5g，口服，每日 2 次。

【注意事项】

1. 用于控制癫痫发作。

2. 最常见的副作用为肝肾毒性，应定期复查转氨酶、肌酐等指标。

3. 有一定的过敏发生率，多见于首次应用的患者。轻微过敏可通过调整药物剂量处理，严重者应停药。

4. 在出现癫痫症状后，应至少口服 3～6 个月。如用药期间无癫痫发作，可考虑逐渐减量。如再次出现发作，应调整药物剂量或者药物种类。

5. 本类药物对肝药酶有诱导作用，因此与其他药物联合应用时，应注意相互作用。

6. 妊娠或哺乳期妇女慎用，儿童应用时遵照医嘱。

7. 应定期监测血药浓度，特别是用药期间症状控制不佳者。

8. 因与血浆蛋白结合率高，与华法林、地高辛合用时可影响其二者的药代动力学而出现不良反应。

📋 **处方⑦**：左乙拉西坦，0.5g，口服，每次 2 次。

【注意事项】

1. 乏力为常见不良反应。

2. 神经系统的不适常表现为嗜睡、健忘、共济失调、惊厥、头晕、头痛、运动过度和震颤等。

3. 精神心理变化主要表现为易激动、抑郁、情绪不稳。

4. 腹泻、消化不良、恶心、呕吐是多见的胃肠道反应。

5. 部分患者会服药后会有食欲减退。

📋 **处方⑧**：卡马西平，0.1～0.2g，每日 2 次，可逐渐加量至 0.2～0.4 克，每日 2 次。

【注意事项】

1. 控制单纯及复杂部分性癫痫发作的首选药物。

2. 常见的不良反应为视物模糊、复视、眼球震颤等中枢神经系统反应。

3. 头晕、乏力、恶心、呕吐较常见。

4. 美国食品药品监督管理局曾发布了卡马西平在某些患者中可能发生严重皮肤病变的报道，如 S-J 综合征和中毒性表皮坏死松解症。

5. 慎用于青光眼、心血管严重疾患、糖尿病、对三环类抗抑郁药不能耐受的患者及酒精中毒、尿潴留、肾病患者和老年人。

(李　博　邱晓光)

三、神经鞘瘤

（一）病情概述

神经鞘瘤是一种神经鞘的良性肿瘤，也称为施万细胞瘤（schwannoma）；普通的、无黑色素变的神经鞘瘤组织相当于 WHO Ⅰ级，由分化完好的施万细胞构成。

根据发生部位神经鞘瘤主要分为：前庭神经鞘瘤（听神经瘤），三叉神经鞘瘤，动眼神经鞘瘤；面神经鞘瘤和中间神经鞘瘤，颈静脉孔区神经鞘瘤和舌下神经鞘瘤，还有其他罕见部位的神经鞘瘤（脑干神经瘤、鞍区神经鞘瘤、大脑实质内的神经瘤）。其中前庭神经鞘瘤（听神经瘤）和三叉神经鞘瘤是最常见的类型。

听力下降和耳鸣是前庭神经鞘瘤最主要的临床表现，超过95%的患者会出现上述表现。此外，眩晕、面部神经感觉障碍以及共济失调等也可发生，特别是随着肿瘤的增大，伴随症状更加明显，甚至会出现声音嘶哑、吞咽困难、饮水呛咳，以及偏瘫、躯体感觉减退等。

三叉神经鞘瘤主要表现为同侧面部感觉障碍。感觉障碍通常为麻木，也可为疼痛或感觉异常，症状持续的时间从数月到15年不等。面部疼痛从钝痛到刺痛。随着肿瘤体积的增大，逐渐出现咀嚼肌、颞肌的无力和萎缩。

（二）诊断与治疗

【诊断要点】

1. 前庭神经鞘瘤

（1）听力检查：①纯音测听：常表现为单侧或不对称的感音神经性听力下降。②听性脑干反应（ABR）：常表现为蜗后病变，Ⅰ、Ⅲ、Ⅴ波潜伏期延长、波幅下降。③言语识别率：多数（72%～80%）有异常，准确性不如 MRI 和 ABR。④畸变产物耳声发射：早期可引出。

（2）前庭功能检查：眼震电图常见向健侧的自发性眼震，冷热试验及前庭诱发肌源性电位有助于判断听神经瘤的起源神经。

（3）影像学检查：CT 平扫表现为桥小脑角区域等密度或低密度团块影，其中60%为等密度，40%呈低密度。瘤体内一般无钙化，形态大多为圆形、椭圆形，少数形态不规则。增强后肿瘤实体部分明显强化，而囊性部分无明显强化。骨窗可清晰显示内听道正常或不对称性扩大，以及岩骨骨质的破坏。MRI 平扫检查包括 T1WI、T2WI 以及 Flair 序列，通常包括矢状面、横断面检查；增强检查应包括矢状面、横断面和冠状面检查，其中建议横断面增强检查为脂肪抑制序列。MRI 可显示内听道内的微小前庭神经鞘瘤，肿瘤位于内听道及桥小脑角，在 T1 WI 呈低信号或等信号，在 T2 WI 呈不均匀高信号，增强后呈不均匀强化。前庭神经鞘瘤出现囊变及坏死区较常见，在增强后实质部分明显强化，囊性部分除囊壁强化外，其余囊壁不强化。

2. 三叉神经鞘瘤

（1）脑干听性脑干反应：①肿瘤体积较小时，其潜伏期和峰间潜伏期均可正常或仅表现为各波波幅的异常减低。②如果肿瘤体积较大压迫脑干，表现为患侧Ⅴ波绝对潜伏期延长，波形分化异常。Ⅰ～Ⅲ波峰间潜伏期、Ⅲ～Ⅴ波峰间潜伏期异常延长，一般伴有波幅的降低。还可以表现为Ⅲ波、Ⅴ波的缺失。③如果肿瘤体积较大压迫脑干且引起脑干移位，则表现出患侧Ⅴ波绝对潜伏期延长，波形分化异常。Ⅰ～Ⅲ波峰间潜伏期、Ⅲ～Ⅴ波峰间潜伏期异常延长，一般伴有波幅的降低。④三叉神经诱发电位检查，患侧诱发电位各波的潜伏期较健侧延长，波幅也较健侧减低。

（2）影像学检查：MRI检查是本病的主要检查方法。肿瘤呈边界清楚的类圆形占位病灶，位于中颅窝底和（或）后颅窝，T1WI为等信号或略低信号，T2WI为高信号，注射造影剂后肿瘤呈均匀或不均匀强化，也可见肿瘤呈哑铃状骑跨于中、后颅窝，并侵犯眼眶、翼腭窝及颞下窝，囊变有肿瘤不少见，其在T1WI为低信号，T2WI为高信号，注射增强造影剂后呈环状增强。CT平扫肿瘤呈均匀的等密度或略低密度，少数为低密度或略高密度，也可为混合密度，增强后大多数肿瘤表现为均匀或不均匀强化，肿瘤完全囊变时，可见肿瘤周边环状强化。骨窗位可见中颅窝或岩骨骨质的破坏吸收，圆孔、卵圆孔扩大或破坏。

【鉴别诊断】

前庭神经鞘瘤需要与桥小脑角的其他好发肿瘤鉴别，如脑膜瘤、表皮样囊肿、三叉神经瘤等。三叉神经鞘瘤则需与海绵窦脑膜瘤、桥小脑角脑膜瘤等鉴别。

【治疗原则】

对具有手术适应证的患者，首选手术治疗，再根据术后情况决定进一步处理。

【一般治疗】

1. 前庭神经鞘瘤

（1）散发性前庭神经瘤的处理策略包括随访观察、手术治疗以及立体定向放射治疗。

（2）对于症状出现恶化的患者，必要时还可采取包括脑室 - 腹腔分流术等其他补救措施在内的治疗手段。

（3）前庭神经鞘瘤手术难度较大，因此建议开展前庭神经鞘瘤手术的医疗机构或科室需达到相应的资质和技术水平，尽可能地保留面神经的功能。

（4）对于前庭神经瘤的治疗，临床医生应将保留面听功能作为治疗指征和方式的主要参考因素。

（5）应尊重患者的知情权和选择权，充分考虑肿瘤的分期、部位、生长速度、是否囊变，患侧或对侧的听力水平，患者的年龄、全身状况、心理预期、社会角色等，综合选择治疗方式。

2. 三叉神经鞘瘤

（1）三叉神经鞘瘤的主要治疗手段是手术切除。

（2）特别是对大型的三叉神经鞘瘤，手术治疗是唯一的治疗方法，全部切除可获得治愈。

（3）对于体积较小，外科手术难度较大，手术不全切除、复发者，以及有手术禁忌证不能耐受手术者或拒绝手术者均可行立体定向放射治疗，常用的手段有伽马刀或射波刀。

（三）药物处方

📋 **处方①**：卡马西平片剂，每日早上 20mg，必要时可加至 40mg，口服，每日 1 次。

【注意事项】

1. 早期的不良反应为恶心、头痛、口干、出汗、视物模糊、失眠焦虑等。

2. 可引起性功能障碍，皮疹发生率为 3%。

3. 可能诱发躁狂，尚未发现潜在的心脏毒性反应。

4. 因氟西汀半衰期比较长，故肝肾功能较差或老年患者，应适当减少剂量。

5. 有癫痫史者、妊娠或哺乳期妇女慎用，儿童应用时遵照医嘱。

6. 与三环类抗抑郁药同服，可使其血药浓度升高，因此应减量并定期监测血药浓度。

7. 禁与单胺氧化酶抑制剂合用，停单胺氧化酶抑制剂改氟西汀治疗至少间隔 2 周，从氟西汀改用单胺氧化酶抑制剂至少需要间隔 5 周。

8. 因与血浆蛋白结合率高，与华法林、地高辛合用时可影响其二者的药代动力学而出现不良反应。

📋 **处方②**：甲钴胺，0.5mg，口服，每日 3 次。

【注意事项】

1. 用于营养神经治疗。

2. 偶有食欲不振、恶性、呕吐及腹泻。

3. 过敏少见。

4. 偶有皮疹。

📋 **处方③**：甘露醇，125～250ml，快速静脉滴注。

【注意事项】

1. 用于控制颅高压症状，根据症状可从每 12 小时 1 次增加到每 6 小时 1 次。

2. 有潜在的增加出血的风险。

3. 长期应用可堵塞肾小管，引起肾功能不全。

4. 药物外渗可导致组织水肿和皮肤坏死。

📋 **处方④**：腺苷钴胺，1mg，肌内注射，每日 1 次。

【注意事项】

1. 主要用于周围神经麻痹的辅助治疗。

2. 偶可引起皮疹或瘙痒。

3. 长期应用可出现缺铁性贫血。

4. 不能与对氨基水杨酸同时应用。

（李　博　邱晓光）

四、垂 体 瘤

（一）病情概述

垂体瘤是一种可以导致神经内分泌功能异常的颅内肿瘤性病变。绝大多数垂体瘤属于良性肿瘤，极少数为恶性。其发生率在颅内肿瘤中排在第 3 位，仅次于胶质瘤和脑膜瘤。垂体腺瘤女性发生率略高于男性，发病高峰年龄在 20~40 岁之间。

垂体腺瘤的大体形态上分为微腺瘤（直径 <1cm）、大腺瘤（直径≥1cm）和巨大腺瘤（直径≥3cm），术中肿瘤通常呈现灰红色、质地软，无包膜；有时可呈现灰白色，烂泥状，部分可见假包膜；常伴有肿瘤组织坏死、卒中和囊性变。

除了颅内肿瘤常见的症状以外，内分泌紊乱是垂体瘤较为特征性的表现。泌乳素增高的患者，在女性多表现为闭经－溢乳，男性多表现性欲减退和阳痿等。生长激素增高的患者则表现为肢端肥大，儿童患者表现为身高增长过快。促肾上腺皮质激素分泌增多则表现为向心性肥胖，血糖、血脂异常等。促甲状腺激素分泌异常则表现为甲亢的相关症状。

（二）诊断与治疗

【诊断要点】

1. 实验室检查

（1）内分泌相关检查：是本病的重点内容，需要全面评估腺体的分泌异常。主要检查指标包括泌乳素、生长激素、促肾上腺皮质激素、促肾上腺皮质激素释放激素、促甲状腺激素、T3/T4、卵泡刺激素、促黄体生成素等。

（2）常规血液生化检查：重点关注由于内分泌紊乱导致的水盐、血脂、血糖等相关指标的变化。

（3）其他较为特殊的检查：还应包括眼科专科检查，包括视力和视野等。

2. 影像学检查

（1）MRI 检查：是垂体腺瘤的影像学首选检查方法。通常神经垂体在 T1 像表现为高信号。垂体腺瘤在 TI 像表现为低信号，T2 像表现为等或低信号，肿瘤强化情况与注射增强剂后时间有很大关系，所以微腺瘤必须使用动态增强扫描，最先强化的是正常垂体组织，注药 5 分钟后才能完全强化微腺瘤。

（2）CT：检查主要目的是为了观察蝶鞍、上斜坡、蝶窦纵隔以及蝶窦骨质破坏情况，这样便于制定手术计划，CT 检查比 MRI 能更好提示急性肿瘤卒中。可以用于不宜行 MRI 检查患者的替代检查。

【鉴别诊断】

需要与鞍区常见的肿瘤相鉴别。脑膜瘤多见于成年人，不伴有内分泌异常。影像学检查表现均匀密度或信号的病变，均匀强化。颅咽管瘤多见于小儿，多饮、多尿和生长发育迟缓是常见的首发症状。CT 表现为鞍区囊性、实性或者囊实性肿块，肿瘤呈蛋壳样钙化是典型表现。其他还有生殖细胞肿瘤、视路胶质瘤、脊索瘤等。

【治疗原则】

手术是本病的主要治疗手段（泌乳素瘤除外），并辅以内分泌以及放射治疗。

【一般治疗】

1. 手术治疗

（1）除泌乳素腺瘤外的其他种类垂体腺瘤。

（2）垂体泌乳素腺瘤药物治疗效果欠佳。

（3）垂体泌乳素瘤不能耐受药物治疗。

（4）肿瘤压迫导致的严重视力视野障碍，垂体卒中，囊性变。

（5）对于需要病理组织明确诊断的鞍区占位。

2. 放射治疗

（1）当患者一般情况差或合并其他系统疾病，无法耐受手术治疗，或者拒绝手术治疗时，采用放射治疗。

（2）肿瘤术后残留，内分泌未达到缓解，再次手术切除损伤大或者无法全切除的病例，术后可以考虑放射治疗。

（3）术后复发肿瘤无法再次手术并且肿瘤继续增大者可以考虑放疗。

3. 内分泌治疗　药物治疗可以抑制肿瘤的异常内分泌功能，部分病例能减少肿瘤体积，所以可以缓解症状，但是不能完全消除肿瘤，停药后易复发。

📋 **处方①**：溴隐亭，初始剂量为 0.625～1.25mg/d，口服。

【注意事项】

1. 建议晚上睡前跟食物一起服用。

2. 每周间隔增加 1.25mg 直至达到每日 5mg 或每日 7.5mg。

3. 通过缓慢加量计划和睡前跟食物同服的方法来减少上胃肠道不适和直立性低血压的不良反应。

4. 有效治疗剂量为每日 7.5mg。

5. 如果肿瘤体积和泌乳素控制不理想，则可以逐步加量至每日 15mg。

6. 继续加量并不能进一步改善治疗效果。因此，不建议15mg 以上的大剂量，而是建议改为卡麦角林治疗。

📋 **处方②**：卡麦角林，初始剂量为 每日 0.25 ~ 0.5mg，口服。

【注意事项】

1. 每月增加 0.25 ~ 0.5mg，直到泌乳素水平正常。

2. 很少需要剂量超过每周 3mg。

3. 相比溴隐亭，卡麦角林服用更方便，患者的耐受性更好，对溴隐亭耐药的患者可选用卡麦角林治疗。

4. 当泌乳素的水平控制在正常范围 2 年后，可以逐渐减量直至停药。

📋 **处方③**：奥曲肽，0.1mg，皮下注射，每日 3 次。

【注意事项】

1. 对本品过敏者禁用，孕妇、哺乳期妇女和儿童禁用。肾、胰腺功能异常和胆石症患者慎用。

2. 少数患者长期治疗有形成胆石的报道，故在治疗前和治疗后应每 6 ~ 12 个月进行胆囊超声波检查 1 次。

3. 对胰岛素瘤患者，本品可能加重低血糖程度，并延长其时间，应注意观察。

4. 本品可减少环孢菌素的吸收，延缓对西咪替丁的吸收。

5. 主要不良反应有注射部位疼痛或针刺感，一般可于 15 分钟后缓解。

6. 消化道不良反应有厌食、恶心、呕吐、腹泻、腹部痉挛疼痛等，偶见高血糖、胆结石、糖耐受异常和肝功能异常等。

📋 **处方④**：兰瑞肽，40mg，肌内注射，每 2 周 1 次。

【注意事项】

1. 对生长激素和胰岛素生长因子-1 水平进行评估（在下一次注射前进行测定），如果认为治疗反应不显著，可增至每 10 天注射 1 次。

2. 胃肠反应主要表现为腹泻或软便，腹痛，胃肠胀气，厌食，恶心和呕吐。

3. 某些患者在长期治疗时，可出现无症状性胆结石。建议在治疗前和治疗期间每 6 个月胆囊超声检查 1 次。

4. 持续明显出现脂肪泻者，应用胰腺提取物补充治疗。

5. 对胰岛素瘤患者，本品可能加重低血糖程度，并延长其时间，应注意观察。

处方⑤：帕瑞肽，0.3mg，肌内注射，每日两次。

【注意事项】

1. 胃肠道反应主要表现为腹泻和恶心。发生率 >15%。

2. 长期应用可引起胆石症，应定期行胆囊超声检查。

3. 可增加糖尿病的风险。

4. 其他不良反应还包括头痛、乏力等。

处方⑥：氨基导眠能（氨鲁米特），每次 250mg，每日 2 次。两周后改为每日 3 ~ 4 次，但每日剂量不要超过 1g。可与氢化可的松同时服用。开始每日 100mg（早、晚各 20mg，睡前再服 60mg），2 周后减量，每日 40mg（早、晚各 10mg，睡前再服 20mg）。

【注意事项】

1. 主要用于抑制肾上腺皮质的功能，多用于肾上腺切除或垂体切除术后仍不能控制病情的患者。

2. 不良反应有嗜睡、困倦、头晕、皮疹、运动失调等。

3. 皮疹常发生在用药后 10~15 日，持续约 5 日，多数可自行消退。

4. 有的患者可出现胃肠道反应，如恶心、呕吐、食欲不振和腹泻。

5. 妊娠或哺乳期妇女及儿童禁用。

6. 香豆素类抗凝药、口服降糖药及地塞米松等药物，可加速本品的代谢，合用时应注意观察。

7. 由于副作用明显，不作为首选药物。

处方⑦：甲吡酮，每日 250mg~6g，口服。

【注意事项】

1. 甲吡酮为肾上腺皮质激素抑制药。

2. 通过抑制 11β 羟化酶，干扰氢化可的松生成，使血浆中糖皮质激素浓度降低。

3. 偶有消化道反应。

4. 此外还可见皮疹、低血压和眩晕等。

处方⑧：密妥坦，每日 1~6g，口服。

【注意事项】

1. 通过使肾上腺皮质萎缩和坏死，使体内肾上腺皮质激素及其代谢产物水平迅速下降。

2. 服药后可有眩晕、嗜睡。

3. 消化道反应表现为恶心、呕吐、食欲不振及腹泻。

4. 螺内酯可降低本药疗效，不建议同时应用。

（李 博 邱晓光）

五、海绵状血管瘤

（一）病情概述

海绵状血管瘤也称海绵状血管畸形，是颅内血管畸形的一种疾病类型，大约占中枢神经系统血管畸形的 5%～13%。多位于幕上脑内，10%～23% 位于颅后窝。

临床上大约 60% 的患者在 20～40 岁发病，男性与女性患者比例大致相同。癫痫是最主要的首发症状，占 30%～55%。其次是反复的颅内出血，主要表现为颅内压增高的相关症状，如头痛、恶心、呕吐等。出血还可以导致进行性神经功能障碍，并引起相应的症状和体征。少部分患者为体检时偶然发现。

（二）诊断与治疗

【诊断要点】

1. CT 表现　一般为边界清楚的圆形或类圆形等密度至稍高密度影，可合并斑点状钙化，周围一般无水肿，较大的病灶可有轻度水肿。海绵状血管瘤急性出血可表现较均匀的高密度影，灶周有轻度水肿，注射造影剂后，70%～94% 的病变可有轻度到中度增强，强化程度与病灶内血栓形成和钙化有关，典型表现为不均匀的斑点状增强。伴有囊性部分的病变，可见环形增强。延迟 CT 扫描的时间，造影剂增强的密度可以增高。病变周围的胶质增生带为低密度，灶周水肿一般不明显。如果病灶较小或呈等密度，可被漏诊。

2. MRI 表现　MRI 诊断海绵状血管瘤具有较高的诊断特异性与敏感性。由于瘤巢内反复多次少量出血和新鲜血栓内含有稀释、游离的正铁血红蛋白，使其在所有序列中均呈高信号，病灶内有条带状长 T1、短 T2 信号带分割而形成爆米花或网格状混杂信号团，周围环以低信号带（尤以 T2WI 像明显）为典型脑内海绵状血管瘤的 MRI 表现。

3. 血管造影　海绵状血管瘤为隐匿性血管畸形，血管造影诊断价值有限。多表现为无特征的乏血管病变，在动脉相很少能见到供血动脉和病理血管。在静脉相或窦相可见病灶部分染色。海绵状血管瘤为富含血管的病变，在脑血管造影上不显影的原因可能为供血动脉太细或已有栓塞，病灶内血管太大、血流缓慢使造影剂被稀释。因此，晚期静脉相有密集的静脉池和局部病灶染色是此病的两大特征。

【鉴别诊断】

需要和其他颅内血管畸形相鉴别。动静脉畸形是颅内最常见的血管性病变，脑血管造影是诊断的重要手段。静脉畸形是无动脉成分的血管畸形，由一簇脑内静脉汇集到一个粗大的静脉干构成。脑血管造影和 MRI 发现病变呈水母样是其典型表现。

【治疗原则】

海绵状血管瘤属于良性肿瘤，因此对于无症状或仅有轻微头痛的患者，可以定期复查头颅 MRI，随访观察。对于伴有癫痫症状、神经功能缺损、合并出血、病灶增大或者伴有高颅压症状的患者，应考虑手术切除。虽然对于伴有癫痫的患者，应用抗癫痫药物可以控制症状，但手术治疗可以降低癫痫的发生频率、减轻癫痫的严重程度以及减少抗癫痫药物的应用。对于儿童患者，由于出血风险较高以及潜在的癫痫发作风险，一般建议积极手术。此外，位于脑干部位的病变，由于出血可危及生命，因此也是手术的指征。

此外，海绵窦血管瘤对放射线并不敏感，因此无论是普通放疗还是伽马刀治疗，均不是本病的主要治疗手段。而且，放射线还有诱发海绵窦血管瘤的风险。因此仅对位于重要功能区或手术残留的病灶才辅助放疗。

（三）药物处方

无针对本病的特异性药物，下列药物仅用于控制由于本病引起的相关临床症状。

📋 **处方①**：丙戊酸钠缓释片，0.5g，口服，每日2次。

【注意事项】

1. 用于控制癫痫发作。

2. 最常见的副作用为肝肾毒性，应定期复查转氨酶、肌酐等指标。

3. 有一定的过敏发生率，多见于首次应用的患者。轻微过敏可通过调整药物剂量处理，严重者应停药。

4. 在出现癫痫症状后，应至少口服3~6个月。如用药期间无癫痫发作，可考虑逐渐减量。如再次出现发作，应调整药物剂量或者药物种类。

5. 本类药物对肝药酶有诱导作用，因此与其他药物联合应用时，应注意相互作用。

6. 妊娠或哺乳期妇女慎用，儿童应用时遵照医嘱。

7. 应定期监测血药浓度，特别是用药期间症状控制不佳者。

8. 因与血浆蛋白结合率高，与华法林、地高辛合用时可影响其二者的药代动力学而出现不良反应。

📋**处方②**：左乙拉西坦，0.5g，口服，每日2次。

【注意事项】

1. 乏力为常见不良反应。

2. 神经系统的不适常表现为嗜睡、健忘、共济失调、惊厥、头晕、头痛、运动过度和震颤等。

3. 精神心理变化主要表现为易激动、抑郁、情绪不稳。

4. 腹泻、消化不良、恶心、呕吐是多见的胃肠道反应。

5. 部分患者服药后会有食欲减退。

📋**处方③**：卡马西平，0.1～0.2g，每日2次，可逐渐加量至0.2～0.4g，每日2次

【注意事项】

1. 控制单纯及复杂部分性癫痫发作的首选药物。

2. 常见的不良反应为视物模糊、复视、眼球震颤等中枢神经系统反应。

3. 头晕、乏力、恶心、呕吐较常见。

4. 美国食品药品监督管理局曾发布了卡马西平在某些患者中可能发生严重皮肤病变的报道，如S-J综合征和中毒性表皮坏死松解症。

5. 慎用于青光眼、心血管严重疾患、糖尿病、对三环类抗抑郁药不能耐受的患者及酒精中毒、尿潴留、肾病患者和老年人。

处方④：甘露醇注射液，125～250ml，快速静脉滴注。

【注意事项】

1. 用于控制颅高压症状，根据症状可从每 12 小时 1 次增加到每 6 小时 1 次。

2. 有潜在的增加出血的风险。

3. 长期应用可堵塞肾小管，引起肾功能不全。

4. 药物外渗可导致组织水肿和皮肤坏死。

处方⑤：酚磺乙胺，0.25～0.5g，静脉滴注，每日 2～3 次。

【注意事项】

1. 全身性止血药，通过促进凝血过程而发挥作用。

2. 能够增加血液中血小板计数，增强其聚集性和黏附性，促进凝血物质的释放，以加速凝血。

3. 也能增强毛细血管抵抗力，降低毛细血管通透性，减少血液渗出。

4. 可有恶心、头痛、皮疹、暂时性低血压、血栓形成等副作用。

5. 偶有静脉注射后发生过敏性休克的报道。

处方⑥：白眉蛇毒凝血酶，1～2 单位静脉、皮下或肌内注射。

【注意事项】

1. 过敏发生率较低，偶见。

2. 有血栓性疾病患者禁用。

3. 除非紧急情况，孕期妇女不宜使用。

4. 儿童用量酌减。

📋 **处方⑦**：尖吻蝮蛇血凝酶，1~2 单位，静脉注射。

【注意事项】

1. 偶见过敏反应。

2. 弥散性血管内凝血患者不宜使用本品。

3. 有血栓性疾病患者禁用。

4. 孕妇及哺乳期妇女慎用。

📋 **处方⑧**：甲钴胺，0.5mg，口服，每日 3 次。

【注意事项】

1. 用于营养神经治疗

2. 偶有食欲不振、恶性、呕吐及腹泻。

3. 过敏少见。

4. 偶有皮疹。

（邱晓光 李 博）

六、胶质母细胞瘤

（一）病情概述

胶质母细胞瘤也称多形性胶质母细胞瘤，是胶质瘤中恶性程度最高的一种类型，WHO 分类为Ⅳ级，占胶质瘤的 30% 左右，中位生存期 14.4 个月。胶质母细胞瘤具有极强的侵袭性，可使肿瘤同时出现在灰、白质，并可沿胼胝体或长传导束播散，跨过中线出现在对侧半球。肿瘤血供非常丰富、瘤内有坏死囊变，也可有出血，肿瘤周围可见大片水肿带。当肿瘤侵及双侧大脑半球时，神经影像学上表现为"蝴蝶状"。

临床表现与胶质瘤类似，但进展更为迅速，短期内可出现原有症状的快速加重。其中癫痫的发生率为40%～60%，且多见于年轻患者（年龄＜40岁）、肿瘤位置表浅以及肿瘤累及中央前回及辅助运动区者。颅内压增高的表现较其他类型的胶质瘤更为明显，特别是并发瘤内出血时，可导致颅内压的突然升高，甚至导致脑疝发生。

（二）诊断与治疗

【诊断要点】

本病好发于中老年，发病年龄主要在45～70岁。可以表现为头痛、恶心、呕吐、癫痫以及认知功能障碍等，但症状发展更为迅速。部位以幕上最为常见。

1. CT表现　平扫可见混杂高密度病灶，中央为低密度坏死或囊变，钙化较少见，常见不同时相的出血。病灶周围水肿严重，脑室常受压变形，中线结构可发生移位。增强CT可出现不均匀或环状强化，坏死区常位于肿瘤实质内，呈边界不齐的低密度影。

2. MRI表现　肿瘤在T1WI上表现为边界不清的混杂信号，常伴有坏死、囊变，占位效应明显。注射Gd-DTPA后，肿瘤发生明显不均匀强化或沿囊壁出现"花环"样不均匀强化，强化部分代表细胞密度高及新生血管丰富的肿瘤外周部分，血管流空现象常见。在T2WI及T2-FLAIR上表现不均匀混杂信号，瘤周水肿明显，常呈"指压状"。T2WI 上的影像代表"肿瘤＋水肿"的影像。

3. MRS 表现　与正常脑组织相比，胆碱（Cho）峰值明显升高，N-乙酰天冬门氨酸（NAA）峰值明显降低，肌酸（Cr）和肌醇（MI）峰值下降，乳酸（LAC）的峰值可出现异常升高，Cho/Cr 或 Cho/NAA 的比值显著升高。

4. 病理学诊断　根据活检或术后病理结果可明确诊断。组织中细胞轻度增多，可保留正常脑组织，钙化少见，无简变及有丝分裂（可存在单个有丝分裂），血管数量可呈轻微增加或不增加。免疫组化或 Sanger 测序显示 α 地中海贫血/智力发育障碍综合征 X 染色体连锁基因（alpha thalassemia/mental retardation syndrome X-linked，ATRX）基因缺失。

【鉴别诊断】

需要与脑软化灶、局灶性脑炎、脑血管病、转移瘤、脑寄生虫、恶性淋巴瘤相鉴别。

【治疗原则】

首选手术，术后同步放化疗，并在同步放化疗结束后，接受不少于 6 周期的化疗。

【一般治疗】

1. 手术治疗　手术是胶质母细胞瘤治疗的基础。手术的切除程度与预后相关。近年来分子病理成为指导胶质瘤患者术后辅助治疗以及估计预后的重要手段。氧 6-甲基鸟嘌呤-DNA 甲基转移酶［O（6）-methylguanine-DNA methyl transferase，MGMT］在修复烷化剂造成的 DNA 损伤中，发挥重要作用。伴有 MGMT 启动子甲基化者，不仅可以从烷化剂治疗中获得更高的缓解率，同时还可以获得更长的疾病缓解时间以及生存时间。异柠檬酸脱氢酶（isocitrate dehydrogenase，IDH）是三羧酸循环中关键的限速酶，它催化异柠檬酸氧化脱羧，生成 α-酮戊二酸及二氧化碳，可为细胞新陈代谢提供能量和生物合成前体物质。IDH 突变是继发胶质母细胞瘤的可靠遗传诊断指标。因为伴有 IDH 突变的胶质母细胞瘤患者，预后要显著优于 IDH 野生型的胶质母细胞瘤患者。1p/19q 联合缺失是指 1 号染色体长臂和 19 号染色体短臂发生非等臂异位，形成伴有 t（1；19）（q10；p10）遗传学异常的杂合子，是少突胶质细胞瘤中较为常见的分子遗传学异常。伴有 1p/19q 联合缺失的患者预后良好，且对含有烷化剂的化疗方案敏感，有效率更高。Ki-67 是一种核蛋白，与核糖体RNA 转录有关。Ki-67 在细胞增殖的各个周期中（G1 期、S 期、G2 期和 M 期）均有表达，但在细胞静止期（G0 期）不表达。Ki-67 作为一个反应细胞增殖活跃程度的一个指标，被广泛用于包括胶质瘤在内的多种肿瘤的诊断中。Ki-67 的表达程度是胶质瘤患者的独立预后指标，表达越高，预后越差。

2. 放射治疗　目前对于高级别胶质瘤患者，放疗的常用方案为每次 1.8～2.0Gy，总量 60Gy。对于老年胶质母细胞瘤患者，则可选用减低剂量的大分割方案照射方案，如 34Gy/10 次、40.05Gy/15 次和 50Gy/20 次，这样可以在保证疗效的基础上，降低副作用。

3. 化学治疗　替莫唑胺是用于胶质母细胞瘤化疗的主要药物。同步放化疗时，其剂量为 75mg/m^2，每日口服一次，共 42天。同步放化疗结束后，剂量为 150～200mg/m^2，每日口服 1次，共 5 天，每 4 周重复为 1 周期，共 6 周期。对于复发的胶质母细胞瘤，可以考虑伊立替康联合贝伐单抗治疗。

（三）药物处方

▥ **处方①**：替莫唑胺，口服，与放疗同时应用时 $75mg/m^2$，口服，每天 1 次，共 42 天。单独应用时 $150 \sim 200mg/m^2$，每天 1 次，口服，共 5 天，28 天为 1 周期。

【注意事项】

1. 胃肠道反应最为常见，主要表现为恶心和呕吐。推荐在口服该药物半小时前，口服镇吐药物，如 5-羟色胺抑制剂。

2. 骨髓抑制一般较为轻微。每周期用药前应检查血常规，在指标正常情况下开始药物应用。

3. 肝肾毒性较为轻微。每周期用药前应检查肝功能及肾功能，在指标正常情况下开始药物应用。

4. 不能与 MAOIs 药物合用，两药合用可导致 5-羟色胺水平升高，引起 5-羟色胺综合征。

▥ **处方②**：贝伐单抗，$10 \sim 15mg/kg$，静滴，每 2 周或 3 周重复 1 次。

【注意事项】

1. 该药物为抗血管生成的单克隆抗体药物，部分患者会有过敏反应。因此首次输注时，应提前给予抗过敏药物。

2. 围手术期患者禁用，可导致术中出血或术后伤口延迟愈合，与手术时间间隔至少 4 周。

3. 可引起继发高血压，增加心血管系统并发症风险。

4. 部分患者用药期间可有血尿和蛋白尿，严重者需停用。

处方③：伊立替康，$125mg/m^2$，静滴，隔周 1 次。

【注意事项】

1. 胃肠道反应最为常见，主要表现为恶心和呕吐。推荐用药半小时前，静脉给予镇吐药物，如 5-羟色胺抑制剂。

2. 腹泻是伊立替康常见的副作用，多在用药后 1 周左右出现。在排除了感染性腹泻的基础上，可给予洛哌丁胺。

3. 还有部分患者会出现急性胆碱能综合征，多在用药 24 小时内出现。表现为面部潮红、腹痛和腹泻，可给予抗胆碱能药物。

4. 单药应用时骨髓抑制轻微，联合方案骨髓抑制发生率明显增高。

处方④：卡铂，$300 \sim 350mg/m^2$，静滴，每 3 ~ 4 周重复 1 次。

【注意事项】

1. 胃肠道反应是铂类药物中相对较轻的，但仍推荐用药前给予镇吐药物。

2. 骨髓抑制较为明显，多为白血病和血小板计数减少。多次应用后也可因累积毒性出现贫血。

3. 铂类药物常见的神经毒性、耳毒性和脱发等反应，在卡铂中相对较轻。

4. 在首次用药时，部分患者可出现过敏反应。

处方⑤：环磷酰胺 $600 \sim 800mg/m^2$，静滴，每 3 ~ 4 周重复。

【注意事项】

1. 胃肠道反应明显，推荐应用前给予镇吐药物。

2. 骨髓抑制是剂量限制性毒性，主要表现为白细胞和血小板计数减少。

3. 对性腺有抑制作用。

4. 有致畸作用。

处方⑥：卡莫司汀，$150 \sim 200mg/m^2$，静滴，每 $6 \sim 8$ 周重复。

【注意事项】

1. 胃肠道反应明显，推荐应用前给予镇吐药物。

2. 迟发性骨髓抑制，用药后 $4 \sim 6$ 周最明显，主要表现为白细胞和血小板计数减少。

3. 肝肾功能损害常见。

4. 妊娠及哺乳期妇女禁用。

处方⑦：洛莫司汀，$80 \sim 100mg/m^2$，静滴，每 $6 \sim 8$ 周重复。

【注意事项】

1. 胃肠道反应明显，推荐应用前给予镇吐药物。

2. 骨髓抑制呈累积性，白细胞计数降低可出现在服药后第 1 周和第 4 周，血小板计数减少出现在服药后 $3 \sim 5$ 周。

3. 有致畸作用。

4. 偶可见皮疹及肺纤维化。

处方⑧：依托泊苷，$60 \sim 100mg/m^2$，连用 $3 \sim 5$ 日，每 $3 \sim 4$ 周重复。

【注意事项】

1. 骨髓抑制为剂量限制性毒性。

2. 胃肠道反应常见，主要表现为恶心呕吐。

3. 部分患者用药期间可出现过敏表现。

4. 脱发明显，但多为可逆性。

（李　博　邱晓光）

七、颅咽管瘤

（一）病情概述

一般认为颅咽管瘤是起源于胚胎期残留的拉克囊鳞状上皮细胞，或起自垂体固有细胞的化生的一种颅内良性脑外肿瘤，WHO 分类为 I 级，鞍区是主要的发病部位。发病具有明显的地域特征和人种特点，多见于东亚地区尤其是日本以及尼日利亚。

由于肿瘤生长缓慢，症状持续时间可由数周到数十年不等。常见的临床表现包括颅内压增高、视力损害和内分泌异常以及认知障碍。颅内压增高在早期可不明显，肿瘤增大并向鞍上和第三脑室生长，可阻塞室间孔导致梗阻性脑积水，出现颅内压增高表现，即头痛、呕吐和视盘水肿三联征以及视力减退。视觉障碍：起病时可表现为单侧或双侧视物模糊，继而进行性视力下降，视野缺损（典型表现是双颞侧偏盲）和复视等。内分泌异常主要是由于肿瘤压迫垂体导致激素缺乏，常见生长激素和性腺激素缺乏，儿童患者身材矮小，皮肤苍白干燥，常感疲乏和倦怠等，伴有性征发育迟缓。男性出现性欲减退，女性可出现月经失调或闭经，部分患者伴有肾上腺功能不全和甲状腺功能减退。

（二）诊断与治疗

【诊断要点】

1. 影像学检查

（1）平扫 CT：显示鞍区和鞍上类圆形或分叶状肿瘤，边界清晰，典型者为低密度的囊性肿瘤伴有环形的蛋壳样或点片状钙化，实质性肿瘤为均匀的稍高密度肿块影。

（2）MRI：囊性肿瘤在 T1WI 上边界清楚，病变信号混杂，与囊内容有关，囊变区在 T2WI 上为均匀的高信号，在 FLAIR 像上呈高信号，周边实质性肿瘤部分为等信号，增强扫描可见肿瘤周边环形强化，而内容物无增强，钙化在 T1/T2WI 上均为低信号。实质性肿瘤呈鞍上均匀明显强化病灶。

2. 内分泌学检查　是诊断和术前评估的重要依据，主要是垂体功能和甲状腺功能测定，包括血清皮质醇、催乳素、生长激素、性腺激素和促肾上腺皮质激素以及甲状腺激素水平等。如果激素水平严重缺乏则提示预后不良，需要在手术前尽可能予以纠正。

3. 眼科检查　所有的颅咽管瘤患者均应进行眼科专科检查，包括视敏度测定，视野检查和彩色眼底照相等，可为术前评估、手术方案制定和预后判定提供重要依据。

【鉴别诊断】

儿童颅咽管瘤由于占鞍区肿瘤的首位，且具有典型的临床表现和影像学特点使其诊断较为容易。而成人颅咽管瘤需要与多种鞍区病变鉴别，包括垂体腺瘤、鞍区的脑膜瘤、囊肿样病变以及生殖细胞肿瘤等。

【治疗原则】

本病以手术治疗为主，并在此基础上，联合多学科进行综合治疗并做到个体化。

【一般治疗】

1. 手术治疗

（1）依据病史、体征和多项辅助检查等，颅咽管瘤诊断明确。

（2）患者表现进行性视力减退和偏盲。

（3）患者有颅内压增高表现或伴有梗阻性脑积水，切除肿瘤后可降低颅内压，缓解占位效应和脑积水。

（4）颅咽管瘤复发，肿瘤进行性增大和出现临床症状者。

2. 放射治疗

（1）完全切除的患者无需放疗。

（2）部分切除者，放疗的目的在于减少或延迟复发。

（3）对于小于2cm的颅咽管瘤或者残留肿瘤，可采用立体定向放射治疗。

（4）近距离内照射是通过瘤腔内放置放射性同位素使肿瘤囊壁缩小和囊液分泌较少。

3. 内分泌治疗　主要是替代治疗，一方面为手术创造条件，另一方面用于降低术后并发症。

（三）药物处方

无针对本病的特异性药物，下列药物仅用于控制由于本病引起的相关临床症状。

📋 **处方①**：左甲状腺素，每日 25～50μg，口服，根据激素水平调整。

【注意事项】

1. 应从较低的起始剂量开始，逐渐增加药物剂量。

2. 增加剂量过快可产生甲状腺功能亢进的相关症状，如心慌、心悸、出汗、烦躁等。

3. 部分超敏患者可能会产生过敏反应。

4. 未经治疗的肾上腺功能不足、垂体功能不足者禁用。

5. 罕见的患有遗传性的半乳糖不耐受性、Lapp 乳糖酶缺乏症或葡萄糖—半乳糖吸收障碍的患者，不得服用本品。

📋 **处方②**：泼尼松，起始每日 5～10mg，逐渐调整剂量。

【注意事项】

1. 主要用于合并有皮质醇低下的患者。

2. 治疗期间应检测皮质醇水平，根据结果调整剂量。

3. 长期服用应注意向心性肥胖、水钠潴留、溃疡出血等激素相关副作用。

4. 还应注意可能引起的高血糖、高血压以及脂肪代谢紊乱等副作用。

📋 **处方③**：奥美拉，40mg，口服，每日 2 次。

【注意事项】

1. 质子泵抑制剂，可有效减少胃酸分泌。

2. 主要用于长期口服激素导致的消化系统并发症，特别是消化道溃疡出血情况。

3. 可有口干、轻度恶心、呕吐、腹胀、便秘、腹泻、腹痛等副作用。

4. 可有一过性转氨酶以及胆红素水平增高，一般不影响治疗。

5. 长期口服可导致维生素 B_{12} 缺乏。

6. 可有男性乳房发育和溶血性贫血等。

处方④：西咪替丁，200～400mg，口服，每日 2 次。

【注意事项】

1. 属于 H_2 受体拮抗剂。

2. 主要用于长期口服激素导致的消化系统并发症，特别是消化道溃疡出血情况。

3. 胃肠道反应可有口干、轻度恶心、腹胀、腹泻等。

4. 可有一过性转氨酶以及胆红素水平增高，一般不影响治疗。

5. 有不少关于本品引起急性间质性肾炎、导致肾衰竭的报道。但此种毒性反应是可逆的，停药后肾功能一般均可恢复正常。

6. 本品对骨髓有一定的抑制作用，少数患者可发生可逆性中等程度的白细胞或粒细胞计数减少，也有出现血小板计数减少以及自身免疫性溶血性贫血的。

处方⑤：去氨加压素，0.025～0.05mg，口服，每日 2 次。

【注意事项】

1. 主要用于中枢性尿崩的治疗。

2. 本品作用与人体加压素类似，但显著增强了抗利尿作用，而对平滑肌的作用却很弱，因此避免了引起升压的不良作用。

3. 头痛、恶心比较常见。

4. 由于可抑制水的排出，可导致水潴留以及低钠血症。

5. 严重的低钠血症可在小儿诱发抽搐。

📋 **处方⑥**：丙戊酸钠缓释片，0.5g，口服，每日 2 次。

【注意事项】

1. 用于控制癫痫发作。

2. 最常见的副作用为肝肾毒性，应定期复查转氨酶、肌酐等指标。

3. 有一定的过敏发生率，多见于首次应用的患者。轻微过敏可通过调整药物剂量处理，严重者应停药。

4. 在出现癫痫症状后，应至少口服 3 ~ 6 个月。如用药期间无癫痫发作，可考虑逐渐减量。如再次出现发作，应调整药物剂量或者药物种类。

5. 本类药物对肝药酶有诱导作用，因此与其他药物联合应用时，应注意相互作用。

6. 妊娠或哺乳期妇女慎用，儿童应用时遵照医嘱。

7. 应定期监测血药浓度，特别是用药期间症状控制不佳者。

8. 因与血浆蛋白结合率高，与华法林、地高辛合用时可影响其二者的药代动力学而出现不良反应。

📋 **处方⑦**：左乙拉西坦，0.5g，口服，每日 2 次。

【注意事项】

1. 乏力为常见不良反应。

2. 神经系统的不适常表现为嗜睡、健忘、共济失调、惊厥、头晕、头痛、运动过度和震颤等。

3. 精神心理变化主要表现为易激动、抑郁、情绪不稳。

4. 腹泻、消化不良、恶心、呕吐是多见的胃肠道反应。

5. 部分患者会服药后会有食欲减退。

处方⑧：卡马西平，0.1~0.2g，口服，每日2次，可逐渐加量至0.2~0.4g，每日2次。

【注意事项】

1. 控制单纯及复杂部分性癫痫发作的首选药物。

2. 常见的不良反应为视物模糊、复视、眼球震颤等中枢神经系统反应。

3. 头晕、乏力、恶心、呕吐较常见。

4. 美国食品药品监督管理局曾发布了卡马西平在某些患者中可能发生严重皮肤病变的报道，如S-J综合征和中毒性表皮坏死松解症。

5. 慎用于青光眼、心血管严重疾患、糖尿病、对三环类抗抑郁药不能耐受的患者及酒精中毒、尿潴留、肾病患者和老年人。

（李　博　邱晓光）

八、鼻　咽　癌

（一）病情概述

鼻咽癌是指发生于鼻咽腔顶部和侧壁的恶性肿瘤。其发病有明显的种族易感性、地区聚集性和家族倾向性。在世界大部分地区发病率低，但我国是高发区，且由南向北发病率逐渐降低，在南方如广东、广西、湖南、福建、江西等地，年发病率可高至 30～50/10 万，北方的发病率不高于 2～3/10 万。

主要临床表现为头痛、耳鼻症状、面神经麻痹、复视、颈部肿块。对于不同原发部位、大小、外侵及转移部位导致的临床表现亦有不同。原发癌可引起单侧耳闷沉堵塞感、耳聋耳鸣，偶有肿瘤由鼓膜穿出，伴出血、臭味，合并感染时有疼痛；鼻部可出现鼻堵、血丝鼻涕或回吸血涕；头颅症状多表现为一侧为重的偏头痛，确诊时约 70% 的患者有头痛；15%～27% 患者有面部麻木症状，包括额面部蚁行感、触觉过敏或麻木；10%～16% 患者可因肿瘤侵及眶内或颅底眼外肌支配神经而致复视。

鼻咽癌淋巴结转移发生率高，颈部淋巴结转移率约 70% 以上，颌下淋巴结转移少于 2%。淋巴结转移据转移部位不同而呈现不同的症状，常见搏动性头痛或面颈胀痛、发作性晕厥、喉返神经麻痹症状导致的声嘶、呼吸困难等。远处转移以骨转移最多见，扁骨高发，如椎体、肋骨、骶髂骨、胸骨等较为常见；肺及肝转移次之；皮下转移或骨髓侵犯亦可见于已存在多发脏器转移的患者；脑转移罕见。骨转移多伴随局部疼痛、压叩痛、贫血、发热等，胸膜受累出现胸腔积液时可出现呼吸困难等症状。

（二）诊断与治疗

【诊断要点】

凡有血涕、鼻塞、头痛、耳鸣、耳聋等五官症状，颈部肿块或普查 EB 病毒抗体滴度明显增高者，均应行鼻咽镜、影像学及病理学等一系列临床检查以确诊。

1. 鼻咽镜检查　诊断鼻咽癌必不可少的最基本检查，观察鼻道有无肿块、出血、坏死物等，并观察咽隐窝是否对称、有无浅窄、消失，隆突结构及鼻咽各壁的黏膜有无增厚、结节、隆起等。

2. 光导纤维镜检查　可不受患者张口大小及咽反射制约，更好地观察黏膜病变，并可直接取活检，检出率更高。

3. X 线检查　目前已基本被 CT 和 MRI 取代。

4. CT 检查　具有较高的分辨率，能显示鼻咽表层结构、癌灶周围及咽旁间隙情况，对颅底骨质的观察也清晰、准确，有利于发现早期病变，对临床分期与治疗方案的设计也是不可缺少的参考资料。所以每例患者均应做常规的 CT 检查。

5. MRI 检查　具有良好的软组织分辨力，可清楚显示鼻咽部的正常结构的层次和分辨肿瘤的范围，同时可显示局部骨小梁尚未破坏时肿瘤对骨髓腔的浸润，这方面优于 CT。对判断放疗后局部纤维化还是肿瘤，MRI 亦优于 CT。鼻咽癌的 MRI 图像常表现为局部黏膜增厚或形成小肿块，致鼻咽腔不对称变浅、变窄。

6. 彩超检查　经济、无创，可短期重复检查，便于观察随诊，主要用于颈部检查，可判断颈部肿块是实性或是囊性，并有助于检出深在肿大淋巴结。

7. 放射性核素骨显像　灵敏度高，无创，可在骨转移症状出现前 3 个月或在影像学检出骨破坏前 3～6 个月检出放射性浓聚表现。但需以临床查体、X 线片或 CT/MRI 等作为诊断依据。

8. 血清学检查　鼻咽癌患者可能在有临床症状前已有 EB 病毒抗体阳性，其滴度水平常随病情进展而增高。目前血清 EB

病毒抗体测定主要应用于健康或高危人群普查，协助原发灶不明的颈部淋巴结转移癌寻找可能存在的鼻咽癌，以及放疗前后动态观察。

9. 病理诊断　患者在治疗前均应尽可能取得组织学的诊断，而且应尽量取鼻咽原发灶组织送检，仅在原发灶未能获得阳性结果时才考虑做颈部淋巴结活检。目前国内多采用 1991 年《鼻咽癌诊治规范》分类方案，将鼻咽癌分为高分化鳞状细胞癌、中分化鳞状细胞癌、低分化鳞状细胞癌、泡状核细胞癌和未分化癌。

【鉴别诊断】

本病需要与侵犯鼻咽及颈部的非霍奇金淋巴瘤、鼻咽部纤维血管瘤、颅底脊索瘤、颅内肿瘤、鼻咽结核、鼻炎慢性炎症增生行病变、腺样体等疾病相鉴别。其相同点为均存在鼻咽部位的占位性包块或结节，且某些非特异性临床表现相近，如鼻塞、头痛、耳鸣等。

1. 鼻咽部淋巴瘤　除鼻咽部存在息肉状或外突型肿块，在全身其他部位可能也存在淋巴结肿大。

2. 鼻咽部结核　多有肺结核病史，常有低热、盗汗、消瘦等症状，检查可见鼻部溃疡、水肿，分泌物涂片可找到抗酸杆菌，PDD 试验强阳性。

3. 鼻炎慢性炎症增生　可在鼻咽黏膜或腺样体的基础上发生，可见鼻咽顶壁、顶后壁等处单个或多个结节，活检可鉴别。

【治疗原则】

1. 鼻咽癌综合治疗的目的是有效提高鼻咽癌原发灶和颈部淋巴结转移灶控制率，减少局部肿瘤的复发率，并降低远处转移率，提高患者生存质量。

2. 综合治疗的原则是以放疗为主，辅以化疗及手术治疗。

3. 根据初始或复发鼻咽癌的不同 TNM 分期，选用不同的综合治疗方案。

4. 放疗对鼻咽癌是十分有效的治疗手段，病变局限在头颈部的可给予单纯体外放疗或体外放疗为主辅以腔内放疗。

5. 晚期患者可行放疗联合化疗，已有远处转移的以化疗为主。

6. 放疗后残存或复发病变酌情给予再程放疗或手术。

7. 其他手术方法有中药、免疫增强剂、生物调节剂等。

一般来讲，单纯的放疗可以治愈早期鼻咽癌，其 5 年生存率达到 50% ~ 70%。即使是复发性鼻咽癌，经过合理的再程放疗，也可以达到 10% ~ 30% 的 5 年生存率。因此，放疗在鼻咽癌的治疗中占有举足轻重的地位。对于出现远处转移的晚期患者，化疗可以延长患者生存时间，靶向治疗及靶向免疫治疗是目前研究的热点。

【一般治疗】

1. 放射治疗　早期（I期）病变——早期（I期）鼻咽癌单用放疗就可以获得良好的局部区域控制率。已有文献报道 I 期癌患者的 5 年总体生存率为 90%。鼻咽原发癌的放疗应采用直线加速器的高能 X 线（4 ~ 9Mev）或^{60}钴作为照射源。一般情况下宜行连续照射：每周 5 次，每次 2Gy，总量 60 ~ 70Gy/6 ~ 7 周。

2. 同步化放疗

（1）中期（Ⅱ期）病变：因为Ⅱ期鼻咽癌患者的远期失败率较高，通常推荐联合治疗策略，放射治疗同步顺铂化疗组总体生存率较单用放疗明显提高。

（2）晚期（Ⅲ期、ⅣA期和ⅣB期）病变：联合治疗（包括同步放化疗）是针对晚期、非转移性鼻咽癌患者（Ⅲ期、ⅣA期和ⅣB期）的标准治疗。这种方案可能也包括在同步放化疗后应用辅助化疗，或者在一些病例中于同步放化疗之前行诱导化疗。

（3）化学药物治疗　鼻咽癌的病理类型绝大多数为低分化鳞癌，对化疗比较敏感。以往化疗常用于放疗未控、复发或远处转移的解救治疗。近年来有报道，化疗配合放疗可以提高患者长期生存。因此，国内外广泛开展了鼻咽癌的新辅助化疗、同期放化疗、姑息化疗、化疗增敏等临床研究。目前，以大剂量顺铂为基础的联合化疗方案在鼻咽癌化疗中占据重要的地位。

（4）手术治疗　由于鼻咽部特殊的解剖结构，肿瘤外科的切除原则难以很好地运用于鼻咽癌。因此，一般先采用放疗，但在某些特殊情况下，也可行外科治疗。

（三）药物处方

📝 **处方①**：顺铂用于同步化放疗，大剂量快速给予顺铂：100mg/m²，静滴，第1天、第22天和第43天给药；或者小剂量每周给予顺铂：30～40mg/m²，静滴，每周1次。

【注意事项】

1. 前者常被认为是优选方案，但可引起严重的急性和迟发毒性。

2. 前者常见的急性重度（3和4级）不良事件是血液系统副作用、口炎、吞咽困难或吞咽痛，以及恶心或呕吐（分别为47%、43%、35%和20%）。

3. 大剂量快速给予顺铂通常仅用于体能状态很好且共存疾病极少的患者。

4. 三个周期的大剂量顺铂是否是必要的，这还不确定。

处方②：卡铂用于同步化放疗，卡铂（AUC 为 1.5～2）静滴，每周 1 次。

【注意事项】

1. 卡铂比顺铂骨髓抑制作用更强，但它引起的神经毒性、肾毒性、恶心和呕吐较少。

2. 卡铂作为放疗增敏剂是否与顺铂一样有效，尚不清楚。

3. 至少有一项试验表明，卡铂并不与大剂量顺铂一样有效。尽管如此，每周卡铂（AUC 为 1.5～2）仍是顺铂的一种替代选择，尤其是对有肾脏疾病、体能状态较差的患者，或者可能难以耐受快速顺铂给药相关的液体容量的患者。

4. 针对局部晚期鼻咽癌患者的一项随机研究显示，使用卡铂的同步放化疗疗效与顺铂相当，且耐受性更好。两者的 3 年无病生存率（卡铂和顺铂方案分别为 61% 和 63%）和总生存率（79% 和 78%）无显著差异。

处方③：单药西妥昔单抗联合放疗：西妥昔单抗在放疗前 1 周，静滴，持续 2 小时给药，400mg/m^2，随后在放疗期间每周持续 1 小时给药，静滴，250mg/m^2。

【注意事项】

1. 在中位随访 54 个月时，西妥昔单抗治疗组比单独放疗组具有更好的总生存率（3 年生存率 55%：45%，HR = 0.73）。局部区域控制率也更好（50%：41%）。

2. 接受同步西妥昔单抗治疗的患者，其 3 级或 4 级放射性皮炎的发生率更高。

3. 一项随机 Ⅱ 期试验比较了西妥昔单抗加放疗与每周顺铂加放疗，试验显示，使用西妥昔单抗具有更多的急性毒性（皮肤毒性、需要补充营养，以及死亡率，但血液系统和肾毒性较少），更差的依从性（更多的放疗中断），以及朝向更差生存结局的趋势。

4. 接受西妥昔单抗的患者中约 3% 发生了严重的输液反应，其中 90% 发生在第 1 个周期治疗。

5. 一项回顾性研究发现，相比于同步顺铂，同步西妥昔单抗引起更多的黏膜炎、皮炎、体重减轻和肠道喂养需求。然而，前瞻性随机试验显示，当西妥昔单抗加放疗与单纯放疗相比时，这些毒性没有增加。

6. 目前的数据并不支持对老年患者和具有严重基础疾病的患者使用西妥昔单抗加放疗来替代单纯放疗。相反，此类患者可以采用单纯放疗或非常规分割放疗来治疗。

📝 **处方④**：诱导化疗：多西他赛＋顺铂＋氟尿嘧啶三药联合方案：多西他赛，$75mg/m^2$，静滴，第 1 天；或者紫杉醇，$135 \sim 175mg/m^2$，静滴，第 1 天；顺铂，$100mg/m^2$，静滴，第 1 天；氟尿嘧啶 $1000mg/m^2/d$，静滴，连续 5 天，持续 24 小时输注。

【注意事项】

1. 早期临床试验发现，相比于两周期较早的基于顺铂和博来霉素方案或使用两周期顺铂加较短输注时间的氟尿嘧啶方案，每 3 周给予的 PF 方案（顺铂 $100mg/m^2$，以及氟尿嘧啶

$1000mg/m^2/d$，连续 5 天，持续 24 小时输注）作为诱导化疗可获得更高的完全缓解率和更好的生存情况。

2. 在 PF 诱导化疗上加用紫杉烷类（多西他赛，$75mg/m^2$，静滴，第 1 天，或者紫杉醇，$135 \sim 175mg/m^2$，静滴，第 1 天），增强了与单纯放疗一起使用的或与放疗加同步放化疗一起使用的诱导化疗的效果。

3. TPF 诱导化疗相关的急性毒性显著。在诱导化疗期间，分别有 83%、12% 和 12% 的病例的严重骨髓抑制表现为 3 级或 4 级中性粒细胞减少、发热性中性粒细胞减少和中性粒细胞减少性感染。严重的非血液学毒性包括口炎（黏膜炎）、恶心、食管炎和厌食，分别见于 21%、14%、13% 和 12% 的患者。

4. 由于紫杉醇可以引起过敏反应，在给药 12 小时和 6 小时前服用地塞米松 20mg，在给药前 30 ~ 60 分钟给予苯海拉明 50mg。滴注开始后每 15 分钟测血压、心率、呼吸，紫杉醇一般滴注 3 小时。

处方⑤：姑息化疗：顺铂，$100mg/m^2$，静滴，第 1 天；氟尿嘧啶，$1000mg/(m^2 \cdot d)$，静滴，连续输注 4 天。

【注意事项】

1. 在 Ⅲ 期试验中，该方案的缓解率约为 30%，显著优于单药顺铂或甲氨蝶呤。

2. 采用顺铂方案治疗的患者与卡铂方案或单药甲氨蝶呤相比，出现 3 级或 4 级毒性反应的患者百分比最高（分别为 33%、26% 和 16%）。

3. 由于该方案的毒性以及长期输注的需求，通常优选使用一种铂类 + 紫杉类联合治疗或单药治疗作为姑息性治疗的一线治疗。

📋 **处方⑥**：姑息化疗：铂类 + 紫杉类：多西他赛，75 ~ 100mg/m²，或者紫杉醇，135 ~ 175mg/m²，静滴；顺铂，70 ~ 75mg/m²，静滴。每 3 周 1 次。

【注意事项】

1. 这些方案都没显示出优于顺铂 + 氟尿嘧啶。

2. 胃肠道和血液毒性多于接受顺铂 + 氟尿嘧啶的患者。

3. 以卡铂替代顺铂可简化给药方法，且肾毒性、神经毒性、耳毒性和呕吐更少。

4. 在高达 70% 的采用多西他赛联合顺铂的患者中，较高的缓解率都伴随着严重的副作用。但以这种组合每周治疗 1 次，有可能效力相近，且毒性反应更少。

📋 **处方⑦**：以铂类为基础的化疗联合靶向治疗：顺铂，100mg/m²，第 1 天；或卡铂，浓度 – 时间曲线下面积（AUC）为 5，第 1 天；氟尿嘧啶组 1000mg/（m²·d），连用 4 天，每 3 周重复。联合西妥昔单抗（首剂 400mg/m²，随后每周 250mg/m²）。

【注意事项】

1. 化疗 + 西妥昔单抗组的总体生存期与单纯化疗组相比显著延长，无进展生存期和客观缓解率也见显著改善。

2. 西妥昔单抗治疗方案的严重（3 级或 4 级）不良事件总体发生率与单纯化疗相比并无显著增加。

3. 西妥昔单抗治疗会导致严重低镁血症、严重皮肤反应和脓毒症的发生率明显增加。

4. 有 3% 的病例会发生针对西妥昔单抗的严重输液相关反应。

处方⑧：PD-1 抑制剂免疫治疗：Nivolumab（尼沃单抗），3mg/kg，静滴，第 1 天，每 2 周重复；Pembrolizumab（培布珠单抗），200mg，静滴，第 1 天，每 3 周重复。

【注意事项】

最常见不良反应（报告在≥20% 患者）有：

1. Nivolumab　包括疲乏、咳嗽、恶心、瘙痒、皮疹、食欲减低、便秘、关节痛、呼吸困难和腹泻。

2. Pembrolizumab　皮疹、瘙痒、头痛、呕吐、结肠炎，肌肉骨骼痛、食欲减退、咳嗽和便秘。

3. 严重致死性不良反应包括剥脱性皮炎、免疫性肺炎、免疫性肝炎等，发生率较低，但目前尚无有效监测指标提前筛选人群。

目前，糖皮素激素是处理 PD-1 抗体相关不良反应最主要的措施。

（李治桦）

九、喉　　癌

（一）病情概述

喉癌是常见的头颈部恶性肿瘤之一，在头颈部恶性肿瘤中发病率仅次于鼻咽癌，为仅次于肺癌的呼吸道第二高发癌。喉癌的发生存在种族和地区差异，全世界喉癌发病率最高的国家为西班牙、法国、意大利和波兰。我国华北和东北地区的发病率远高于江南各省份。近年来喉癌的发病率有明显增加的趋势。喉癌男性较女性多见，男女性别比为（7～10）：1，以40～60岁最多。喉部恶性肿瘤中96%～98%为鳞状细胞癌，其他如腺癌、基底细胞癌、低分化癌、淋巴肉瘤和恶性淋巴瘤等较少见。

对喉癌的致病因素虽未完全了解，但一般都认为与吸烟饮酒有密切关系。其他如营养缺乏、经常食用咸鱼和咸肉、暴露在石棉、芥子气、硫酸以及经常在污染的空气中生活，都增加了患喉癌的危险。

喉癌可发生于喉内所有区域，但以声门区癌最多见，约占60%；声门上区癌次之，约占30%；声门下区癌极为少见。但在我国东北地区临床中患者多为声门上区癌。喉癌的进展类型与其原发部位、分化程度和肿瘤大小相关，其途径有：①直接扩散：向黏膜下直接扩散，并向外扩散至咽部的其他软组织，甚至向下侵及食管颈段和甲状腺。②淋巴转移：声门上区癌分化程度低，声门上淋巴管丰富，易早期出现颈部淋巴结转移。声门区癌分化程度多数较高，且该区淋巴管稀少，少见早期发生淋巴结转移。声门下区癌多易转移至喉前及气管旁淋巴结。③血行转移：晚期患者可转移至肺、肝、骨、脑等远处器官。

（二）诊断与治疗

【诊断要点】

喉癌患者多因以下症状就诊：声嘶，咽部不适，颈部肿物，甚至出现咽喉出血、呼吸困难等晚期症状。患病时间多在1年内，根据症状，喉镜检查多可看见病变，并可观察声带活动情况及肿瘤侵犯范围。

1. 喉镜检查：间接喉镜或光导纤维喉镜，诊断喉癌必不可少的基本检查，应特别注意观察会厌喉面、前联合、喉室及声门下区等隐蔽部位。

2. X线检查 经济实用，可取喉侧位像及喉后前位体层像，尤其是体层像，可以动态观察声带活动情况。

3. CT或MRI检查 具有较高的分辨率，能显示喉部结构、癌灶周围及会厌前间隙、声门旁间隙及喉外扩散情况，并可显示有无喉软骨破坏及颈淋巴结肿大情况，与血管的关系等。

4. 病理诊断：确诊需要病理活检证实，可在喉镜下钳取肿瘤组织送检。

【鉴别诊断】

喉癌需要与喉乳头状瘤、喉结核、喉梅毒及喉淀粉样变等疾病鉴别。

1. 喉乳头状瘤 表现为声嘶，也可出现呼吸困难。其外表粗糙，呈淡红色，肉眼较难鉴别；尤其成人喉乳头状瘤是癌前病变，需活检鉴别。

2. 喉结核 主要表现为喉痛和声嘶，喉镜检查可见喉黏膜苍白，常水肿，或伴浅表溃疡，多位于喉后部，也可表现为会厌广泛水肿和浅表溃疡。肺部可有活动性结核表现，痰结核分枝杆菌有助于鉴别。确诊常依赖活检。

3. 喉梅毒 多位于喉前部，常有梅毒瘤，重者出现深溃疡，瘢痕愈合导致喉畸形。患者声嘶但有力，喉痛较轻。一般有性病史或冶游史，可行梅毒相关检测，活检可鉴别。

4. 喉淀粉样变 非肿瘤性病变，是由于慢性炎症、血液及淋巴循环障碍、新陈代谢紊乱所致喉组织的淀粉样变性，表现为声嘶，检查可见喉室、声带或声门下暗红色肿块，光滑，活检不易钳取。需病理检查以鉴别。

【治疗原则】

1. 对于早期喉癌（Ⅰ期和Ⅱ期），确定性的放射治疗（RT）和保喉手术（经口激光手术和开放性部分喉切除术）的局部肿瘤控制率和生存率通常相等。最佳治疗方案应使生存结局和功能结局最大化，因为保留喉功能（发声、吞咽、气道保护和通畅）很重要。

2. 对于许多早期声门上型和声门型喉癌患者，建议行放射治疗而非手术治疗，因为放射治疗的功能结局较好。然而，对于肿瘤体积较小且未侵犯前后连合的患者，经口激光（或机器人）手术是一个好的选择。对于较大的肿瘤，常选择 RT（一般为强化 RT）进行治疗，因为经口激光手术或开放性部分喉切除术可能会影响声音质量。

3. 对于早期的声门下型喉癌患者，建议行全喉切除术或对经选择患者行部分喉切除术，两种手术方式均应结合甲状腺切除术和双侧气管旁淋巴结清扫。强化 RT 是一种备选方案，其放射野包括下颈部和上纵隔。

4. 对于早期声门上型喉癌患者（伴随颈部淋巴结临床阴性），建议行双侧择区颈部治疗，至少清扫Ⅱ区至Ⅳ区。选择双侧择区颈部清扫或广泛的颈部 RT 取决于原发性肿瘤的治疗方式。

5. 我们推荐早期声门型喉癌伴颈部淋巴结临床阴性的患者行颈部观察而不是择区颈部治疗。

6. 对于接受了一期手术治疗的患者，若其切缘阳性、淋巴血管侵犯或神经周浸润、软骨深度侵犯或颈淋巴结清扫术后发现淋巴结病理阳性，推荐行术后 RT。术后同时行放化疗可能更适用于切缘阳性或淋巴结阳性伴囊外侵犯的患者。

7. 治疗前，所有晚期（Ⅲ期和Ⅳ期）喉癌和下咽癌患者均应接受在头颈癌治疗方面有经验的多学科小组的评估。

8. 对大多数一般状况和日常生活活动能力良好的局部晚期（Ⅲ期或Ⅳ期）的喉癌或下咽癌患者，我们推荐功能器官保全治疗策略而非手术切除。器官保全方法可能允许喉保全，但与全喉切除术相比没有提供生存优势。

9. 对于不适于功能器官保全方法的患者，全喉切除术是一种可能的选择。尽管单独根治性 RT 后复发的风险高和由此需要行挽救性喉切除术，但对认为不适合化疗的喉癌患者，可能采用单独根治性放疗作为功能器官的保全方法。

【一般治疗】

1. 放射治疗　一期 RT 治疗可得到较好的功能结局，并且有较大可能保留声音质量，同时避免全身麻醉和其他手术相关的即时危险。大多数 T1 期、T2 期喉癌患者采用单一的 RT 治疗。RT 治疗后局部复发可能需行手术挽救。尽管部分患者可采用保喉手术进行挽救，但超过一半的患者必须采用全喉切除术。

2. 手术治疗　治疗早期喉癌的保喉手术技术包括开放性部分喉切除术、经口激光显微手术（transoral laser microsurgery，TOLM）和经口机器人手术。保喉手术应仅在外科医生确定切缘肿瘤阴性时采用。在早期喉癌的治疗中，如果能够彻底切除肿瘤，那么经口激光手术常优选于开放性部分喉切除术，因为越来越多的证据表明，两者在降低并发症发病率方面的效果相当，并且前者的喉功能保全较好。开放性部分喉切除术可发生的并发症包括感染、出血、喉皮肤瘘、需要气管造口的气道梗阻、吸入性肺炎和吞咽困难。与部分喉切除术相比，经口激光手术可降低并发情况的发生率，包括需要气管造口术和鼻饲，还可减少花费和缩短住院时间。

3. 同步化放疗　同步放化疗是在行根治性放疗的同时进行全身化疗，以改善疾病控制和喉保全的可能性。这种方法在实现疾病局部区域控制方面更有效。然而，同步放化疗在防止远处转移的发生方面，不如诱导化疗后加根治性放疗有效，并且同步放化疗导致的不明原因的死亡更多。

4. 诱导化疗　诱导化疗后行根治性放疗是局部晚期喉癌和下咽癌患者功能器官保全的一个可选择方案。尽管此方法在不行挽救性喉切除术时对局部区域病变的初始控制可能没有同步放化疗有效，但与单独放疗相比，诱导治疗可能降低远处转移率，与同步化疗相比，诱导治疗的生存结局更好。

5. 序贯放化疗　序贯治疗采用诱导化疗后行同步放化疗。理论上，序贯疗法使诱导化疗所给予的远处转移降低与同步放化疗所能实现的局部区域控制改善相结合。

（三）药物处方

📋 **处方①**：同步化放疗：广泛推荐一般状况和日常生活活动能力良好的局部可切除的晚期（Ⅲ期和精选的Ⅳ期）喉癌患者进行同步放化疗，联合基于铂的化疗方案，如顺铂（每3周1

次，一次 $100mg/m^2$ ）。

【注意事项】

1. 本药相关的蓄积肾毒性较严重，其他主要的剂量相关的毒性为骨髓抑制、恶心和呕吐。

2. 耳毒性在儿童中更为显著，如耳鸣和（或）高频听力丧失，偶见耳聋。

3. 有过敏样反应的报道，在用药几分钟内可能出现面部水肿、支气管收缩、心动过速和低血压。

4. 为预防肾毒性，需充分水化：使用本药前 12 小时静滴等渗葡萄糖液 2000ml，使用当日静滴等渗盐水或葡萄糖液 3000 ~ 3500ml，并用氯化钾、甘露醇及呋塞米，每日尿量 2000 ~ 3000ml。大量补液时需监测出入量。

5. 出现下列任何表现者应停药：①周围白细胞计数低于 $3.5 \times 10^9/L$ 或血小板计数低于 $80 \times 10^9/L$。②持续性严重呕吐。③有早期肾毒性表现，如血清肌酸酐高于 $177\mu mol/L$（$2mg/dl$）、尿素氮高于 $7.1mmol/L$（$20mg/dl$），或高倍显微镜检有异常（一个视野白细胞多于 10 个、红细胞多于 5 个或管型多于 5 个）。④听力测试分析证明听力不在正常范围内。

6. 为减轻胃肠反应，可采用 5-羟色胺受体拮抗药或联合地塞米松或苯海拉明等获得较好止吐效果。

7. 若发生过敏样反应，应迅速给予抗组胺药、肾上腺皮质激素或肾上腺素等对症处理。

8. 本药可能使血尿酸水平升高，必要时应调整秋水仙碱、丙磺舒或磺砒酮等药物剂量，以控制高尿酸血症及痛风。

9. 治疗前后、治疗期间和每一疗程之前，应做如下检查：

①肝功能（氨基转移酶、胆红素及转肽酶）、肾功能（血尿素氮、肌酐清除率、血清肌酸酐）及尿酸、血钙、血细胞比容、全血细胞计数（治疗期间应每周检查）。②听神经功能、神经系统功能等检查。

📋 **处方②**：诱导化疗：多西他赛 75mg/m²，静滴，第 1 天；顺铂 100mg/m²，静滴，第 1 天；氟尿嘧啶，1000mg/（m²·d），持续输注，第 1~4 天。共 3 或 4 个周期。

【注意事项】

1. 多西他赛可引起严重超敏反应和严重体液潴留（尽管已预防性给予地塞米松）。如发生严重超敏反应，应立即停止滴注并给予适当的治疗。

2. 为降低体液潴留的发生率及减轻体液潴留和超敏反应的严重程度，使用多西他赛前应口服皮质类固醇，如在使用本药前 1 日开始口服地塞米松（16mg/d，连用 3 日）。本药用于激素难治性转移性前列腺癌时，推荐于使用本药前 12 小时、3 小时和 1 小时口服地塞米松 8mg。

3. 本方案使用时必须给予止吐药，并补充适当的水分。

4. 如出现严重超敏反应，应立即停止滴注，并给予积极治疗，且不应再次用药。如出现轻微的超敏反应（如面部潮红、局部皮肤反应），不必停药。

5. 如出现视力损害，应立即进行全面的眼科检查，如诊断为黄斑囊样水肿，应立即停药，并给予适当的治疗。还应考虑以非紫杉烷类抗癌药替代本药。

6. 氟尿嘧啶可导致脱发、掌跖感觉丧失性红斑综合征。本药乳膏局部给药可见局部皮肤刺激。还有皮肤干燥、皮肤裂隙、光敏感、红斑、皮肤色素沉着增加、静脉色素沉着、指甲改变（包括指甲缺失）的报道。

📋 **处方③**：多西他赛＋顺铂＋氟尿嘧啶（TPF）诱导化疗，随后用卡铂同步放射治疗：多西他赛，$75mg/m^2$，静滴，第 1 天；顺铂，$100mg/m^2$，静滴，第 1 天；氟尿嘧啶 $1000mg/(m^2 \cdot d)$，第 1~4 天持续输注。之后给予采用每周 1 次的卡铂［剂量为浓度 – 时间曲线的曲线下面积（AUC）为 1.5 时］进行同步放化疗。

【注意事项】

1. 曾使用过顺铂的患者，使用卡铂可使神经毒性（如感觉异常）的发生率升高和强度增强。曾使用顺铂导致听力损伤的患者，使用本药可使耳毒性持续或加重。

2. 其他注意事项同前。

（李治桦）

十、颊　　癌

（一）病情概述

颊癌一般指原发性颊黏膜癌。颊是口腔前庭的侧壁，颊黏膜由复层鳞状上皮构成，富含黏液腺和混合腺，构成口腔的侧壁，覆盖在颊和唇的内侧。因此，颊黏膜癌多数为分化程度较高的鳞状细胞癌，占 90% 以上，其次为腺源性上皮癌，占 5%~10%，其中以腺样囊性癌居多。

颊癌是一种常见的口腔癌，在欧美地区，颊癌占口腔各部位癌的第 6 ~ 8 位，占比为 2% ~ 10%；但在高发的东南亚、中亚，尤其是南印度地区，颊癌占口腔癌的 50%。我国西南地区颊癌发病率高于北方地区。颊癌发病与咀嚼槟榔、烟叶有明显关系。此外还与残根、残冠或不良义齿的刺激相关。口腔的某些癌前病变或状态，如白斑、红白斑、萎缩型或糜烂型扁平苔藓，也有明显关系。

颊癌常被漏诊或误诊为感染或创伤，因此就诊时很少为 T1 期病变。对于诊断为早期颊黏膜肿瘤的患者，据报道，Ⅰ期癌症的 3 年无病生存率为 75% ~ 85%，Ⅱ期则为 65%。颊癌早期一般无明显疼痛，可为小硬结，导致患者延误就医。当增大后呈浸润性硬块，并出现溃疡累及深部浸润并感染时，疼痛明显且病变已发展至晚期。肿瘤侵及肌层，可造成开口受限，甚至牙关紧闭。颊癌易发生局部区域淋巴结转移，就诊时伴有局部淋巴结转移者占 40% ~ 50%。颌下淋巴结最常受累，约占淋巴结转移的 90% 以上，其次为颈深上淋巴结群，30% ~ 35%。发生远处转移者较少。颊癌预后差，总体 5 年生存率在 40% 左右，局部复发为主要的治疗失败原因，可能与颊癌在颊间隙侵犯时缺乏解剖屏障，易于向深部组织浸润有关。

（二）诊断与治疗

【诊断要点】

颊癌的诊断主要根据病史、临床表现及病理检查。早期病例可见颊黏膜患处糜烂、溃疡或边界不清硬结，常伴有黏膜白斑，或红斑及扁平苔藓存在。相应部位可能存在牙齿残体或修复体等刺激因素。晚期患者可能出现疼痛、张口受限及受累区溃烂、肿块、菜花状新生物穿破皮肤等。临床疑有癌变时应及时做活检等检查明确病变性质。

1. 口咽镜检查　为基本检查，观察颊黏膜病变情况、浸润范围、有无合并出血等。

2. 组织活检　临床疑有癌变时应及时做活检明确病变性质。

3. X线检查　目前已基本被 CT 和 MRI 取代。

4. CT 检查　具有较高的分辨率，能显示口腔表层结构、癌灶周围及侵犯深度，对颅底骨质的观察也清晰、准确，对临床分期与治疗方案的设计也是不可缺少的参考。所以每例患者均应常规行 CT 检查。

5. MRI 检查　能更好地显示软组织受累和明显的神经周扩散，同时也能较准确地发现骨浸润，因而能补充或替代 CT。CT 扫描可因金属牙体修复物和骨皮质缺陷而影响检查结果，而MRI 则受运动伪影和炎症反应的干扰。

6. 彩超检查　经济、无创，可短期重复检查，便于观察随诊，主要用于颈部检查，可判断颈部肿块是实性或是囊性，并有助于检出深在肿大淋巴结。

7. 正电子发射计算机断层扫描（positron emission tomography，PET）/CT 的联合应用可增加评估原发肿瘤范围的准确性，若考虑根治性放射治疗（radiation therapy，RT），则有助于划定靶区。PET 扫描可有助于鉴定那些在 CT 或 MRI 上可疑、但不满足被归为异常的传统标准（按大小划分）的病变淋巴结。

8. 病理诊断　患者在治疗前均应尽可能取得组织学的诊断，而且应尽量取原发灶组织送检，并应切取一定的深度。

【鉴别诊断】

早期颊癌需与糜烂型扁平苔藓，黏膜慢性溃疡，特别是残冠、根等慢性刺激引起的压疮性溃疡相鉴别，后者在刺激因素去除后溃疡随之缩小、愈合。对出现局部肿胀、张口受限者，应与单纯的感染、腮腺炎、颌周间隙的慢性感染、低毒性边缘型颌骨骨髓炎相鉴别。

1. 糜烂型扁平苔藓　是一种比较常见的非感染性、慢性炎症性疾病，好发于口腔黏膜，特点是口腔（颊、舌、唇、腭等处）黏膜上，出现白色颗粒状条纹或网状、树枝状、斑块状、环状丘疹或水疱等多种形式的病损，且往往具有明显的左右对称性。

2. 黏膜慢性溃疡　可表现为黏膜表面的溃疡，无浸润块，往往存在对应的局部刺激因素，如残冠、根及不合适的修复体等，去除这些刺激因素后常能自愈。

3. 口腔结核　最初表现为黏膜表面的小结节，破溃后形成表浅、略凹的溃疡面，表面可附少许脓性渗出，可有不同程度的疼痛，或可伴有结核的全身症状，鉴别诊断需要病理活检。

【治疗原则】

1. 尽管局部复发率高且存在技术挑战，但仍通常优选手术治疗颊癌。手术切除必须有 1.5cm 的足够切缘，特别应注意深度，术中应对切缘做冷冻病理切片检查。

2. 颊癌有较高的颈部转移率，除 T1 期外，一般都应同期处理颈部淋巴结。

3. 根据初始或复发颊癌的不同 TNM 分期，选用不同的综合治疗方案。

4. 对于最大程度地增加局部区域控制的可能性，通常术后放疗或放化疗是有必要的。对于局部晚期口腔癌患者，通常首选术后放疗而非术前放疗。术前放疗会推迟手术，并增加术后并发症的风险。2 项针对口腔鳞状细胞癌患者的试验未能证明术前化疗可改善总体生存情况。

5. 对于不适合接受手术但总体条件可以耐受可能增加的毒性反应的患者，宜采取化疗和放疗的联合疗法。可使用的方法包括先行诱导化疗，随后行确定性同步放化疗或放疗，以及直接同步放化疗。

【一般治疗】

1. **手术治疗**　手术较放疗通常并发症更少，因此，一般优选手术治疗。经口入路难以暴露病变部位，使得整块切除时难以获得明确的放射状切缘。此外，颊黏膜和颊间隙之间距离短，使得肿瘤可早期浸润深部结构或前颊部皮肤。尽管更积极的手术，包括颊间隙剜除术或腮腺切除术，可改善肿瘤学结局，但其伴随的容貌损毁和并发症十分显著。不考虑切除深度，必须重建颊黏膜表面；软组织覆盖不充分将导致严重的不可逆性牙关紧闭。因此，推荐游离组织转移重建（如前臂桡侧皮瓣）用于除最小颊黏膜癌外的所有颊黏膜癌。

2. **放射治疗**　为了最大程度减少正常组织受到暴露，大多数口腔部位的小肿瘤能够通过口腔筒照射或间质近距离治疗来处理。然而，这些技术不治疗区域淋巴结转移，因此仅适合单用（不联合手术）于隐匿性淋巴结转移风险很低的 I 期患者。与淋巴结受累高风险疾病相关的因素包括深部浸润和淋巴血管浸润。当区域淋巴结发生亚临床受累的风险显著时，外照射用作主要的放疗模式，并可增加口腔锥形束照射或间质近距离治疗作为原发肿瘤的辅助治疗。

3. 化放疗联合 相比于单纯的放疗，化疗联合使用放疗的根治性局部治疗改善了治疗结果，且在保留器官功能时可以获得与手术加放疗相当的或更好的总生存率。方法包括化疗联合放疗（同步放化疗）、放疗前化疗（诱导化疗），或在同步放化疗前结合诱导化疗（序贯疗法）。

4. 支持性治疗措施 接受手术的局部区域性晚期颊癌通常需要进行预防性气管造瘘术。气管造瘘通常可在手术后数周内和辅助治疗之前撤掉。一些患者的气管造瘘在辅助放疗或放化疗期间也保留。手术后通常需饲管。若预期对吞咽的影响很小、持续时间相对较短，可使用鼻饲管。对于吞咽功能严重受损的患者，建议使用胃造瘘术。

（三）药物处方

📋 **处方①**：术后放化疗：大剂量快速顺铂，静脉给药，$100\,mg/m^2$，放疗第 1 天、第 22 天和第 43 天给药。

【**注意事项**】

1. 该方案可引起严重的急性和迟发毒性。在相关临床试验中，仅半数患者能够接受所有 3 个周期的化疗而且极少有治疗延迟。

2. 一些专家常规在放疗同时仅给予 2 个周期的顺铂。

3. 为了最小化毒性，也已采用了较低剂量的顺铂方案。放疗期间给予顺铂（$30 \sim 40\,mg/m^2$，每周 1 次）是常用的选择，尤其对于体能状态下降的患者。

📋**处方②**：单药西妥昔单抗联合放疗：西妥昔单抗在放疗前 1 周，静脉持续 2 小时给药，400mg/m²；随后在放疗期间每周 1 次，静脉持续 1 小时给药，250mg/m²。

【注意事项】

1. 在中位随访 54 个月时，西妥昔单抗治疗组比单独放疗组具有更显著的总生存率（3 年生存率 55%∶45%，HR＝0.73）。局部区域控制率也更好（50%∶41%）。

2. 接受同步西妥昔单抗治疗的患者，其 3 级或 4 级放射性皮炎的发生率更高。

3. 一项随机 Ⅱ 期试验比较了西妥昔单抗加放疗与每周顺铂加放疗，试验显示，使用西妥昔单抗具有更多的急性毒性（皮肤毒性、需要补充营养，以及死亡率，但血液系统和肾毒性较少）、更差的依从性（更多的放疗中断），以及朝向更差生存结局的趋势。

4. 接受西妥昔单抗的患者中约 3% 发生了严重的输液反应，其中 90% 发生在第 1 个周期治疗。

5. 一项回顾性研究发现，相比于同步顺铂，同步西妥昔单抗显著引起更多的黏膜炎、皮炎、体重减轻和肠道喂养需求。然而，前瞻性随机试验显示，当西妥昔单抗加放疗与单纯放疗相比时，这些毒性并未增加。

6. 目前的数据并不支持对老年患者和具有严重共存疾病的患者使用西妥昔单抗加放疗来替代单纯放疗。相反，此类患者可以采用单纯放疗或非常规分割放疗来治疗。

📋**处方③**：诱导化疗：多西他赛＋顺铂＋氟尿嘧啶（TPF 方

案）：多西他赛，75mg/m^2，第 1 天；顺铂 100mg/m^2，静滴，第 1 天；氟尿嘧啶 1000mg/（$m^2 \cdot d$），持续 24 小时输注，连续 5 日。

【注意事项】

1. 早期临床试验发现，相比于两周期较早的基于顺铂和博来霉素方案或使用两周期顺铂加较短输注时间的氟尿嘧啶方案，每 3 周给予的 PF 方案［顺铂 100mg/m^2，以及氟尿嘧啶 1000mg/（$m^2 \cdot d$），连续 5 日，持续 24 小时输注］作为诱导化疗可获得更高的完全缓解率和更好的生存情况。

2. 在 PF 诱导化疗上加用紫杉烷类（多西他赛，75mg/m^2，第 1 天；紫杉醇，135 ~ 175mg/m^2，第 1 天）增强了与单纯放疗一起使用的或与放疗加同步放化疗一起使用的诱导化疗的效果。

3. TPF 诱导化疗相关的急性毒性显著。在诱导化疗期间，分别有 83%、12% 和 12% 的病例出现严重骨髓抑制，表现为 3 级或 4 级中性粒细胞计数减少、发热性中性粒细胞计数减少和中性粒细胞计数减少性感染。严重的非血液学毒性包括口炎（黏膜炎）、恶心、食管炎和厌食，分别见于 21%、14%、13% 和 12% 的患者。

4. 由于紫杉醇可以引起过敏反应，在给药 12 小时和 6 小时前服用地塞米松 20mg，在给药前 30 ~ 60 分钟给予与苯海拉明 50mg。滴注开始后每 15 分钟测血压、心率、呼吸，紫杉醇一般滴注 3 小时。

📋 **处方④**：姑息化疗：顺铂，100mg/m^2，静滴，第 1 天；氟尿嘧啶，1000mg/（$m^2 \cdot d$），静脉输注，连续输注 4 天。

【注意事项】

1. 在Ⅲ期试验中，该方案的缓解率约为 30%，显著优于单药顺铂或甲氨蝶呤。

2. 采用顺铂方案治疗的患者与卡铂方案或单药甲氨蝶呤相比，出现 3 级或 4 级毒性反应的患者百分比最高（分别为 33% 、26% 和 16% ）。

3. 由于该方案的毒性以及长期输注的需求，通常优选使用一种铂类 + 紫杉类联合治疗或单药治疗作为姑息性治疗的一线治疗。

📋 **处方⑤**：姑息化疗：铂类 + 紫杉类：多西他赛，75 ~ 100mg/m²，静滴，或者紫杉醇，135 ~ 175mg/m²，静滴；联合顺铂，70 ~ 75mg/m²，静滴。每 3 周重复。

【注意事项】

1. 这些方案中都没显示出优于顺铂 + 氟尿嘧啶。

2. 胃肠道和血液毒性多于接受顺铂 + 氟尿嘧啶的患者。

3. 以卡铂替代顺铂可简化给药方法，且肾毒性、神经毒性、耳毒性和呕吐更少。

4. 在高达 70% 的采用多西他赛联合顺铂的患者中，较高的缓解率都伴随着严重的副作用。但以这种组合每周治疗 1 次，有可能效力相近，且毒性反应更少。

📋 **处方⑥**：以铂类为基础的化疗 + 靶向治疗：顺铂，100mg/m²，或卡铂，浓度 - 时间曲线下面积（AUC 为 5），静滴，第 1 天；氟尿嘧啶组，1000mg/(m²·d)，静脉注射，使用 4 天；每 3 周 1 次。联用西妥昔单抗（首剂 400mg/m²，随后每周 250mg/m²）静滴。

【注意事项】

1. 化疗 + 西妥昔单抗组的总体生存期与单纯化疗组相比显

著延长，无进展生存期和客观缓解率也见显著改善。

2. 西妥昔单抗治疗方案的严重不良事件（3 级或 4 级）总体发生率与单纯化疗相比并无显著增加。

3. 西妥昔单抗治疗会导致严重低镁血症、严重皮肤反应和脓毒症的发生率明显增加。

4. 有 3% 的病例会发生针对西妥昔单抗的严重输液相关反应。

（李治桦）

十一、舌　　癌

（一）病情概述

舌癌是最常见的口腔癌，男性多于女性。舌癌以鳞状细胞癌为主，占 98% 以上。在分化程度上 I 级高分化患者约占 60%，Ⅲ级低分化者仅占 2.3%。我国男性发病率为 0.5～0.6/10 万，女性发病率为 0.4～0.5/10 万。印度和法国男性舌癌发病率最高。舌癌以舌中 1/3 的侧缘最为常见，占所有舌癌的 70% 以上；其次为舌腹面，发生于舌背或舌中线处者少见，舌尖癌罕见。

舌癌早期症状主要为疼痛，随着疾病进展，疼痛加重，进食时为甚，并可向耳周及颞部放射。多数病变发展较快，病史较短，多数在 1 年内就诊。就诊症状可有舌部肿块、烧灼不适、溃烂、疼痛、言语进食不利。肿块周围有时可见白斑或红斑。肾癌进展后可见患者闭口或伸舌困难、流涎，晚期舌癌可侵及下颌骨、口底、口咽等处。

舌癌以溃疡和浸润型多见，亦有外生型。多数早期为硬结、糜烂，病变进展迅速，形成中心溃疡，边缘外翻的浸润型肿块，并累及周围口腔肌肉。因有丰富的淋巴引流，舌癌的区域淋巴结转移较常见，其颈部淋巴结转移率在口腔癌中居首，文献报道可有40%~80%，转移部位以颈深上淋巴结群最多，然后依次为下颌下淋巴结、颈深中淋巴结群、颏下淋巴结及颈深下淋巴结群。侵犯或越过中线的舌癌，或原发与舌背部的舌癌可发生双侧淋巴结转移。晚期可出现肺部或其他部位的转移。

（二）诊断与治疗

【诊断要点】

舌癌的触诊比望诊更重要。一旦出现溃疡或肿瘤性病变，根据病史、检查、活检病理，对其诊断并不困难。舌部的溃疡或肿块在去除刺激因素后仍不愈合或消失的创口，均应及时做组织病理检查，在原有癌前病变或癌前状态基础上如出现糜烂、溃疡不愈、局部硬结、裂隙也应做活检明确性质。

1. 活组织检查　应选择在高度怀疑癌变处取活检，避开坏死、严重感染部位，切取时避免机械损伤。对于黏膜完整的肿块宜行切除活检。除组织病理外，细针穿刺细胞学检查也是判断病变性质的可选方法，但准确性稍低于组织病理学检查。

2. 肿瘤大小、浸润的范围或深度，以及有无区域淋巴结转移对治疗方法选择十分关键。术前尤其难以评估累及口腔舌部的早期鳞状细胞癌浸润的深度。口腔癌在病程早期往往浸润骨和软组织。因此，治疗前除对口腔进行全面视诊和触诊外，还需进行影像学检查。

3. X 线片　行下颌骨侧位片、曲面断层片、咬颌片、牙片等有助于了解口腔癌有无牙槽骨、颌骨的破坏。

4. 增强 CT　被广泛应用于检测骨浸润；CT 已很大程度上取代了老式的技术，如对上颌骨和下颌骨的 X 线平片和全景放射照相术。CT 检查可以观察肿瘤大小、范围、与周围组织及颈动脉的关系，并可帮助了解颈部淋巴结有无转移。

5. MRI　能更好地显示软组织受累和明显的神经周扩散，同时也能较准确地发现骨浸润，因而能补充或替代 CT。CT 扫描可因金属牙体修复物和骨皮质缺陷而影响检查结果，而 MRI 则受运动伪影和炎症反应的干扰。

6. PET/CT 的联合应用可增加评估原发肿瘤范围的准确性，并且若考虑根治性放射治疗（RT），则有助于划定靶区。PET 扫描可有助于鉴定那些在 CT 或 MRI 上可疑、但不满足被归为异常的传统标准（按大小划分）的病变淋巴结。

【鉴别诊断】

本病需要与舌缘创伤性溃疡、复发性口疮、结核性溃疡、白斑、乳头状瘤、舌肌母细胞瘤等疾病相鉴别。

1. 创伤性溃疡　常有舌咬伤史，或由坏牙或不合适义齿易引起，好发于舌侧缘。溃疡深在，周围组织较软，有炎性浸润，无实质性硬块。如拔去坏死或停用不合适义齿，多可短期自愈，1 周后未见好转者，需要做组织病理检查以确诊。

2. 复发性口疮　可发生于口腔各处黏膜。起病之初为水疱，疱破后呈凹陷溃疡，溃疡表浅，有黄色纤维出物覆盖，可单发或多发，亦可融合成片，边缘整齐有红晕，周围组织软。10 日左右可以自愈，不留瘢痕。此病可反复发做达数十年。

3. 结核性溃疡　多发生在舌背，偶在舌边缘和舌尖。常与活动性肺结核伴发或有肺结核病史。表现为表浅溃疡，边缘不齐不硬，表面不平，常有灰黄污秽渗出液，自觉疼痛，有时多发。胸部 X 线片检查、抗结核诊断性治疗有助于于鉴别诊断，必要时可做活组织检查。

4. 白斑　黏膜上皮增生和过度角化而形成的白色斑块，稍高于黏膜表面，舌黏膜白斑好发于舌侧缘及轮廓乳头前的舌背部。其发生主要与吸烟、残牙及不合适假牙的刺激、营养障碍及内分泌失调有关，必要时可做活组织检查鉴别诊断。

【治疗原则】

1. 手术和放疗　是舌癌治疗的主要手段。初始手术和根治性放疗都是舌癌患者的选择。根据回顾性研究，初始手术和根治性放疗后的结局似乎类似，但尚无随机试验对两者进行比较。手术较放疗通常并发症更少，因此，一般优选手术治疗。

2. 手术是舌癌的重要治疗手段，除完全彻底地切除原发病灶外，必要时还应包括颈部淋巴结的处理。手术操作应注意防止肿瘤细胞的脱落、种植。

3. 早期舌癌应选用内放疗，由于置针手术对术者的防护较困难，近年来多采用后装治疗。外照射仅为辅助治疗，因其很难达到根治，也可用于配合内放疗，或晚期患者手术前后辅助治疗。

4. 颈部处理 舌癌的颈部淋巴结转移率较高，除 T1 期患者外，其他分期患者均应考虑同期行选择性颈部淋巴结清扫术；对于确诊时已出现颈部淋巴结阳性的患者，则更需同期行根治性颈淋巴结清扫术。

5. 化学治疗 对于晚期患者，应行术前诱导化疗，舌癌对化疗的反应较好，可提高患者生存率。

6. 冷冻治疗 对分期 T1、T2 的舌癌可行冷冻治疗。

7. 预后：舌癌 Ⅰ、Ⅱ 期的 5 年生存率为 70%～90%，Ⅲ、Ⅳ 期仅为 30%～40%，总的 5 年生存率为 60%。

【一般治疗】

1. 原发灶治疗 分期 T1～T2 且病理为高分化的舌癌，可予单纯手术切除、放疗或冷冻治疗。疾病进展至中晚期可根据患者情况给予多种治疗方案综合治疗。手术治疗是治疗舌癌的主要手段，T1 期患者可行楔形切除，切缘距病灶超过 1cm；T2～T4 期患者应行半舌甚至全舌切除；侵犯口底者应连口底一并切除。

2. 放射治疗 早期舌癌应首选组织内放疗，近年来多采用后装治疗。

3. 冷冻治疗 对 T1、T2 期的患者可以考虑冷冻治疗。

4. 淋巴结的处理 舌癌的转移率高，除 T1 期患者外，其他均需同期行选择性颈淋巴结清扫术。

5. 化学治疗 对于拒绝手术、肿瘤在技术上无法切除、术后功能性结局无法接受或在医学上无法手术的患者，可选择起始放疗和（或）化疗作为替代方案。对于不适合接受手术但总体条件可以耐受可能增加的毒性反应的患者，宜采取化疗和放疗的联合疗法。可使用的方法包括：先行诱导化疗，随后行确定性同步放化疗或放疗；以及直接同步放化疗。对于不适合接受外科手术且临床条件不能耐受化疗或同步放化疗引起的较强毒性的患者，宜放疗而不予化疗。

（三）药物处方

📋 **处方①**：顺铂用于术后同步化放疗，放疗（60Gy，6 周内分 30 次），化疗（顺铂，30mg/m² ，每周 1 次）联合治疗。

【注意事项】

1. 本药相关的蓄积肾毒性较严重，其他主要的剂量相关的毒性为骨髓抑制、恶心和呕吐。

2. 耳毒性在儿童中更为显著，如耳鸣和（或）高频听力丧失，偶见耳聋。

3. 有过敏样反应的报道，在用药几分钟内可能出现面部水肿、支气管收缩、心动过速和低血压。

📋 **处方②**：卡铂用于同步化放疗，卡铂（AUC 为 1.5~2），静滴，每周 1 次。

【注意事项】

1. 卡铂比顺铂更具骨髓抑制作用，但它引起的神经毒性、肾毒性、恶心和呕吐较少。

2. 卡铂的直接抗肿瘤作用并不如顺铂有效。卡铂作为放疗增敏剂是否与顺铂一样有效，尚不清楚。

3. 至少有一项试验表明，卡铂并不与大剂量顺铂同样有效。尽管如此，每周卡铂（AUC 为 1.5~2）仍是顺铂的一种替代选择，尤其是对有肾脏疾病、体能状态较差的患者，或者可能难以耐受快速顺铂给药相关的液体容量的患者。

📋 **处方③**：术前新辅助：顺铂，75mg/m²，静滴，第 1 天；氟尿嘧啶 300~500mg/（m²·d），静滴，连用 3~5 天，每次静脉滴注时间不得少于 6~8 小时，可用输液泵连续给药 24 小时，每 3 周 1 次。共 3 个周期。

【注意事项】

1. 心血管系统 心肌缺血、心绞痛、心电图改变（如 ST 段改变）、心律失常。还有心肌梗死、心力衰竭、血栓性静脉炎的报道。

2. 代谢/内分泌系统 有恶性高钙血症的个案报道。

3. 呼吸系统 咳嗽、气短。还有鼻出血的报道。

4. 免疫系统 有过敏反应的报道。

5. 神经系统 小脑共济失调。还有高氨血症性脑病、急性小脑综合征、眼球震颤、头痛的报道。

6. 精神 有欣快感的报道。

7. 肝脏 有弥漫性肝坏死的个案报道。

8. 胃肠道 恶心、食欲减退、呕吐、口腔黏膜炎、口腔溃疡、腹部不适、腹泻、口炎。

9. 血液 白细胞计数减少、血小板计数减少、中性粒细胞计数减少、贫血。还有全血细胞计数减少的报道。

10. 皮肤 脱发、掌跖感觉丧失性红斑综合征。本药乳膏局部给药可见局部皮肤刺激。还有皮肤干燥、皮肤裂隙、光敏感、红斑、皮肤色素沉着增加、静脉色素沉着、指甲改变（包括指甲缺失）的报道。

11. 眼 有睑缘粘连的个案报道。还有泪管狭窄、视力改变、流泪、畏光的报道。

12. 其他 本药一个植药通道给药量超过 80mg 时，植药部位可能出现红肿、硬结、轻度疼痛；一个植药通道给药量超过 150mg 时，植药部位可能出现重度疼痛、局部溃疡；植入过浅时，可出现皮下栗粒状硬结、局部皮肤色素沉着。

处方④：单药西妥昔单抗联合放疗：放疗前 1 周，西妥昔单抗，$400mg/m^2$，持续 2 小时给药；放疗期间，$250mg/m^2$，持续 1 小时给药，每周 1 次。

【注意事项】

1. 在中位随访 54 个月时，西妥昔单抗治疗组比单独放疗组具有更显著的总生存率（3 年生存率 55%∶45%，HR = 0.73）。局部区域控制率也更好（50%∶41%）。

2. 接受同步西妥昔单抗治疗的患者，其 3 级或 4 级放射性皮炎的发生率更高。

3. 一项随机Ⅱ期试验比较了西妥昔单抗加放疗与每周顺铂加放疗，试验显示，使用西妥昔单抗具有更多的急性毒性（皮肤毒性，但血液系统和肾毒性较少）、更差的依从性（更多的放疗中断），以及朝向更差生存结局的趋势。

4. 接受西妥昔单抗的患者中约 3% 发生了严重的输液反应，其中 90% 发生在第 1 个周期治疗。

5. 一项回顾性研究发现，相比于同步顺铂，同步西妥昔单抗显著引起更多的黏膜炎、皮炎、体重减轻和肠道喂养需求。然而，前瞻性随机试验显示，当西妥昔单抗加放疗与单纯放疗相比时，这些毒性并未增加。

6. 目前的数据并不支持对老年患者和具有严重基础疾病的

患者使用西妥昔单抗加放疗来替代单纯放疗。相反，此类患者可以采用单纯放疗或非常规分割放疗来治疗。

📋 **处方⑤**：诱导化疗：多西他赛，$75mg/m^2$，第 1 天；顺铂 $100mg/m^2$，静滴，第 1 天；氟尿嘧啶，$1000mg/(m^2 \cdot d)$，连续 5 天，持续 24 小时输注。

【注意事项】

1. 早期临床试验发现，相比于两周期较早的基于顺铂和博来霉素方案或使用两周期顺铂加较短输注时间的氟尿嘧啶方案，每 3 周给予的 PF 方案（顺铂，$100mg/m^2$，静滴；氟尿嘧啶 $1000mg/m^2/d$，连续 5 天，持续 24 小时输注）作为诱导化疗可获得更高的完全缓解率和更好的生存情况。

2. 在顺铂 + 氟尿嘧啶诱导化疗上加用紫杉烷类（多西他赛，$75mg/m^2$，第 1 天；紫杉醇，$135 \sim 175mg/m^2$，第 1 天），增强了与单纯放疗一起使用的或与放疗加同步放化疗一起使用的诱导化疗的效果。

3. 顺铂、氟尿嘧啶加紫杉烷类诱导化疗相关的急性毒性显著。在诱导化疗期间，分别有 83%、12% 和 12% 的病例的严重骨髓抑制，表现为 3 级或 4 级中性粒细胞计数减少、发热性中性粒细胞计数减少和中性粒细胞计数减少性感染。严重的非血液学毒性包括口炎（黏膜炎）、恶心、食管炎和厌食，分别见于 21%、14%、13% 和 12% 的患者。

4. 由于紫杉醇可以引起过敏反应，在给药 12 小时和 6 小时前服用地塞米松 20mg，在给药前 30 ~ 60 分钟给予苯海拉明 50mg。滴注开始后每 15 分钟测血压、心率、呼吸，紫杉醇一般滴注 3 小时。

处方⑥：姑息化疗：顺铂，$100mg/m^2$，静滴，第 1 天；氟尿嘧啶，$1000mg/(m^2 \cdot d)$，连续输注 4 天。

【注意事项】

1. 在Ⅲ期试验中，该方案的缓解率约为 30%，显著优于单药顺铂或甲氨蝶呤。

2. 采用顺铂方案治疗的患者与卡铂方案或单药甲氨蝶呤相比，出现 3 级或 4 级毒性反应的患者百分比最高（分别为 33%、26% 和 16%）。

3. 由于该方案的毒性以及长期输注的需求，通常优选使用一种铂类 + 紫杉类联合治疗或单药治疗作为姑息性治疗的一线治疗。

处方⑦：以铂类为基础的化疗 + 靶向治疗：顺铂，$100mg/m^2$，或卡铂，浓度 - 时间曲线下面积（AUC 为 5），静滴，第 1 天；氟尿嘧啶组，$1000mg/(m^2 \cdot d)$，静脉注射，连用 4 天；每 3 周 1 次。联用西妥昔单抗（首剂 $400mg/m^2$，随后每周 $250mg/m^2$）静滴。

【注意事项】

1. 化疗 + 西妥昔单抗组的总体生存期与单纯化疗组相比显著延长，无进展生存期和客观缓解率也见显著改善。

2. 西妥昔单抗治疗方案的严重不良事件（3 级或 4 级）总体发生率与单纯化疗相比并无显著增加。

3. 西妥昔单抗治疗会导致严重低镁血症、严重皮肤反应和脓毒症的发生率明显增加。

4. 有 3% 的病例会发生针对西妥昔单抗的严重输液相关反应。

处方⑧：PD-1 抑制剂免疫治疗：尼沃单抗（Nivolumab），3mg/kg，静滴，每 2 周重复直至进展；培布珠单抗（Pembrolizumab），200mg，静滴，每 3 周重复 1 次。

【注意事项】

最常见不良反应（报告在 ≥20% 患者）有：①Nivolumab：疲乏、咳嗽、恶心、瘙痒、皮疹、食欲减低、便秘、关节痛、呼吸困难和腹泻。②Pembrolizumab：皮疹、瘙痒、头痛、呕吐、结肠炎、肌肉骨骼痛、食欲减退、咳嗽和便秘。

（李治桦）

十二、甲状腺癌

（一）病情概述

甲状腺肿瘤临床较常见，大多为良性，少数为癌，肉瘤罕见。甲状腺癌发病率低，占甲状腺肿瘤的 5%~10%，占全身恶性肿瘤的 1%~2%，但却是内分泌系统中最常见的恶性肿瘤。我国的发病率较低，但发病率逐年升高，是最近 10 年上升最快的肿瘤之一，男女比例为 1∶2.7，青壮年高发。病理类型较多，生物学行为差异较大。低度恶性的病理类型可自然生存 10 年以上，高度恶性的未分化型癌可在短期内出现进展死亡。

甲状腺癌通常表现为甲状腺结节。以下几种情况下甲状腺结节会得到临床关注：被患者发现、常规体检时发现，或行放射学操作时偶然发现，比如颈动脉超声诊断、颈部 CT 扫描等。
不可触及结节与同样大小的可触及结节的恶性风险相当。甲状
腺结节快速增长史、甲状腺结节固定于周围组织、新发声音嘶
哑或声带麻痹，或出现同侧颈部淋巴结肿大，都要怀疑甲状腺
结节可能为恶性。

成人患者淋巴结转移的发生率取决于手术的范围。行改良
颈全清扫术的患者中高达 80% 存在淋巴结转移（一半是在镜下
可见的），即使在行预防性中央淋巴结清扫的乳头状微小癌患者
中，也报道有 37%~64% 存在镜下可见的转移。诊断时，儿童
（约 50%）比成人更常见临床上可检测的区域淋巴结转移。据
报道，5%~35% 的手术切除样本中甲状腺包膜或淋巴结包膜侵
入周围软组织，而仅有 5%~10% 出现血管侵犯。2%~10% 的患
者在诊断时已经发生颈外转移。在这些患者中，2/3 存在肺转
移，1/4 存在骨转移。较罕见的转移部位为脑部、肾脏、肝脏和
肾上腺。

（二）诊断与治疗

【诊断要点】

甲状腺结节可由患者自行察觉、在常规体格检查时发现或
行影像学检查（如颈动脉超声、颈部 CT、MRI 或 PET 扫描）时
偶然发现，而引起临床注意，需要行进一步影像学及病理学等
一系列临床检查以确诊。

1. 病史与体格检查　病史与体格检查预测癌症的准确性低。
然而，有数个病史特征提示恶性肿瘤可能性增加，例如颈部肿
块快速生长史、儿童期头颈部照射、因骨髓移植接收全身照射、

甲状腺癌或甲状腺癌综合征［例如，多发性内分泌肿瘤 2 型（multiple endocrine neoplasia type 2，MEN2）、家族性腺瘤性息肉病或 Cowden 综合征］家族史。体格检查发现固定的质硬肿块、梗阻性症状、颈部淋巴结肿大或声带麻痹均提示癌症的可能性。

2. 血清 TSH（促甲状腺激素）　所有甲状腺结节患者都应进行甲状腺功能评估，如果血清 TSH 浓度正常或升高并且结节符合取样超声检查标准，则需要行 FNA 活检。

3. 甲状腺超声检查　对于体格检查中发现疑似甲状腺结节或结节性甲状腺肿的患者，或其他影像学检查偶然发现结节的患者，都应行甲状腺超声检查，用以明确甲状腺的大小和解剖结构，是多发或单发，有否囊性变，颈部有无淋巴结肿大转移等，并观察其相邻的颈部组织结构。

4. 甲状腺闪烁成像　甲状腺闪烁成像用于确定结节的功能状态。如果血清 TSH 浓度低于正常（提示存在明显的或亚临床型甲亢），则甲状腺结节为高功能性的可能性增加。由于高功能性结节极少为癌症，所以经放射性碘成像显示为高功能性结节不需要行 FNA。非功能结节显示为冷结节（摄取率低于周围甲状腺组织），需要通过穿刺针吸活检进行进一步评估。

5. CT 诊断　可对大多数病例提出良、恶性诊断依据，而且可明确显示病变范围及内部结构情况，钙化情况。

6. MRI 检查　可行冠状、矢状及横断面等多位成像，可清楚显示软组织对比，对甲状腺癌的诊断治疗有较高的价值。

7. 细针抽吸活检　是一种简单而安全的门诊操作，在伴或不伴局部麻醉的情况下，使用 23～27G（通常是 25G）的细针获取用于细胞学检查的组织样本。在富有经验的情况下，可在

90%～97%的实性结节抽吸物中获得足够的样本。

8. 病理诊断 目前国内外多采用以下病理分型：①乳头状腺癌，占60%～80%；②滤泡型腺癌，占10%～14%；③髓样癌，占3%～10%；④未分化癌（包括鳞状细胞癌），占5%；⑤恶性淋巴瘤。⑥转移癌。⑦其他原发肿瘤。前五种是主要的。乳头状腺癌和滤泡型腺癌又称为分化型甲状腺癌，恶性程度低；未分化型甲状腺癌属高度恶性肿瘤，进展快，多在诊断1年内死亡；髓样癌介于两者之间。

【鉴别诊断】

本病需要与慢性甲状腺炎、结节性甲状腺肿、甲状腺腺瘤等疾病相鉴别。

1. 慢性甲状腺肿 其中慢性纤维性甲状腺炎较慢性淋巴细胞性甲状腺炎常见，需要通过B超或CT检查鉴别。

2. 结节性甲状腺肿 为甲状腺肿物最常见的一种，可通过影像学检查、穿刺活检及术后病理与甲状腺癌相鉴别。

3. 甲状腺腺瘤 多为单发，有完整包膜，其瘤细胞形态单一，并可由于退行性变而出现坏死、纤维化、钙化、出血和囊腔。影像学检查、穿刺活检及术后病理与甲状腺癌相鉴别。

【治疗原则】

1. 分化型甲状腺癌的治疗

（1）手术：是分化型甲状腺癌患者的初始治疗方法。如果原发肿瘤直径为1.0～2.0cm，或出现甲状腺外扩散或转移，我们推荐进行甲状腺全切术。当术前发现多灶性乳头状癌，尤其是当怀疑有大量微小癌时，也更倾向于推荐进行甲状腺全切术。当单灶肿瘤的直径小于1.0cm（微小癌）并限于一侧腺叶时，建议行单侧腺叶切除术和峡部切除术。存在颈部结构如食管、气管或带状肌侵犯的患者，应接受更加广泛的切除。

（2）放射碘治疗：放射碘在分化型甲状腺癌患者的甲状腺切除术后的治疗中有三大作用：①辅助消融残余的甲状腺组织和可能残留的显微镜下癌；②对可能存在的转移癌显像；③治疗已知的残留性或转移性甲状腺癌。

（3）甲状腺激素抑制治疗：初始甲状腺切除术后，无论是否进行放射碘疗法，所有患者都需接受左甲状腺素治疗，以预防甲状腺功能减退症，并最大程度地减少促甲状腺激素对肿瘤生长的潜在刺激。

（4）外照射：对于存在放射碘难治性转移癌的分化型甲状腺癌患者，或其肿瘤不能集聚碘的患者，放疗可能有效。外照射也可作为辅助治疗，用于肉眼观察完全切除后预防肿瘤的复发，不完全切除或局部复发后进行区域性肿瘤控制，以及作为远处转移的姑息治疗。

（5）全身性化疗：对于有不能聚集放射活性碘的远处转移性进展性甲状腺癌患者，美国食品药品管理局批准多柔比星（$60 \sim 75\text{mg/m}^2$，3 周 1 次，或 15mg/m^2，每周 1 次）用于治疗转移性甲状腺癌的所有组织学类型，但客观缓解率不到 30%，且缓解的持续时间通常较短。

（6）激酶抑制剂：对于大多数对治疗无反应的转移性甲状腺癌的患者，倾向于使其入组相关临床试验。对于无法参加临床试验的患者，建议口服激酶抑制剂，例如乐伐替尼。索拉非尼是替代方案。这两种药物已被美国食品药品管理局批准用于特定的难治性转移性患者，而许多其他药物在该疾病治疗中的应用仍处于研究阶段。

2. 未分化型甲状腺癌

（1）手术治疗：如果肿瘤局限于甲状腺或是可手术的局部晚期疾病，建议完全切除，然后联合放疗和化疗。由于多数患者在诊断时已处于疾病晚期，通常不具备手术指征。然而，若肿瘤局限于甲状腺，或局部区域肿瘤是可切除的，只要肉眼可见肿瘤可切除且并发症很少，应尝试完全切除。完全切除后，通常联合术后辅助治疗。

（2）不能手术的局部晚期疾病：如果不能手术的局部晚期疾病患者强烈希望积极治疗，建议联合放疗和化疗来局部控制病变。

（3）放疗：外照射（external beam radiotherapy，EBRT）可作为手术切除后的辅助治疗，或作为不能手术切除的初始治疗。

（4）综合治疗：目前无随机对照试验明确证实综合治疗的获益。因此，也无标准的治疗方案。然而，每周应用多柔比星（10mg/m^2）同时联合放疗广泛使用的合理方案，更加积极的方案使用多西他赛加多柔比星或顺铂加多柔比星联合放疗。考虑到目前治疗模式的总体预后差，参与相关临床试验是一个选择。

（5）放射性碘扫描和治疗：放射性碘（radioactive iodine，RAI）在未分化甲状腺癌的初始治疗中没有作用。但是，如果原发肿瘤含相当一部分高分化成分，或随访期间血清甲状腺球蛋白保持不恰当地高水平，初始治疗后 1~2 年应考虑存活者 RAI扫描/消融/治疗。

3. 甲状腺髓样癌治疗

（1）初始手术治疗：甲状腺全切除术是甲状腺髓样癌患者

的优选初始治疗方法。高达 30% 的散发性甲状腺髓样癌患者及所有遗传性甲状腺髓样癌患者存在双侧或多灶性病变。推荐对中央区（舌骨至无名静脉之间、颈静脉内侧）相邻的淋巴组织进行常规清扫。应仔细评估颈外侧和纵隔的淋巴结，若发现有淋巴结受累，需行改良的颈和（或）纵隔淋巴结清扫术。在没有结构上可识别的病变时，通常不推荐对患者的颈外侧进行预防性颈部淋巴结清扫，但若在邻近的颈中央区发现广泛的淋巴结转移，应考虑进行该处理。

（2）甲状腺素治疗：手术后应立即开始甲状腺素（T4）治疗，适当的初始剂量为 1.6μg/kg（即 0.075 ~ 0.15mg/d）。在 1 个月时，应根据临床情况及血清促甲状腺素（thyroid stimulating hormone，TSH）的测量值对治疗的充分性进行评估。T4 治疗的目标应该是恢复和维持甲状腺的正常功能。

（3）残余病灶的放疗：回顾性分析已经表明，对于某些患者，放疗可延迟疾病进展或复发的时间间隔。对于存在甲状腺外病变或广泛淋巴结转移但未接受治愈性清扫术的患者，推荐在初次手术后对颈部和上纵隔进行放疗。

（4）经动脉化疗性栓塞：肝转移的患者可能从经动脉化疗性栓塞中获益。

（5）进展期或残余病灶的治疗：无法通过手术或放疗进行治疗的进展性转移性病变患者应被视为适合全身性治疗。通过细胞毒性化疗或生物反应调节剂进行治疗可能带来某些获益。

【一般治疗】

1. 手术治疗　手术是甲状腺癌患者的初始治疗方法。

2. 放射碘治疗　放射碘（碘-131，131-I）是甲状腺癌最有效的辅助治疗。131-I 通过发射短波长（1~2mm）的 β 射线来导致细胞毒作用。

3. 甲状腺激素抑制治疗　有研究表明，当随访中血清促甲状腺素的浓度低至无法检出时，患者的无复发生存期得到了改善。

4. 外照射　对于存在放射碘难治性转移癌的分化型甲状腺癌患者，或其肿瘤不能集聚碘的患者，放疗可能有效。外照射也可作为辅助治疗，用于肉眼观察完全切除后预防肿瘤的复发，不完全切除或局部复发后进行区域性肿瘤控制，以及作为远处转移的姑息治疗。

5. 全身性化疗　传统的细胞毒性药物偶尔也被用于治疗进展性症状性甲状腺癌（对手术、放射碘治疗或外照射治疗无反应，或不适合进行上述治疗），但很少达到完全缓解，且长期疗效并不常见报道。此外，可稳定进展性转移性病变的酪氨酸激酶抑制剂的存在，正在改变治疗这类患者的标准方法，这进一步限制了细胞毒性药物的作用。

（三）药物处方

■ 处方①：对较低危患者：使用 30~50 毫居里（1.1~1.8 吉贝克）131-I。对中危患者使用 75~100 毫居里（2.8~3.7 吉贝克）的 131-I，仅对局部复发或死于宏观残余疾病或远处转移的风险较高的患者：使用 150~200 毫居里（5.6~7.4 吉贝克）的剂量。

【注意事项】

1. 在以 131-I 治疗残余肿瘤或转移病灶时，甲状腺激素撤退仍是升高促甲状腺素水平以保证充足的放射性碘摄取的标准方法。

2. 在使用131-I进行残余甲状腺消融前给予重组人促甲状腺素（rhTSH）可完全避免发生甲状腺功能减退。

3. 为了使甲状腺细胞最大程度地摄取放射性碘，我们建议患者在施行131-I治疗前7～10日及治疗后1～2日遵从低碘饮食。

4. 放射性碘治疗的急、慢性并发症可限制该治疗的价值。短期内，10%～30%的患者会发生放射性甲状腺炎、无痛性颈部水肿、涎腺炎及肿瘤出血或水肿，尤其是在给予较高剂量时。对于131-I治疗后发生的恶心可采用口服丙氯拉嗪10mg治疗。可鼓励患者进饮大量液体以促进放射性碘更快通过膀胱排出。

5. 大部分使用131-I治疗的患者会发生剂量相关的唾液量减少，一些人会发生短暂性的味觉减退或改变。非甾体类抗炎药通常足以缓解急性涎腺炎的症状；很少需使用糖皮质激素，但它对较为严重的病例有效。

6. 已有研究报道在放射性碘治疗甲状腺癌后发生第二恶性肿瘤的超额危险度。

7. 男性可能发生暂时性少精子症，但随后出现男性不育的情况很罕见，除非使用大剂量；女性可能发生卵巢功能下降。

📋 **处方②**：甲状腺素（T4）治疗，适当的初始剂量为1.6μg/kg（即0.075～0.15mg/d）。如促甲状腺素水平低于0.1U/L，则本药的剂量应高于每天2μg/kg。

【注意事项】

1. 过于激进的甲状腺素治疗的风险（包括可能引起骨丢失

加速、心房颤动和心功能不全），强调了根据病变范围和复发的可能性来个体化确定左甲状腺素剂量的重要性。

2. 伴潜在心脏病的原发性甲状腺功能减退患者：起始剂量为每日 12.5～25μg，根据需要可每 6～8 周增加剂量，直至甲状腺功能和血清 TSH 恢复正常。

3. 通常情况下，甲状腺功能减退、甲状腺部分或全部切除术后的患者，以及甲状腺肿切除术后为预防甲状腺肿复发的患者应终生用药。联用本药治疗甲状腺功能亢进时，本药的给药周期应与抗甲状腺药物的给药周期相同。

4. 本药过度替代治疗可能导致骨吸收增加和骨密度下降，尤其是绝经后妇女用药。为降低该风险，应使用本药的最低有效剂量。

5. 使用本药稳定剂量的患者合用舍曲林时可能需增加本药的剂量。

6. 初始甲状腺切除术后，所有患者都需接受左甲状腺素治疗，以预防甲状腺功能减退症，并最大程度地减少促甲状腺素对肿瘤生长的潜在刺激。

7. 对伴有肿瘤高风险的患者，促甲状腺素抑制的目标水平可能相对较低。

处方③：乐伐替尼：起始剂量为每次 24mg，口服，每天 1 次。

【注意事项】

1. 乐伐替尼的副作用可能包括高血压、肾毒性、关节痛/肌痛、头痛、出血、骨髓抑制、动脉血栓栓塞、心脏毒性。

2. 并可能引起甲状腺功能障碍、皮肤毒性（包括手足皮肤反应）、伤口愈合延迟、肝毒性、恶心、呕吐、腹泻和肌萎缩。

3. TSH 可能在治疗期间升高，此时需要增加甲状腺激素替代治疗的剂量。

4. 乐伐替尼适用于无反应的转移性分化型甲状腺癌（肿瘤 >1cm，且每年至少生长 20%）患者或症状性转移性病变患者。

📋 **处方④**：多靶点激酶抑制剂替代方案：索拉非尼：典型起始剂量为每次 400mg，口服，每天 2 次。

【**注意事项**】

1. 如果出现不良反应需暂时中断或减量治疗，剂量可减至每次 400mg，每日 1 次。

2. 对皮肤毒性的处理，建议采用如下剂量调整：①1 级（麻木、感觉迟钝、感觉异常、麻刺感、无痛性水肿、红斑或四肢不适但不影响正常活动）：继续本药治疗，并给予局部治疗以缓解症状。②2 级［痛性红斑、四肢水肿和（或）不适可影响活动］，初次出现以上症状，继续本药治疗，并给予局部治疗以缓解症状。如 7 日内无改善，或又出现第 2 次或第 3 次，应中断治疗，直至毒性作用缓解至 0 级或 1 级。重新开始治疗时需减量为每次 400mg，每日 1 次或隔日 1 次。如出现第 4 次，需停止治疗。③3 级（湿性脱屑、溃疡、大水疱形成、四肢严重疼痛或不适导致不能工作或日常生活）：第 1 次或第 2 次出现，应中断治疗，直至缓解为 0 级或 1 级。重新开始治疗时需减量为每次 400mg，每日 1 次或隔日 1 次。如出现第 3 次，需停止治疗。

3. 如出现心肌缺血、心肌梗死，应考虑暂时或永久停药。

4. 如出现胃出血、胃肠道穿孔，应考虑永久停药。

5. 如出现轻至中度高血压，常规的降压药物即可控制，并定期监控血压；如使用降压药物后仍严重或持续高血压或出现高血压危象，应考虑永久停药。

6. 如果出现皮肤毒性反应，处理包括局部用药以减轻症状，暂时性停药和（或）对本药进行剂量调整；如果皮肤毒性严重或反应持久者应永久停药。

📋**处方⑤**：多柔比星 $60 \sim 75mg/m^2$，连续静脉输注 $48 \sim 72$ 小时，每 3 周 1 次。

【注意事项】

1. 本药不得肌内注射或皮下注射，静脉注射时若外渗可致严重的局部组织坏死。

2. 用药期间或停药后数日至数年可出现心肌毒性，严重时表现为致命的充血性心力衰竭。

3. 用蒽环类药物治疗的乳腺癌患者可继发急性髓细胞性白血病或骨髓增生异常综合征。

4. 肝功能受损者应减少剂量。

5. 本药可导致严重的骨髓抑制。

（李治桦）

第二章

胸部肿瘤

一、乳　腺　癌

（一）病情概述

乳腺癌是发生在乳腺腺上皮组织的恶性肿瘤，其中99%发生在女性，男性仅占1%。乳腺癌目前是位居中国女性发病率第1位的恶性肿瘤，严重威胁女性的健康，据中国肿瘤登记中心统计，我国乳腺癌2015年的新发病例数约26.86万人，占到了所有女性癌症的15%。亚洲地区的妇女，乳腺癌高峰年龄大多在45～55岁，绝经后发病率有所回落，但在70～85岁年龄段是另一个小高峰。

早期乳腺癌往往不具备典型的症状和体征，不易引起重视，常通过体检或乳腺癌筛查发现。主要临床表现为乳腺肿块，乳头溢液，皮肤改变，乳头，乳晕异常以及腋窝淋巴结肿等。80%的乳腺癌患者以乳腺肿块首诊。患者常无意中发现乳腺肿块，多为单发，质硬，边缘不规则，表面欠光滑。大多数乳腺癌为无痛性肿块，仅少数伴有不同程度的隐痛或刺痛。非妊娠期从乳头流出血液、浆液、乳汁、脓液，或停止哺乳半年以上仍有乳汁流出者，称为乳头溢液。乳腺癌引起皮肤改变可出现多种体征，最常见的是肿瘤侵犯了连接乳腺皮肤和深层胸肌筋膜的Cooper韧带，使其缩短并失去弹性，牵拉相应部位的皮肤，出现"酒窝征"。若癌细胞阻塞了淋巴管，则会出现"橘皮样改变"。乳腺癌晚期，癌细胞沿淋巴管、腺管或纤维组织浸润到皮内并生长，在主癌灶周围的皮肤形成散在分布的质硬结节，即所谓"皮肤卫星结节"。若肿瘤位于或接近乳头深部，可引起乳头回缩。肿瘤距乳头较远，乳腺内的大导管受到侵犯而短缩时，也可引起乳头回缩或抬高。乳头湿疹样癌，即乳腺 Paget 病，表现为乳头皮肤瘙痒、糜烂、破溃、结痂、脱屑、伴灼痛，以致乳头回缩。乳腺癌患者约 30% 以上有腋窝淋巴结转移。初期可出现同侧腋窝淋巴结肿大，肿大的淋巴结质硬、散在、可推动。随着病情发展，淋巴结逐渐融合，并与皮肤和周围组织粘连、固定。晚期可在锁骨上和对侧腋窝摸到转移的淋巴结。

（二）诊断与治疗

【诊断要点】

提高疗效的关键是早发现、早诊断、早治疗，应结合患者的临床表现及病史、体格检查、影像学检查、组织病理学和细胞病理学检查，进行乳腺癌的诊断与鉴别诊断。多数患者是自己无意中发现乳腺肿块来医院就诊的，少数患者是通过定期体检或筛查被发现乳腺肿物或可疑病变。可触及肿块可采用活检明确诊断。若临床摸不到肿块是靠影像学检查发现可疑病变，可借助影像学检查定位进行活检，病理学检查是乳腺癌诊断的金标准。

1. 乳腺钼靶 X 线检查　最基本的乳腺影像学检查方法，乳腺 X 线检查评估分类常用的是 BI-RADS 分类法。

2. 超声显像学检查　是乳腺 X 线检查的重要补充，其特点为无损伤、可反复进行。

3. 乳腺 MRI 检查 具有较高的软组织对比性，对致密性乳腺癌和钼靶 X 线片诊断较困难的乳腺组织类型有重要意义。

4. 影像引导下的乳腺组织学活检 在乳腺 X 线、超声和 MRI 影像引导下进行乳腺组织病理学检查（简称活检），特别适合未扪及的乳腺病灶（如小肿块、钙化灶及结构扭曲等）。具体包括影像引导下空芯针穿刺活检（CNB）、真空辅助活检（VAB）和钢丝定位手术活检等。

【鉴别诊断】

乳腺癌诊断时应与乳腺纤维腺瘤、慢性乳腺炎及脓肿、乳腺囊性增生病、浆细胞性乳腺炎相鉴别。

1. 乳腺纤维腺瘤 肿瘤大多为圆形或椭圆形，边界清楚，活动度大，发展缓慢。

2. 浆细胞性乳腺炎 60% 以上浆细胞性乳腺炎呈急性炎症表现，肿块大时皮肤可呈橘皮样改变。40% 患者开始即为慢性炎症，表现为乳晕旁肿块，边界不清，可有皮肤粘连和乳头凹陷。

3. 慢性乳腺炎及脓肿 常有脓肿形成，触之为肿块，边缘不清，呈囊性感，可有轻压痛，与周围组织有轻度粘连感。

4. 乳腺囊性增生病 乳腺囊性增生病表现为乳房胀痛，肿块可呈周期性，与月经周期有关。

【治疗原则】

强调综合治疗，0、Ⅰ、Ⅱ期和可手术的Ⅲ期乳腺癌一般先行手术治疗，术后根据具体情况行辅助治疗；而对于肿块较大以及不可手术的Ⅲ期乳腺癌可先行化疗，后争取根治性手术治疗，术后根据具体情况行放化疗或内分泌治疗。Ⅳ期乳腺癌以及复发转移性乳腺癌以化疗或内分泌治疗为主，必要时可行姑息性放疗。

乳腺癌是一种高度异质性的肿瘤，传统的病理形态学分型在目前的临床实践中已显示出不完善性，目前乳腺癌的治疗是以分子分型为基础的分类治疗。

1. 腔面 A 型（Luminal A 型） 雌激素受体（ER）和（或）孕激素受体（PR）阳性且孕激素受体（PR）高表达，人表皮生长因子受体 2（HER2）阴性，Ki-67 低表达，预后好。内分泌治疗效果最佳。常采用内分泌治疗（±化疗）。

2. 腔面 B 型（Luminal B 型） ER 和（或）PR 阳性，HER2 阴性，Ki-67 高表达或 PR 低表达，或 ER 和（或）PR 阳性，HER2 阳性，Ki-67 可任何状态。治疗常采用化疗 + 内分泌治疗 ± 靶向治疗。

3. HER2 过表达型 发病率为 14.7%，ER 和 PR 阴性，HER2 阳性，内分泌无效，常采用化疗联合靶向治疗。

4. Basal-like 型 发病率为 17.1%，ER 和（或）PR 阴性，HER2 阴性，内分泌无效，常采用化疗。

【一般治疗】

1. 乳腺癌的新辅助治疗 术前新辅助治疗是局部晚期乳腺癌或炎性乳腺癌的规范疗法，可以使肿瘤降期以利于手术，或变不能手术为能手术；对于肿瘤较大且有保乳意愿的患者可以提高保乳率；新辅助治疗获得病理完全缓解（pCR）的患者，预示较好的远期预后，同时也可起到体内药敏研究的作用。新辅助治疗前应明确肿瘤临床分期、病理类型、组织学分级、分子特征以及肿瘤瘤床定位等。部分乳腺癌对新辅助化疗初始治疗方案不敏感；若 2 个周期化疗后肿瘤无变化或反而增大时，应根据实际情况考虑是否需要更换化疗方案或采用其他疗法。接受有效的新辅助化疗之后，即使临床上肿瘤完全消失，也必须接受既定的后续治疗，包括手术治疗，并根据手术前后病理结果决定进一步辅助治疗的方案。新辅助化疗的适宜人群：一般适合临床 Ⅱ、Ⅲ 期的乳腺癌患者：① 临床分期为 ⅢA（不含 T3、N1、M0）、ⅢB、ⅢC 期；② 临床分期为 ⅡA、ⅡB、ⅢA（仅 T3、N1、M0）期，对希望缩小肿块、降期保乳的患者，也可考虑新辅助化疗；③ HER2 阳性；④三阴性。

　　新辅助化疗方案应同时包括紫杉类和蒽环类药物，HER2 阳性者应加用抗 HER2 的药物。存在化疗禁忌的老年、激素受体阳性的可考虑先行术前内分泌治疗，绝经后的患者推荐使用第 3 代芳香化酶抑制剂，包括阿那曲唑、来曲唑、依西美坦。绝经前患者的术前内分泌治疗临床研究尚缺乏，目前原则上不推荐绝经前患者应用术前内分泌治疗。

　　2. 乳腺癌的手术治疗　　手术治疗是乳腺癌综合治疗的重要组成部分，目前的手术方式朝着切除范围不断缩小、切除与修复相结合的方向发展，如保乳手术、前哨淋巴结活检技术及肿瘤整形修复技术的广泛应用。同时，针对不同生物学类型及不同分期的患者采取及时、规范的手术治疗是提高患者预后、改善生活质量的保证。

　　3. 乳腺癌的辅助治疗　　术后辅助治疗根据分子分型明确患者是否应接受内分泌治疗、HER2 治疗或化疗为基础的治疗。对于腔面 A 型（Luminal A 型）、肿瘤 <1cm、无淋巴结转移、无其他潜在复发风险者，可仅接受辅助内分泌治疗、不予术后辅

助化疗。而对于 Ki-67 中高表达，或伴有其他危险因素的，应根据情况选择短疗程的术后辅助化疗。对于 HER2 阳性患者，肿瘤 >0.5cm 的需化疗联合抗 HER2 治疗。三阴乳腺癌患者因复发风险高，绝大部分应接受术后辅助化疗。

对于腋窝淋巴结阳性的患者，术后加用胸壁和区域淋巴结放疗可提高无病生存与总生存率。但是，其对生存的改善是建立在完成化疗和（或）内分泌治疗等综合手段的基础上取得的，而单纯术后辅助放疗对生存的影响目前尚不清楚。但有随机临床研究支持过分延迟术后辅助放疗时间是乳腺癌复发增加的危险因素之一。

术后辅助治疗包括 3～6 个月的辅助化疗、1 年曲妥珠单抗靶向治疗和 5～10 年内分泌治疗等。目前认为，术后辅助化疗应在术后首先进行，而后为辅助内分泌治疗和放疗，其中内分泌治疗、放疗和分子靶向治疗可以同时进行。

（1）术后辅助放疗

1）保乳术后放疗：全乳放疗，所有浸润性乳腺癌保乳手术后的患者通过全乳放疗可以降低 2/3 的局部复发率，同时瘤床加量可以在全乳 45～50Gy 剂量的基础上进一步提高局部控制率，瘤床加量对于 60 岁以下的患者获益更显著。

2）全乳切除术后放疗：全乳切除术后放疗可以使腋窝淋巴结阳性的患者 5 年局部 - 区域复发率降低到原来的 1/3～1/4。全乳切除术后，具有下列预后因素之一，则符合高危复发，具有术后放疗指征：原发肿瘤最大直径 ≥5 cm，或肿瘤侵及乳腺皮肤、胸壁；腋窝淋巴结转移 ≥4 枚；淋巴结转移 1～3 枚的 T1/T2，目前的资料也支持术后放疗的价值。其中包含至少下列一项因素的患者可能复发风险更高，术后放疗更有意义：年龄≤40 岁，腋窝淋巴结清扫数目少于 10 枚时转移比例大于 20%，激素受体阴性，HER2 阳性等。

（2）辅助化疗：辅助化疗方案的制定应综合考虑上述肿瘤的临床病理学特征、患者生理条件和基础疾病、患者的意愿，以及化疗可能获益与由之带来的不良反应等。免疫组织化学检测应该常规包括 ER、PR、Ki-67 和 HER2 状态。通过以下指标评估：浸润性肿瘤大于 2cm、淋巴结阳性、激素受体阴性、HER-2 阳性（对 T1a 以下患者目前无明确证据推荐使用辅助化疗）、组织学分级为 3 级，但以上并非化疗的强制适应证。

辅助化疗应选择联合化疗方案，若无特殊情况，一般不建议减少化疗的周期数。一般推荐首次给药剂量应按推荐剂量使用，若有特殊情况需调整时不得低于推荐剂量的 85%，后续给药剂量应根据患者的具体情况和初始治疗后的不良反应，可以 1 次下调 20%~25%。蒽环类药物有心脏毒性（多柔比星的终身累积剂量为 500 ~ 550mg/m²，表柔比星的终身累积剂量 900 ~ 1000mg/m²）。

（3）辅助内分泌治疗：ER 和（或）PR 阳性的乳腺癌患者，应行辅助内分泌治疗，目的是降低肿瘤复发率，提高总生存率。辅助内分泌治疗与化疗同时应用可能会降低疗效。一般在化疗之后使用，但可以和放射治疗以及曲妥珠单抗治疗同时应用。

绝经前患者辅助内分泌治疗，有 3 种选择：①他莫昔芬；②卵巢功能抑制加他莫昔芬；③卵巢功能抑制加第 3 代芳香化酶抑制剂。卵巢去势有手术切除卵巢、卵巢放射及药物去势。若采用药物性卵巢去势，目前推荐的治疗时间是 2 ~ 5 年。

绝经后患者辅助内分泌治疗：第三代芳香化酶抑制剂可以向所有绝经后的 ER 和（或）PR 阳性患者推荐，尤其是具备以下因素的患者：高复发风险患者；对他莫昔芬有禁忌的患者或使用他莫昔芬出现中、重度不良反应的患者；使用他莫昔芬 5 年后的高风险患者。

芳香化酶抑制剂可以从一开始就应用 5 年（来曲唑、阿那曲唑或依西美坦），也可以在他莫昔芬治疗 2～3 年后再转用芳香化酶抑制剂满 5 年，或直接改用芳香化酶抑制剂满 5 年；也可以在他莫昔芬用满 5 年之后再继续应用 5 年芳香化酶抑制剂，还可以在芳香化酶抑制剂应用 2～3 年后改用他莫昔芬用满 5 年。不同种类的芳香化酶抑制剂都可选择。注意他莫昔分治疗期间应每 6～12 个月行 1 次妇科检查，通过 B 超检查了解子宫内膜厚度。也可选用他莫昔芬以外的其他雌激素受体调节剂，如托瑞米芬。绝经前患者内分泌治疗过程中，因月经状态改变可能引起治疗调整。

芳香化酶抑制剂和黄体激素释放激素类似物（LHRH-a）类似物可导致骨密度下降或骨质疏松，因此在使用这些药物前常规推荐骨密度检测，以后在药物使用过程中，每 6 个月监测 1 次骨密度，并进行 T-评分（T-Score）。T-Score < −2.5，为骨质疏松，开始使用双膦酸盐治疗；T-Score 为 −2.5～−1.0，为骨量减低，给予维生素 D 和钙片治疗，并考虑使用双膦酸盐；T-Score 为 > −1.0，为骨量正常，不推荐使用双膦酸盐。

4. 晚期乳腺癌的解救治疗　晚期乳腺癌包括复发和转移性乳腺癌，是不可治愈的疾病。治疗的主要目的是缓解症状、提高生活质量和延长患者生存期。应尽可能在决定治疗方案前对复发或转移部位进行活检，尤其是孤立性病灶，以明确诊断和重新评估肿瘤的 ER、PR 和 HER-2 状态。局部治疗，如手术和放疗在初治为Ⅳ期乳腺癌中的价值还不明确。只有当全身药物治疗取得很好的疗效时，才可考虑姑息性的局部治疗，以巩固全身治疗的效果。

晚期乳腺癌化疗如具备以下 1 个因素即可考虑首选化疗：①有症状的内脏转移。②无症状的内脏转移。③激素受体阳性但对内分泌治疗耐药。推荐的首选化疗方案包括单药序贯化疗或联合化疗。与单药化疗相比，联合化疗通常有更好的客观缓解率和疾病至进展时间，然而联合化疗的毒性较大且生存获益有限。此外，序贯使用单药能降低患者需要减小剂量的可能性。需要使肿瘤迅速缩小或症状迅速缓解的患者选择联合化疗，耐受性和生活质量作为优先考虑因素的患者选择单药序贯化疗。

晚期乳腺癌内分泌治疗适应证：①ER 和（或）PR 阳性的复发或转移性乳腺癌。②骨或软组织转移灶。③无症状的内脏转移。对于没有接受过抗雌激素治疗或无复发时间较长的绝经后复发患者，他莫昔芬、芳香化酶抑制剂或氟维司群都是合理的选择。他莫昔芬辅助治疗失败的绝经后患者可选芳香化酶抑制剂或氟维司群。既往接受过抗雌激素治疗并且距抗雌激素治疗 1 年内复发转移的绝经后患者，芳香化酶抑制剂是首选的一线治疗。未接受抗雌激素治疗的绝经前患者，可选择应用他莫昔芬、卵巢去势、卵巢去势加他莫昔芬或芳香化酶抑制剂。

对于人表皮生长因子受体 2（HER2）阳性晚期乳腺癌的治疗，国际及国内指南均推荐应持续抑制 HER2 通路。在常规化疗的基础上加用曲妥珠单抗不但可以提高客观有效率和中位至疾病进展时间（PFS），而且可延长患者的总生存期。但曲妥珠单抗应用前应确认 HER2/neu 状态。曲妥珠单抗是一种生物靶向制剂，经 10 年以上的临床应用总体安全性良好，但有可能影响心脏射血功能和增加充血性心力衰竭的风险。

HER2 阳性乳腺癌一线治疗方案：①曲妥珠单抗可联合的药物和方案有：帕妥珠单抗 + 紫杉类（帕妥珠单抗在我国未上市）；紫杉醇 ± 卡铂方案；多西他赛；长春瑞滨；卡培他滨。②HER2 和激素受体同时阳性的晚期乳腺癌患者中，对病情发展较慢或不适合化疗的患者，可以选择曲妥珠单抗联合内分泌治疗。③使用期间，每 3 个月检查 1 次 LVEF。曲妥珠单抗失败后的二线抗 HER2 治疗，国际指南推荐的优选方案为 T-DM1，但目前该药在我国尚不可及。可选方案有：拉帕替尼联合卡培他滨、继续曲妥珠单抗更换另一种化疗药物、拉帕替尼联合曲妥珠单抗。

（三）药物处方

◆HER2 阴性乳腺癌新辅助化疗方案

📋**处方①**：蒽环类联合环磷酰胺序贯多西他赛（AC 或 EC-T）：多柔比星，$60mg/m^2$；或表柔比星 $90mg/m^2$，静脉滴注，第 1 天；环磷酰胺，$600mg/m^2$，静脉滴注，第 1 天，每 21 天 1 周期，共 4 周期。后序贯多西他赛，$80\sim100mg/m^2$，静脉滴注，第 1 天，21 天 1 周期，共 4 周期。

【注意事项】

1. 国际上对于多柔比星的循证医学数据有限，但在我国临床实践中可考虑。

2. 多柔比星的终生累积剂量不超过 $550mg/m^2$，而表柔比星的终生累积剂量不超过 $900mg/m^2$。

3. 化疗不良反应主要为骨髓抑制、胃肠道反应、脱发等，根据情况需对症处理。

4. 应用多西他赛时应密切注意生命体征。

5. 部分病例应用多西他赛后可发生严重过敏反应，其特征为低血压与支气管痉挛，需要中断治疗。其他不良反应包括体液潴留、神经毒性、脱发、无力、黏膜炎、关节痛和肌肉痛等。

处方②：蒽环类联合环磷酰胺序贯紫杉醇化疗（A/EC-wP）：多柔比星，$60mg/m^2$；或表柔比星 $90mg/m^2$，静脉滴注，第 1 天；环磷酰胺，$600mg/m^2$，静脉滴注，第 1 天，每 21 天为 1 周期，共 4 周期。后序贯紫杉醇，$80mg/m^2$，静脉滴注，第 1 天，每周 1 次，共 12 周。

【注意事项】

1. 国际上对于多柔比星的循证医学数据有限，但在我国临床实践中可考虑。

2. 多柔比星的终生累积剂量不超过 $550mg/m^2$，而表柔比星的终生累积剂量不超过 $900mg/m^2$。

3. 化疗不良反应主要为骨髓抑制，一般发生于用药后的第 7~10 日。

4. 该方案的不良反应还有神经毒性、胃肠道反应、心血管毒性、肝肾功损伤、脱发等。

5. 紫杉醇过敏反应的发生率约为 40%，其中严重过敏反应发生率为 2%。多数为 1 型变态反应，表现为支气管痉挛性呼吸困难，荨麻疹和低血压。几乎所有的反应发生在用药后最初的

10 分钟内。

6. 紫杉醇滴注开始后每 15 分钟应测血压、心率、呼吸 1 次，注意有无过敏反应，一般滴注 3 小时。

7. 用药后每周应检查血象至少 2 次，每周至少复查 1 次肝、肾功能。

处方③：蒽环类联合多西他赛（AT）：多柔比星，60mg/m^2；或表柔比星 90mg/m^2，静脉滴注，第 1 天；多西他赛，75mg/m^2，静脉滴注，第 1 天，21 天 1 周期，6~8 周期。

【注意事项】

1. 多柔比星在国际上的循证医学数据有限，但在我国临床实践中可考虑。多柔比星的终生累积剂量不超过 500~550mg/m^2，而表柔比星的终生累积剂量不超过 900~1000mg/m^2。

2. 化疗不良反应主要为骨髓抑制、神经毒性、胃肠道反应、心血管毒性、肝肾功损伤、脱发等；其中，骨髓抑制一般发生于用药后的第 7~10 日，而后每周应检查血象至少 2 次。

3. 应用多西他赛时应密切注意生命体征。

4. 部分病例应用多西他赛后可发生严重过敏反应，其特征为低血压与支气管痉挛，需要中断治疗。其他不良反应包括体液潴留、神经毒性、脱发、无力、黏膜炎、关节痛和肌肉痛等。

处方④：多西他赛联合环磷酰胺及蒽环类（TAC）：多西他赛，75mg/m^2，静脉滴注，第 1 天；多柔比星，50mg/m^2，静脉滴注，第 1 天；环磷酰胺 500mg/m^2，静脉滴注，，第 1 天，21 天为 1 个周期，共 6 个周期。

【注意事项】

1. 该方案的骨髓抑制发生比例极高，所有周期均应预防性应用粒细胞集落刺激因子（G-CSF）。常在给药后 7~14 天出现骨髓抑制，因此在此期间可 1~2 天复查血常规。

2. 该方案易出现恶心、呕吐等胃肠道反应，化疗前可给予 5-羟色胺 3（5-HT3）受体拮抗剂，如昂丹司琼、格拉司琼等。

3. 除此之外有部分患者可出现肝、肾功损伤，需用药后每周复查生化，及时发现对症处理。

4. 应用多西他赛时应密切注意生命体征。

5. 部分病例应用多西他赛后可发生严重过敏反应，其特征为低血压与支气管痉挛，需要中断治疗。其他不良反应包括体液潴留、神经毒性、脱发、无力、黏膜炎、关节痛和肌肉痛等。

6. 应用粒细胞集落刺激因子（G-CSF）药物后可能会引起骨痛、腰痛等，此时可给予非甾体类镇痛药等适当处理，在给予癌症化疗药物的前 24 小时内应避免使用本药。

◆ HER2 阳性乳腺癌新辅助治疗

考虑含曲妥珠单抗的治疗，优先选择含紫杉类的治疗方案，在紫杉类药物治疗的同时联合曲妥珠单抗。临床研究证明，HER2 阳性患者新辅助治疗时，曲妥珠单抗联合化疗较单用化疗可显著提高 pCR 率，是 HER2 阳性乳腺癌患者新辅助治疗的标准治疗。方案如下：

📋 **处方①**：多柔比星联合环磷酰胺序贯多西他赛联合曲妥珠单抗（AC-TH）：多柔比星 60mg/m²，静滴，第 1 天；环磷酰胺，600mg/m²，静滴，第 1 天，21 天为 1 个周期，共 4 个周期。后续以：多西他赛，75mg/m²，静滴，第 1 天，联合曲妥珠单抗，首剂 8mg/kg，静滴，第 1 天。随后曲妥珠单抗 6mg/kg，静滴，第 1 天，每 21 天 1 周期，共 4 周期；之后曲妥珠单抗 6mg/kg，每 21 天 1 次，静滴，共 1 年。

应用曲妥珠单抗时，应在基线、3 个月、6 个月、9 个月时监测心功能。

处方②：表柔比星，90mg/m^2，静脉滴注，第 1 天；环磷酰胺，600mg/m^2，静脉滴注，第 1 天；联合曲妥珠单抗，首剂 8mg/kg，静滴，第 1 天；随后曲妥珠单抗，6mg/kg，静滴，第 1 天，每 21 天 1 周期，共 4 周期；后序贯多西他赛，80~100mg/m^2，静脉滴注，第 1 天；曲妥珠单抗，6mg/kg，静滴，第 1 天，21 天 1 周期，共 4 周期。曲妥珠单抗共应用 1 年。注意曲妥珠单抗联合蒽环类时应不超过 4 周期。术前应用曲妥珠单抗的新辅助治疗患者，无论是否达 pCR，推荐术后继续应用曲妥珠单抗，总疗程达 1 年。

处方③：多西他赛 75mg/m^2，静滴，第 1 天；卡铂 AUC = 6 静滴，第 1 天，21 天为 1 个周期，共 6 个周期。联合曲妥珠单抗 4mg/kg，静滴，第 1 周，随后曲妥珠单抗，2mg/kg，静滴，每周 1 次，共 17 周；或首剂曲妥珠单抗 8mg/kg，静滴，第 1 天，随后曲妥珠单抗，6mg/kg，静滴，每 21 天 1 次。用药共 1 年。在基线、3 个月、6 个月、9 个月时监测心功能。

处方④：曲妥珠单抗首剂 8mg/kg 静滴，第 1 天，随后 6mg/kg，静滴，第 1 天；帕妥珠单抗 840mg，静滴，第 1 天，随后 420mg，静滴，第 1 天；多西他赛 75mg/m^2，静滴，第 1 天。21 天为 1 个周期，共 6 个周期。之后，曲妥珠单抗 6mg/kg，静滴，每 21 天 1 次，前后共 1 年。在基线、3 个月、6 个月、9 个月时监测心功能。

处方⑤：紫杉醇＋曲妥珠单抗→多柔比星＋环磷酰胺（TH→AC）：紫杉醇 $80mg/m^2$，静滴 1 小时，每周 1 次，共 12 周；曲妥珠单抗 4mg/kg，静滴，与第 1 次使用紫杉醇时一起使用，随后曲妥珠单抗 2mg/kg，静滴，每周 1 次，共 1 年；或者曲妥珠单抗 6mg/kg，静滴，每 21 天 1 次，在完成紫杉醇治疗之后应用，前后总共 1 年。序贯多柔比星 $60mg/m^2$，静滴，第 1 天；环磷酰胺 $600mg/m^2$，静滴，第 1 天，21 天为 1 个周期，共 4 个周期。

◆ **激素受体阳性乳腺癌术前内分泌治疗**

处方①：阿那曲唑，1mg，口服，每天 1 次。

术前内分泌治疗一般应每 2 个月进行 1 次疗效评价，有效且可耐受患者，可持续治疗至 6 个月。不良反应包括皮肤潮红、阴道干涩、头发油脂过度分泌、胃肠道功能紊乱，乏力、头痛、皮疹等，但以上反应通常为轻度或中度，易耐受。偶见子宫出血、肝功能改变的现象。

处方②：来曲唑，2.5mg，每天 1 次。

常发生的不良反应为潮热、恶心、疲劳、脱发、阴道流血、高血压、血栓栓塞等。

处方③：依西美坦，25mg，每日 1 次。

本品主要不良反应有：恶心、口干、便秘、腹泻、头晕、失眠、皮疹、疲劳、发热、水肿、疼痛、呕吐、腹痛、食欲增加、体重增加等。文献报道还有高血压、抑郁、焦虑、呼吸困难、咳嗽。其他还有淋巴细胞计数下降、肝功能指标（如丙氨酸转移酶等）异常等。在临床试验中，只有3%的患者由于不良反应终止治疗，主要在依西美坦治疗的前10周内；由于不良反应在后期终止治疗者不常见（0.3%）。

◆ **HER2 阴性乳腺癌辅助化疗方案**

📋 **处方①**：蒽环类联合环磷酰胺序贯多西他赛（AC 或 EC-T）：多柔比星，60mg/m²；或表柔比星 90mg/m²，静脉滴注，第 1 天；环磷酰胺，600mg/m²，静脉滴注，第 1 天，每 21 天 1 周期，共 4 周期。后序贯多西他赛，80～100mg/m²，静脉滴注，第 1 天，每 21 天 1 周期，共 4 周期。

【注意事项】

1. 多柔比星的终生累积剂量不超过 500～550mg/m²，而表柔比星的终生累积剂量不超过 900mg/m²。

2. 化疗不良反应主要为骨髓抑制、胃肠道反应、脱发等，根据情况需对症处理。

3. 应用多西他赛时应密切注意生命体征。

4. 部分病例应用多西他赛后可发生严重过敏反应，其特征为低血压与支气管痉挛，需要中断治疗。其他不良反应包括体液潴留、神经毒性、脱发、无力、黏膜炎、关节痛和肌肉痛等。

📋 **处方②**：蒽环类联合环磷酰胺序贯紫杉醇周疗（A/EC-wP）：多柔比星 60mg/m² 或表柔比星 90mg/m²，静脉滴注，第 1 天；环磷酰胺 600mg/m²，静脉滴注，第 1 天，每 21 天 1 周期，共 4 周期。后序贯紫杉醇 80mg/m²，静脉滴注，第 1 天，每周 1 次，共 12 周。

【注意事项】

1. 多柔比星的终生累积剂量不超过 $500 \sim 550 mg/m^2$，而表柔比星的终生累积剂量不超过 $900 mg/m^2$。

2. 化疗不良反应主要为骨髓抑制，一般发生于用药后的第 $7 \sim 10$ 日。

3. 另外，该方案的化疗副反应还有：神经毒性、胃肠道反应、心血管毒性、肝肾功损伤、脱发等。

4. 紫杉醇过敏反应的发生率约为 40%，其中严重过敏反应发生率为 2%。多数为 I 型变态反应，表现为支气管痉挛性呼吸困难，荨麻疹和低血压。几乎所有的反应发生在用药后最初的 10 分钟内。

5. 紫杉醇滴注开始后每 15 分钟应测血压、心率、呼吸 1 次，注意有无过敏反应，一般滴注 3 小时。

6. 用药后每周应检查血象至少 2 次，每周至少复查 1 次肝肾功能。

📋 **处方③**：密集 A/EC-T：多柔比星，$60 mg/m^2$，静滴，第 1 天；或表柔比星，$90 mg/m^2$，静滴，第 1 天；环磷酰胺，$600 mg/m^2$，静滴，第 1 天，14 天为 1 个周期，共 4 个周期。序贯紫杉醇，$175 mg/m^2$，静滴 3 小时，第 1 天，14 天为 1 个周期，共 4 个周期。

【注意事项】

1. 多柔比星的终生累积剂量不超过 $500 \sim 550 mg/m^2$，而表柔比星的终生累积剂量不超过 $900 mg/m^2$。

2. 所有周期均建议预防性应用粒细胞刺激因子治疗。

3. 化疗不良反应主要为骨髓抑制，一般发生于用药后的第

7~10天。

4. 另外，该方案的化疗副反应还有：神经毒性、胃肠道反应、心血管毒性、肝肾功损伤、脱发等。

5. 紫杉醇过敏反应的发生率约为40%，其中严重过敏反应发生率为2%。多数为Ⅰ型变态反应，表现为支气管痉挛性呼吸困难，荨麻疹和低血压。几乎所有的反应发生在用药后最初的10分钟内。

6. 紫杉醇滴注开始后每15分钟应测血压、心率、呼吸1次，注意有无过敏反应，一般滴注3小时。

7. 用药后每周应检查血象至少2次，每周至少复查1次肝肾功能。

处方④：多西他赛 + 环磷酰胺（TC方案）：多西他赛，$75mg/m^2$，静滴，第1天；环磷酰胺，$600mg/m^2$，静滴，第1天，21天为1个周期，共4个周期。

【注意事项】

1. 化疗不良反应主要为骨髓抑制、胃肠道反应、神经毒性、脱发等，根据情况需对症处理。

2. 应用多西他赛期间应密切注意生命体征。

3. 部分病例应用多西他赛后可发生严重过敏反应，其特征为低血压与支气管痉挛，需要中断治疗。其他不良反应包括：体液潴留、神经毒性、脱发、无力、黏膜炎、关节痛和肌肉痛等。

处方⑤：A/EC方案：多柔比星，$60mg/m^2$，静滴，第1天，或表柔比星$90mg/m^2$，静滴，第1天；环磷酰胺，$600mg/m^2$，

静滴第 1 天，14 天为 1 个周期，共 4 个周期。

【注意事项】

1. 多柔比星的终生累积剂量不超过 $500 \sim 550 mg/m^2$，表柔比星的终生累积剂量不超过 $900 mg/m^2$。

2. 化疗不良反应主要为骨髓抑制，一般发生于用药后的第 $7 \sim 10$ 日。

3. 该方案的化疗不良反应还有：胃肠道反应、心血管毒性、肝肾功损伤、脱发等。

📋 **处方⑥**：TAC 方案：多西他赛，$75 mg/m^2$，静脉滴注，第 1 天；多柔比星，$50 mg/m^2$，静脉滴注，第 1 天；环磷酰胺，$500 mg/m^2$，静脉滴注，第 1 天，21 天为 1 个周期，共 6 个周期。

【注意事项】

1. 该方案的骨髓抑制发生比例极高，所有周期均应预防性应用 G-CSF（粒细胞集落刺激因子）。常在给药后 $7 \sim 14$ 天出现骨髓抑制，因此在此期间可 $1 \sim 2$ 天复查血常规。

3. 该方案易出现恶心、呕吐等胃肠道反应，化疗前可给予 5-羟色胺 3（5-HT3）受体拮抗剂，如昂丹司琼、格拉司琼等。

4. 除此之外，部分患者可出现肝、肾功损伤，可予用药后每周复查生化，及时发现对症处理。

5. 应用多西他赛时应密切注意生命体征。

6. 部分病例应用多西他赛后可发生严重过敏反应，其特征为低血压与支气管痉挛，需要中断治疗。其他不良反应包括：体液潴留、神经毒性、脱发、无力、黏膜炎、关节痛和肌肉痛等。

7. 应用 G-CSF 后可能会引起骨痛、腰痛等，此时可给予非甾体类镇痛药等适当处理，在给予癌症化疗药物的前24小时内应避免使用本药。

◆HER2 阳性乳腺癌辅助化疗方案

⬛ **处方①**：蒽环类联合环磷酰胺序贯紫杉醇联合曲妥珠单抗（AC→TH）：多柔比星，$60mg/m^2$，静滴，第 1 天；环磷酰胺，$600mg/m^2$，静滴，第 1 天，21 天 1 个周期，共 4 个周期，序贯紫杉醇 $80mg/m^2$，静滴 1 小时，第 1 天，每周 1 次，共 12 周，或 $175mg/m^2$，静滴 3 小时，第 1 天；联合曲妥珠单抗，$4mg/kg$，静滴，随后曲妥珠单抗，$2mg/kg$，静滴，每周 1 次，共 1 年；或者曲妥珠单抗，$6mg/kg$，静滴，每 21 天 1 次，共 1 年。

【注意事项】

1. 多柔比星的终生累积剂量不超过 $500 \sim 550mg/m^2$，而表柔比星的终生累积剂量不超过 $900mg/m^2$。

2. 化疗不良反应主要为骨髓抑制，一般发生于用药后的第 $7 \sim 10$ 日。

3. 另外，该方案的化疗不良反应还有：神经毒性、胃肠道反应、心血管毒性、肝肾功能损伤、脱发等。

4. 紫杉醇过敏反应的发生率约为 40%，其中严重过敏反应发生率为 2%。多数为Ⅰ型变态反应，表现为支气管痉挛性呼吸困难、荨麻疹和低血压。几乎所有的反应发生在用药后最初的 10 分钟内。

5. 紫杉醇滴注开始后每 15 分钟应测血压、心率、呼吸 1 次，注意有无过敏反应，一般滴注 3 小时。

6. 用药后每周应检查血象至少 2 次，每周至少复查 1 次肝肾功能。

7. 在应用曲妥珠单抗基线时、3 个月、6 个月、9 个月监测心功能。

处方②：蒽环类联合环磷酰胺序贯多西他赛联合曲妥珠单抗（A/EC-DH）：多柔比星，$60mg/m^2$，或表柔比星，$90mg/m^2$，静脉滴注，第 1 天；环磷酰胺，$600mg/m^2$，静脉滴注，第 1 天，每 21 天 1 周期，共 4 周期，后序贯多西他赛，$80 \sim 100mg/m^2$，静脉滴注，第 1 天，每 21 天 1 周期，共 4 周期。

【注意事项】

1. 多柔比星的终生累积剂量不超过 $500 \sim 550mg/m^2$，而表柔比星的终生累积剂量不超过 $900mg/m^2$。

2. 化疗不良反应主要为骨髓抑制、胃肠道反应、脱发等，根据情况需对症处理。

3. 应用多西他赛时应密切注意生命体征。

4. 部分病例应用多西他赛后可发生严重过敏反应，其特征为低血压与支气管痉挛，需要中断治疗。其他不良反应包括：体液潴留、神经毒性、脱发、无力、黏膜炎、关节痛和肌肉痛等。

5. 在应用曲妥珠单抗基线时、3 个月、6 个月、9 个月监测心功能。

处方③：多西他赛联合卡铂及曲妥珠单抗（TCbH）：多西他赛，$75mg/kg$，静滴，第 1 天；卡铂（AUC =6），静滴，第 1 天，21 天 1 个周期，共 6 个周期；联合曲妥珠单抗，$4mg/kg$，静滴，第 1 周，随后曲妥珠单抗，2mg/kg，静滴，每周 1 次，共 17 周，或首剂 8mg/kg，静滴，随后曲妥珠单抗，6mg/kg，静滴，每 21 天 1 次，前后总共 1 年。

【注意事项】

1. 化疗不良反应主要为骨髓抑制、胃肠道反应、脱发等，根据情况需对症处理。

2. 应用多西他赛时应密切注意生命体征。

3. 部分病例应用多西他赛后可发生严重过敏反应，其特征为低血压与支气管痉挛，需要中断治疗。其他不良反应包括：体液潴留、神经毒性、脱发、无力、黏膜炎、关节痛和肌肉痛等。

4. 在应用曲妥珠单抗基线时、3 个月、6 个月、9 个月监测心功能。

处方④：TCH：多西他赛，75mg/m²，静滴，第 1 天；环磷酰胺，600mg/m²，静滴，第 1 天，21 天为 1 个周期，共 4 个周期，联合曲妥珠单抗，4mg/kg，静滴，第 1 周，随后曲妥珠单抗，2mg/kg，静滴，每周 1 次，共 11 周，或首剂 8mg/kg，静滴，随后曲妥珠单抗，6mg/kg，静滴，每 21 天 1 次，前后总共 1 年。

【注意事项】

1. 化疗不良反应主要为骨髓抑制、胃肠道反应、脱发等，根据情况需对症处理。

2. 应用多西他赛时应密切注意生命体征。

3. 部分病例应用多西他赛后可发生严重过敏反应，其特征为低血压与支气管痉挛，需要中断治疗。其他不良反应包括体液潴留、神经毒性、脱发、无力、黏膜炎、关节痛和肌肉痛等。

4. 在应用曲妥珠单抗基线时、3 个月、6 个月、9 个月监测心功能。

📋 **处方⑤**：紫杉醇周疗联合曲妥珠单抗（wTH）：紫杉醇，$80mg/m^2$，静滴，每周 1 次，共 12 周，加曲妥珠单抗，$4mg/kg$，静滴，与第 1 次使用紫杉醇时一起使用，随后曲妥珠单抗，$2mg/kg$，静滴，每周 1 次，前后总共 1 年；或首剂 $8mg/kg$，静滴，随后曲妥珠单抗，$6mg/kg$，静滴，每 21 天 1 次，前后总共 1 年。

【注意事项】

1. 化疗不良反应主要为骨髓抑制（一般发生于用药后的第 7~10 日），化疗不良反应还包括神经毒性、胃肠道反应、心血管毒性、肝肾功能损伤、脱发等。

2. 紫杉醇过敏反应的发生率约为 40%，其中严重过敏反应发生率约为 2%。表现为支气管痉挛性呼吸困难，荨麻疹和低血压，几乎所有的反应发生在用药后最初的 10 分钟内。

3. 紫杉醇滴注开始后每 15 分钟应测血压、心率、呼吸 1 次，注意有无过敏反应，一般滴注 3 小时。

4. 用药后每周应检查血象至少 2 次，每周至少复查 1 次肝肾功能。

5. 在应用曲妥珠单抗基线时、3 个月、6 个月、9 个月监测心功能。

◆ **晚期乳腺癌治疗**

标准的晚期乳腺癌药物治疗为应用一个治疗方案直至疾病

进展换药，但由于缺乏总生存期方面的差异，应该采用长期化疗还是短期化疗后停药或维持治疗需权衡疗效、药物不良反应和患者生活质量后决定。

1. HER2 阴性晚期乳腺癌化疗

■ 处方①：单药紫杉类（T）：多西他赛，$75mg/m^2$，静滴，第 1 天，21 天 1 个周期。或紫杉醇，$175mg/m^2$，静滴，第 1 天，21 天为 1 周期；或 $80mg/m^2$，静滴，第 1 天，7 天为 1 周期。

【注意事项】

（1）应用紫杉类药物时应密切注意生命体征。

（2）部分病例应用多西他赛后可发生严重过敏反应，其特征为低血压与支气管痉挛，需要中断治疗。其他不良反应包括：体液潴留、神经毒性、脱发、无力、黏膜炎、关节痛和肌肉痛等。

■ 处方②：白蛋白结合性紫杉醇，$260mg/m^2$，静滴，第 1 天，21 天为 1 周期；或 $100 \sim 150mg/m^2$，静滴，第 1 天、8、15、28 天为 1 周期。

【注意事项】

（1）该药过敏反应发生率极低，无需预处理。

（2）血液毒性、消化道毒性及神经毒性均较低于紫杉醇注射液。

（3）仍需严密监测血象，根据各自的致吐级别预防呕吐，监测患者外周神经情况。

■ 处方③：卡培他滨 $1000mg/m^2$，一天 2 次，第 1 ~ 14 天，21 天为 1 周期。

【注意事项】

（1）最常见的不良反应为可逆性胃肠道反应，如腹泻、恶心、呕吐、腹痛、胃炎等，但严重的（3~4级）不良反应相对少见。

（2）皮肤在几乎一半患者中发生手足综合征，表现为麻木、感觉迟钝、感觉异常、麻刺感、无痛感或疼痛感，皮肤肿胀或红斑，脱屑、水疱或严重的疼痛。皮炎和脱发较常见，但严重者很少见。

（3）常有疲乏，但严重者极少见。其他常见的不良反应为黏膜炎、神经系统、心血管系统等不良反应。

（4）血液系统：如中性粒细胞计数减少及贫血，但均少见也不严重。

（5）引起的毒性有时需要做对症处理或对剂量进行调整（停药或减量）。一旦减量，以后不能再增加剂量。

处方④：吉西他滨，$1000mg/m^2$，静滴，第1天；7天为1周期。

【注意事项】

（1）该药有骨髓抑制作用，可出现贫血、白细胞降低和血小板计数减少。

（2）胃肠道反应：如出现恶心和呕吐反应。

（3）肝肾功损伤：约2/3的患者出现肝脏转氨酶异常，多为轻度、非进行性损害；约1/2的患者出现轻度蛋白尿和血尿，有部分病例出现不明原因的肾衰竭。

（4）过敏：约25%的患者出现皮疹，10%的患者出现瘙痒，少于1%患者可发生支气管痉挛。

（5）约 20% 的患者有类似于流感的表现。

（6）其他如周围性水肿、脱发、嗜睡、腹泻、口腔毒性及便秘。

处方⑤：长春瑞滨，$25mg/m^2$，静滴，第 1 天，7 天为 1 周期。

【注意事项】

（1）骨髓抑制较明显，主要是白细胞计数减少。

（2）神经毒性主要表现为腱反射减低，个别患者可有肠麻痹。

（3）少量患者有指（趾）麻木，出现恶心、呕吐和脱发的也较少（<10%）。

（4）此药对静脉有刺激性，应避免漏与血管外，注药完毕后应再给 100~250ml 生理盐水冲洗脉。

处方⑥：表柔比星或多柔比星：表柔比星，$60~90mg/m^2$，静滴，第 1 天；多柔比星，$60~75mg/m^2$，静滴，第 1 天，21 天为 1 周期。

【注意事项】

（1）该类药物有心脏毒性，使用时须评估 LVEF，至少每 3 个月 1 次。如果患者使用蒽环类药物期间发生有临床症状的心脏毒性，或无症状但 LVEF<45%，亦或较基线下降幅度超过 15%，可考虑检测肌钙蛋白 cTnT，必要时应先停药并充分评估患者的心脏功能，后续治疗应慎重。

（2）多柔比星的终生累积剂量不超过 500~550mg/m²，而表柔比星的终生累积剂量不超过 900mg/m²。

（3）化疗不良反应主要为骨髓抑制、胃肠道反应、脱发等，根据情况需对症处理。

处方⑦：多西他赛 + 卡培他滨（TX）：多西他赛，$75\,mg/m^2$，静滴，第 1 天；卡培他滨，$1000\,mg/m^2$，每天 2 次，第 1 天 ~ 14 天，21 天为 1 周期。

【注意事项】

（1）常见不良反应主要为骨髓抑制及胃肠道反应。

（2）手足综合征、体液潴留、神经毒性、脱发、无力、黏膜炎、关节痛和肌肉痛等均常见。

（3）如出现上述不可耐受不良反应，可暂停一种药物，而保留一种药物维持。

（4）注意多西他赛过敏反应，用药时需检测生命体征。

处方⑧：长春瑞滨联合卡培他滨：长春瑞滨，$25\,mg/m^2$，静滴，第 1 天、8 天；卡培他滨，$1000\,mg/m^2$，口服，每天 2 次，第 1 ~ 14 天，21 天为 1 周期。

【注意事项】

（1）最常见的不良反应为可逆性胃肠道反应，如腹泻、恶心、呕吐、腹痛、胃炎等，但严重的（3 ~ 4 级）不良反应相对少见。

（2）手足综合征：表现为麻木、感觉迟钝、感觉异常、麻刺感、无痛感或疼痛感，皮肤肿胀或红斑，脱屑、水疱或严重的疼痛。皮炎和脱发较常见，但严重者很少见。

（3）常有疲乏但严重者极少见。其他常见的不良反应为黏膜炎、神经系统、心血管系统等不良反应。

（4）血液系统：如中性粒细胞数减少及贫血，但均少见也不严重。

（5）引起的毒性有时需要做对症处理或对剂量进行调整（停药或减量）。一旦减量，以后不能再增加剂量。

处方⑨：吉西他滨联合顺铂：吉西他滨，1000mg/m^2，静滴，第1天、8天；顺铂，75mg/m^2，静滴，第1~3天，21天为1周期。

【注意事项】

（1）该方案有骨髓抑制作用，可出现贫血、白细胞计数降低和血小板计数减少。

（2）胃肠道反应、肝肾功损伤、过敏：主要为皮肤瘙痒、少于1%患者可发生支气管痉挛。

（3）顺铂常见的急性重度不良事件（3级和4级）是血液系统不良反应、口炎、吞咽困难或吞咽痛，以及恶心或呕吐等。

4. 应用顺铂期间应注意水化。

处方⑩：长春瑞滨联合顺铂：长春瑞滨，25mg/m^2，第1天、8天；顺铂，75mg/m^2，第1~3天，21天为1周期。

【注意事项】

（1）该方案有骨髓抑制作用：白细胞计数降低、贫血、血小板计数减少。

（2）胃肠道反应、肝肾功损伤、过敏：主要为皮肤瘙痒、少于1%患者可发生支气管痉挛。

（3）顺铂常见的急性重度不良事件（3级和4级）是血液系统副作用、口炎、吞咽困难或吞咽痛，以及恶心或呕吐等。

📑**处方⑪**：吉西他滨联合卡铂：吉西他滨，$1000mg/m^2$，静滴，第 1、8 天；卡铂（AUC = 2），静滴，第 1、8 天；21 天为 1 周期。

【注意事项】

（1）该方案有骨髓抑制作用，可出现贫血、白细胞计数降低和血小板计数减少。

（2）胃肠道反应、肝肾功损伤、过敏：主要为皮肤瘙痒、少于 1% 患者可发生支气管痉挛。

（3）卡铂比顺铂更具骨髓抑制作用，但它引起的神经毒性、肾毒性、恶心和呕吐较少。

◆**HER2 阳性晚期乳腺癌的治疗：**

国际及国内指南均推荐应持续抑制 HER2 通路。

（1）一线 HER2 阳性乳腺癌治疗方案：①曲妥珠单抗可联合的药物和方案有：帕妥珠单抗 + 紫杉类（帕妥珠单抗在我国未上市）；紫杉醇 ± 卡铂方案；多西他赛；长春瑞滨；卡培他滨。②HER2 和激素受体同时阳性的晚期乳腺癌患者中，对病情发展较慢或不适合化疗的患者，可以选择曲妥珠单抗联合内分泌治疗。③使用期间，每 3 个月检查 1 次 LVEF。

（2）二线 HER2 阳性乳腺癌治疗方案：对于曲妥珠单抗失败后的二线抗 HER2 治疗，国际指南推荐的优选方案为 T-DM1，但目前该药在我国尚不可及。可选方案有：拉帕替尼联合卡培他滨、继续曲妥珠单抗更换另一种化疗药物、拉帕替尼联合曲妥珠单抗。

📑**处方①**：拉帕替尼联合卡培他滨：拉帕替尼，1250mg，每天 1 次；卡培他滨，$1000mg/m^2$，每天 2 次，第 1~14 天，21

天为 1 周期。

【注意事项】

（1）曲妥珠单抗方案治疗后疾病进展的 HER2 阳性转移乳腺癌患者，应持续抑制 HER2 通路。

（2）对于使用过曲妥珠单抗的患者，国际上首选 T-DM1 方案，但因该药在我国未上市，我国推荐拉帕替尼＋卡培他滨；曲妥珠单抗＋卡培他滨；曲妥珠单抗＋其他化疗药物；曲妥珠单抗＋拉帕替尼。

（3）治疗第 5 天复查血象及肝功能，必要调整治疗，1 周至少复查血象 2 次，必要时行升白细胞、保肝治疗。

（4）最常见的不良反应有恶心、腹泻及呕吐，掌跖肌触觉不良等，个别患者可出现左心室射血分数（LVEF）下降，间质性肺炎。

（5）当应用拉帕替尼出现二级（New York Heart Association，NYHA class 2）以上的心脏左心室射血分数下降时，必须停止使用，以避免产生心力衰竭。当 LVEF 回复至正常值或病患无症状 2 周后可考虑以较低剂量重新用药。与蒽环类的化疗药品相比，拉帕替尼的心脏毒性为可逆的。

处方②：继续使用曲妥珠单抗，同时更换另一种化疗药物（依据上次化疗药物而定）。

处方③：双靶向：拉帕替尼，1000mg，每日 1 次；首剂曲妥珠单抗，4mg/kg，静滴，随后曲妥珠单抗，2mg/kg，静滴，每周 1 次；或首剂 8mg/kg，静滴，随后曲妥珠单抗，6mg/kg，静滴，每 21 天 1 次。

【注意事项】

1. 对不能耐受化疗的患者，可以考虑双靶向非细胞毒药物的方案。

2. 不良反应主要为胃肠道反应、皮肤干燥、皮疹，其他有背痛、呼吸困难及失眠等。

3. 使用期间，每 3 个月检查 1 次 LVEF。

📋 **处方④**：曲妥珠单抗与化疗药物 emtansine 的偶联物（T-DM1）：首剂曲妥珠单抗，4mg/kg，静滴，随后曲妥珠单抗，2mg/kg，静滴，每周 1 次；或首剂 8mg/kg，静滴，随后曲妥珠单抗 6mg/kg，静滴，每 21 天 1 次。T-DM1：3.6mg/kg，第 1天，每 21 天 1 次。

【注意事项】

1. 该药目前在我国仍未上市。

2. 常见的不良反应为骨髓抑制，主要是血小板计数减少，以及疲劳、恶心、骨和关节疼痛、肌肉疼痛等。

（赵　玮）

二、肺　　癌

（一）病情概述

原发性支气管肺癌简称肺癌。指发生于支气管黏膜上皮细胞或肺泡组织的恶性肿瘤，是最常见的肺部原发性恶性肿瘤。

根据发生部位不同，可分为中央型肺癌、外周型肺癌和弥漫型肺癌三类。根据生长方式不同，可分为管内型、管壁浸润型、巨块型、球型、结节型、弥漫浸润型。根据细胞的大小和外观不同，组织学分类（WHO 2004 版）为非小细胞肺癌（NSCLC）和小细胞肺癌（SCLC），其中非小细胞肺癌又分为鳞状细胞癌、腺癌、腺鳞癌、大细胞癌等，每种类型的肺癌还可进一步细分亚型。小细胞肺癌具有特殊的生物学行为，其恶性程度高，对化疗敏感却又极易复发。此外，还有来源于恶性上皮和间充质两种成分混合而成的肉瘤样癌、来源于支气管和细支气管黏膜上皮中神经内分泌细胞的类癌、来源于支气管腺体的唾液腺型癌等。

肺癌是目前全世界发病率最高的肿瘤，男性发病率大于女性，致病因素主要包括吸烟、电离辐射、大气污染、职业因素、生物因素等，相关的预防和普查是降低肺癌发病率的主要方式。

临床症状主要包括咳嗽、咯血、胸痛、发热等。当纵隔受累时，患者可出现声音嘶哑、呼吸及吞咽困难、顽固性呃逆、心律失常、上腔静脉阻塞综合征等。当肿瘤转移至其他脏器，亦出现相应症状，如骨痛、梗阻性黄疸、中枢神经系统症状、瘫痪等。副瘤综合征在肺癌常见，是由肿瘤分泌的产物（如异位激素）异常的免疫应答所引起的内分泌、神经、消化、造血、骨关节、肾脏、皮肤等多系统病变，如男性乳房发育、皮肤色素沉着、肺源性骨关节增生、周围神经病变、弥散性血管内凝血等。

（二）诊断与治疗

【诊断要点】

凡有顽固性咳嗽、刺激性干咳、咯血、胸痛、消瘦等症状者，或没有症状但常规体检时发现肺部病灶者，均应进一步检查，尤其对于有吸烟史者。

1. 胸部 X 线检查　X 线检查是诊断肺癌最初步和常用的方法。可以大致定位肿瘤及评估大小，以及发现由于肿瘤阻塞支气管而引起的局部肺气肿、肺不张或肿瘤邻近部位的浸润性病变或炎性病变。中央型肺癌常显示局部或全肺不张，肺门区边缘不整齐、形态不规则肿块以及纵隔淋巴结肿大影像。较大病灶可见中心部分坏死形成空洞及液平。周围型肺癌常表现为肺野周边区域孤立性类圆形占位病变，阴影轮廓不规则，边缘毛糙，较大病灶周围亦可出现肺不张、肺炎、胸膜腔积液等征象。中央型肺癌大多为鳞状上皮细胞癌和小细胞癌，鳞癌者常伴有阻塞性肺炎、肺不张或肺实变，以及肺门、纵隔淋巴结肿大。

2. 胸部 CT 检查　与 X 线相比，胸部低剂量 CT 对肺癌高危人群进行早期筛查可使肺癌病死率下降 20%。病灶通常表现为斑片状，边缘模糊的肺内阴影。中央型肺癌可表现为支气管壁增厚，支气管腔狭窄或阻塞，肺门肿块，可有阻塞性肺炎伴肺不张，不张的肺向肺门、纵隔移位，"S"征为中央型肺癌的典型征象。周围型肺癌可见空泡征、结节征、支气管充气征等。此外，肿瘤可累计周围血管、心脏、食管等，亦可见胸腔积液，有助于协助诊断。

3. MRI 检查　该检查主要应用于肺上沟瘤需要显示胸壁侵犯及臂丛神经受累情况，或判断心包及大血管有无受侵，上腔静脉综合征，以及对碘过敏无法行增强 CT 检查的病例。

4. PET-CT　对局部及全身转移病灶的检出敏感性和特异性优于 CT 及 MRI。该技术通过正电子发射放射性核素标记的生物活性分子如^{18}F-FDG，通过示踪原理，反应生物活体内的生化改变和代谢信息。^{18}F-FDG 在细胞内浓聚程度与细胞内葡萄糖的代谢水平高低呈正相关，恶性肿瘤细胞内葡萄糖的代谢水平高于正常组织，因此^{18}F-FDG 摄取往往增加。全身显像技术可以最大范围的显示病变范围，减少了其他影像学需分部位检查的繁琐及缺失某些检查项带来的漏诊风险。要注意某些急性炎症病变出现的假阳性结果。

5. 痰液脱落细胞检查　痰检被广泛运用于肺癌的诊断，此方法简便易行，无创伤及痛苦，但有 20% 左右的假阴性率及 2% 左右的假阳性率，且病理分型不能确切。

6. 纤维支气管镜检查　适用于中央型肺癌的诊断，镜下可见管腔内肿块，或支气管外压性狭窄或阻塞，以判断肿瘤部位。周围型肺癌由于发生部位在更为细窄的肺段或肺泡，因此支气管镜通常无法探及。

7. 肺穿刺检查　适用于周围型肺癌，在影像学引导下经皮细针穿刺病灶部位，取病变组织活检。

8. 纵隔镜检查　创伤略大，可通过该操作发现纵隔区病变并取病变组织活检。

【鉴别诊断】

本病需要与肺结核、肺炎、肺脓肿等疾病相鉴别。这几种疾病相同点为均可出现咳嗽、消耗等症状，影像学检查均存在肺部阴影或占位性病变。

1. 肺结核　结核位于肺门区影像学上可能误诊为中央型肺癌，位于周围肺叶区易与周围型肺癌混淆，粟粒性肺结核则易与弥漫型细支气管肺泡癌混淆。但从好发年龄来看，肺结核多见于青年人，临床多有午后发热、盗汗等全身毒性症状，X 线片或 CT 常可见边缘光滑、分界清楚的钙化点，结核菌素试验常为阳性，抗结核治疗通常有效。

2. 支气管肺炎　支气管肺炎一般起病较急，有感染的诱因，发热、咳痰流涕、畏寒等感染症状明显，经抗菌药物治疗后症状可迅速控制，肺部病变也可在较短时间内缩小吸收。而肺癌引起的症状通常反复出现，抗生素疗效不明显，难以彻底治愈。

3. 肺脓肿　肺脓肿急性期感染症状明显，大量脓臭痰液伴反复发热，X 线片及 CT 常见支气管扩张，肺内可见空洞，其内壁光滑，有液平面，脓肿周围肺组织及胸膜常见炎性病变。

【治疗原则】

1. 非小细胞肺癌　Ⅰ期患者主要以手术切除为主，以期达到根治目的，手术包括原发灶切除和纵隔淋巴结清扫。5 年生存率ⅠA 期约 70%，ⅠB 期约 60%，不能耐受手术者，则选取根治性放疗，肿瘤分化程度差或癌栓者，酌情考虑术后辅助化疗。Ⅱ期患者采用手术及术后辅助化疗为主。Ⅲ期患者可先给予新辅助化疗以达到肿瘤降期后行手术，但手术通常无法根治，需行术后辅助放化疗，对于不能手术者，放化疗综合治疗是治疗的首选，且同步放化疗的疗效优于序贯化放疗。Ⅳ期患者治疗手段主要是全身化疗，但对于一般情况差、ECOG 评分≥3 者，化疗无法带来临床获益反而有可能带来更多的毒性不良反应。对于非鳞非小细胞肺癌，靶向治疗近年来获得了令人欣喜的疗效，且毒性不良反应小，亚裔人群里获益者较广，其中以表皮生长因子酪氨酸激酶抑制剂受体抑制剂（EGFR-TKI）应用最多，对应基因突变者在肺癌各个分期里均可以考虑使用。

2. 小细胞肺癌　小细胞肺癌以全身化疗为主，辅以局部肿瘤放疗或手术。

【一般治疗】

1. 手术　0-ⅢA 期的非小细胞肺癌，只要没有手术禁忌证，都可采取手术治疗。手术禁忌证包括：①已有胸膜或心包或广泛转移的Ⅳ期肺癌。②伴有对侧肺门或纵隔淋巴结转移的ⅢB 期肺癌，以及伴有多组融合性纵隔淋巴结，尤其是侵袭性淋巴结转移者。③上腔静脉阻塞综合征。④伴有脏器功能不全或营养不良，无法耐受外科手术者。⑤患有出血性疾病且不能纠正者。手术方式选择取决于肿瘤部位、大小和肺功能，包括全肺切除术、肺叶切除术、袖式肺叶切除术、支气管伴肺动脉袖式肺叶切除术、肺段或肺楔形切除术以及淋巴结清扫术等。此外，微创伤外科手术，如微创肌肉非创伤性开胸术和电视胸腔镜手术，已得到越来越广泛的应用。

2. 放疗　小细胞肺癌照射范围包括原发灶、同侧肺门、两侧纵隔，采用常规分割放疗，总剂量 50～60Gy，每周 5 次，每次 1.8～2Gy；采用加速超分割放疗，总剂量 45Gy，每日 2 次，每次 1.5Gy，间隔 >6 小时。因脑转移在小细胞肺癌极常见，因此全脑预防性照射为小细胞肺癌常见预防性手段，总剂量通常 25～40Gy。美国放射肿瘤协作组（RTOG）推荐Ⅲ期 NSCLC 同步放化疗的放疗剂量为 60Gy/30 次，然而对此放疗剂量的争议由来已久，目前仍未能取得一致。有建议增大剂量（总量可增至 74Gy）可获得更高的局部控制率，但带来的治疗相关性风险亦明显增加。放疗期间注意防治放射性食管炎、放射性肺炎、放射性脊髓炎、心脏损害等相关风险。

3. 化疗 自 20 世纪 60 年代，化疗由单药逐渐发展到以铂类为基础的双药联合，目前以第 3 代抗肿瘤化疗药物为主的铂二联化疗为标准化疗手段。包括新辅助化疗、术后辅助化疗及不能手术患者的全身化疗。使用期间需严格把握化疗药物的剂量限制性毒性反应。

4. 分子靶向治疗 包括表皮生长因子受体（EGFR）抑制剂、ALK/ROS-1 抑制剂、MET 抑制剂、BRAF 抑制剂、RET/VEGFR-2 抑制剂、抗血管生成因子等。分子靶向疗法最显著的优势就是能够瞄准肿瘤细胞上特有的靶点，精准打击肿瘤细胞而不伤害正常的细胞，其毒性不良反应较小，大大提高了患者的生活质量。患者治疗前应尽可能行基因突变检测，以达到更有针对性的治疗。

5. 免疫治疗 免疫治疗目前已成为肺癌领域的一种新的治疗方式，派姆单抗（Keytruda）在 2016 获批为非小细胞肺癌的一线疗法；2017 年又获批与化疗联合使用，一线治疗非小细胞肺癌，而无需考虑患者的 PD-L1 表达水平，相信未来免疫治疗将会迎来更多样化的空间来为患者造福。

6. 支持治疗 对于肿瘤晚期，体力评分差的患者，传统的手术、放化疗已不能耐受情况下，最佳支持治疗则成为主要治疗模式，目的是减轻疾病带来的痛苦，提高患者生活质量。包括营养支持、镇痛、抗感染、保护脏器功能、预防并发症等。

（三）药物处方

📋 处方①：易瑞沙（吉非替尼），250mg，每天 1 次，连续口服。

【注意事项】

1. 该方案主要适用于表皮生长因子受体（EGFR）敏感性突变的非小细胞肺癌（NSCLC）患者。

2. 该药为第 1 代 EGFR 酪氨酸激酶抑制剂（EGFR-TKI），最常见的药物不良反应（ADRs）为腹泻、皮疹、瘙痒、皮肤干燥和痤疮，发生率 20% 以上，一般见于服药后 1 个月内，通常是可逆性的。大约 8% 的患者出现严重的 ADRs（CTC 标准 3 级或 4 级）。因 ADRs 停止治疗的患者仅有 1%。

3. 当出现药物耐药时，有必要监测耐药突变，以及时调整治疗如换用第 2 代及以上 TKI 靶向药物。

🗒 **处方②**：特罗凯（厄洛替尼），150mg，每天 1 次，连续口服。

【注意事项】

1. 该方案主要适用于 EGFR 敏感性突变的非小细胞肺癌患者。

2. 该药为第 1 代 EGFR-TKI，最常见的不良反应是皮疹和腹泻，3/4 度皮疹和腹泻的发生率分别为 9% 和 6%，皮疹的中位出现时间是 8 天，腹泻中位出现时间为 12 天。发生率大于 10% 的不良反应有皮疹、腹泻、食欲减低、疲劳、呼吸困难、咳嗽、恶心、感染、呕吐、口腔炎、瘙痒、皮肤干燥、结膜炎、角膜结膜炎、腹痛。治疗期间应定期复查肝功能，同时服用华法林或其他抗凝剂的患者应监测凝血酶原时间。

3. 少部分患者可能出现严重的间质性肺病（ILD），甚至导致死亡。在随机对照研究中，ILD 的发生率是 0.8%，并且这一发生率在治疗组和安慰剂组是相同的。报道的 ILD 包括肺炎、间质性肺炎、间质性肺病、闭塞性细支气管炎、肺纤维化、急性呼吸应激综合征和肺渗出。症状发生于治疗后 5 天~9 个月，中位发生时间为 47 天。

4. 当出现药物耐药时，有必要监测耐药突变，以及时调整治疗，如换用第 2 代及以上 TKI 靶向药物。

🗒 **处方③**：凯美纳（埃克替尼），125mg，每天 3 次，连续口服。

【注意事项】

1. 该方案主要适用于 EGFR 敏感性突变的非小细胞肺癌患者。

2. 该药为第 1 代 EGFR-TKI，最常见的不良反应为皮疹（25.6%），腹泻（9.1%），转氨酶升高（3.2%）。不良反应以轻中度为主，Ⅲ度及以上不良反应少见。

3. 当出现药物耐药时，有必要监测耐药突变，以及时调整治疗，如换用第 2 代及以上 TKI 靶向药物。

🗒 **处方④**：阿法替尼，40mg，每天 1 次，连续口服。

【注意事项】

1. 该方案主要适用于 EGFR 敏感性突变的局部晚期或转移性非小细胞肺癌。

2. 该药为第 2 代 EGFR-TKI，是为了解决第 1 代 EGFR-TKI 药物出现获得性耐药的问题而开发出的一种不可逆的酪氨酸激酶抑制剂。其不可逆地与 EGFR 结合，从而达到关闭癌细胞信号通路、抑制肿瘤生长的目的。

3. 不良反应较第一代药物发生率高，最常见的毒性不良反应是腹泻、皮疹、恶心、甲沟炎、头晕、高血压、厌食、无症状的 QT 间期延长和蛋白尿。随着剂量增加，可能出现低磷酸盐血症、毛囊炎、转氨酶升高、非特异性肠梗阻、血小板计数减小、充血性心力衰竭、深静脉血栓、肺栓塞等。最常见的剂量限制性毒性（DLTs）是腹泻、高血压和皮疹。

4. 当出现药物耐药时，有必要监测耐药突变，以及时调整治疗，如换用第 3 代 TKI 靶向药物。

处方⑤：泰瑞莎（奥西替尼），80mg，每天 1 次，连续口服。

【注意事项】

1. 该药为第 3 代 EGFR-TKI，主要适用于既往经表皮生长因子受体（EGFR）酪氨酸激酶抑制剂（TKI）治疗时或治疗后出现疾病进展，并且经检测确认存在 EGFR T790M 突变阳性的局部晚期或转移性非小细胞性肺癌成人患者的治疗。

2. 在使用本品治疗局部晚期或转移性非小细胞肺癌前，首先需要明确 EGFR T790M 突变的状态。应采用经过充分验证的检测方法确定存在 EGFR T790M 突变。

3. 如果漏服本品 1 次，则应补服本品，除非下次服药时间在 12 小时以内。

4. 根据患者个体的安全性和耐受性，如果需要减量，则剂量应减至每天 40mg。

5. 绝大多数不良反应的严重程度为 1 级或 2 级。最常报告为腹泻（29%）和皮疹（20%）。

处方⑥：克唑替尼（赛可瑞），250mg，每天 2 次，连续口服。

【注意事项】

1. 该药为第 1 代 ALK-TKI，主要适用于用于治疗间变性淋巴瘤激酶（ALK）阳性的局部晚期和转移的非小细胞肺癌患者，亦适用于 Met、ROS 突变患者。

2. 在使用本品治疗前，首先需要明确 ALK 亦或 Met、ROS 突变状态。

3. 根据患者个体的安全性和耐受性，如果需要减量，则剂量应减至 200mg，每日 2 次，或 250mg，每天 1 次。

4. 常见的不良反应（≥25%）为视觉异常、恶心、腹泻、呕吐、水肿和便秘，此外，需警惕非感染性肺炎、血液学毒性、肝毒性及 Q-Tc 间期延长、神经系统异常等事件发生，需定期监测，其他症状如口腔炎、皮疹、关节痛等亦可能发生。

5. 当出现耐药时，可考虑调整治疗，如换用第 2 代及以上 TKI 靶向药物。

处方⑦：艾乐替尼，600mg，每天 2 次，连续口服。

【注意事项】

1. 该药为第 2 代 ALK-TKI，该方案主要适用于 ALK 阳性的局部晚期和转移的非小细胞肺癌进展期，或是对克唑替尼耐受的患者的治疗。

2. 在使用本品治疗前，首先需要明确 ALK 突变状态。

3. 最常见不良反应（发生率≥20%）是疲乏、便秘、水肿和肌痛。此外，需警惕间质性肺病（ILD）/肺炎（发生率 0.4%），肌酸磷酸激酶、谷丙转氨酶、谷草转氨酶或胆红素升高，心动过缓等，当上述或其他不良反应出现时，可考虑药物减量或永久停服该药。

4. 该药物可致胚胎胎儿毒性，怀孕及哺乳期严禁使用。

5. 此外，同为第 2 代 ALK 抑制剂的靶向药物还有色瑞替尼可供参考选择。

6. 当出现耐药时，可考虑调整治疗，如换用第 3 代 TKI 靶向药物（劳拉替尼）。

📋 **处方⑧**：培美曲塞，500mg/m²，静脉滴注，第 1 天；顺铂，75mg/m²，静脉滴注，大于 2 小时，第 1 天。每 21 天为 1 周期。

【注意事项】

1. 该方案主要适用于肺腺癌患者。

2. 累积性及剂量相关性肾功不良是顺铂的主要限制性毒性，一般剂量每天超过 90mg/m² 即为肾毒性危险因素。主要为肾小管损伤。急性损害一般见于用药后 10～15 天血尿素氮及肌酐增高，肌酐清除率降低，多为可逆性，反复高剂量治疗可致持久性轻至中度肾功能损害。故顺铂用药期间须给予水化 3 天，以预防肾脏毒性。

3. 严重的恶心、呕吐为顺铂主要的限制性毒性。发生率为 17%～100%。急性呕吐一般发生于给药后 1～2 小时，可持续 1 周左右。故用本品时需并用强效止吐剂，如 5-羟色胺 3（5-HT3）受体拮抗止吐剂。

4. 顺铂可与铝相互作用生成黑色沉淀。含有铝部分的针头、注射器、套管或静注装置，可能与顺铂接触者，不应用于制备或使用该药。

5. 顺铂需避光使用，静滴时间不宜超过 24 小时。

6. 预服地塞米松（或相似药物）可以降低皮肤反应的发生率及其严重程度。给药方法：地塞米松 4mg，口服，每日 2 次，培美曲塞给药前 1 天、给药当天和给药后 1 天连服 3 天。

7. 维生素补充　为了减少毒性不良反应，培美曲塞治疗必须同时服用低剂量叶酸或其他含有叶酸的复合维生素制剂。服用时间：第一次给予培美曲塞治疗开始前 7 天至少服用 5 次日剂量的叶酸，一直服用整个治疗周期，在最后 1 次培美曲塞给药后 21 天可停服。患者还需在第一次培美曲塞给药前 7 天内肌内注射维生素 B_{12} 1 次，以后每 3 个周期肌注 1 次，以后的维生素 B_{12} 给药可与培美曲塞用药在同一天进行。叶酸给药剂量：350～1000μg，常用剂量 400μg；维生素 B_{12} 剂量 1000μg。

8. 两药联合可引起骨髓抑制，包括中性粒细胞、血小板减少和贫血。骨髓抑制是常见的剂量限制性毒性，应根据既往治疗周期中出现的最低中性粒细胞、血小板值和最严重非血液学毒性来进行剂量调整。此外发生率在 1% 和 5% 之间（包括 5%）的临床相关的毒性反应包括谷丙转氨酶（ALT）、谷草转氨酶（AST）和谷氨酰转肽酶（GGT）升高，感染，发热，中性粒细胞计数减少性发热，肾衰竭，胸痛和荨麻疹；发生率 ≤1% 的临床相关的毒性不良反应包括心律失常和运动神经元病。

9. 在治疗过程中应注意检查：①听力测验与神经功能检查。②血液尿素氮、肌酐清除率与血清肌酐。③血细胞比容、血小板计数、白细胞总数与分类、血清氨基转移酶、转肽酶、胆红素与尿酸。④发生过量或毒性不良反应时，必须采取对症和支持措施，必须监测 3～4 周，以防延迟性毒性发生。

处方⑨：多西他赛，75mg/m^2，静脉滴注，第 1 天；顺铂，25mg/m^2，静脉滴注，第 1 天。每 21 天为 1 周期。

【注意事项】

1. 该方案主要适用于非小细胞肺癌患者，也可用于小细胞肺癌的后线治疗。

2. 累积性及剂量相关性肾功不良是顺铂的主要限制性毒性，一般剂量每日超过 90mg/m^2 即为肾毒性危险因素。主要为肾小管损伤。急性损害一般见于用药后 10~15 天血尿素氮及肌酐增高，肌酐清除率降低，多为可逆性，反复高剂量治疗可致持久性轻至中度肾功能损害。故顺铂用药期间需给予水化 3 天，以预防肾脏毒性。

3. 严重的恶心、呕吐为顺铂主要的限制性毒性，双药联合消化道反应发生率极高。急性呕吐一般发生于给药后 1~2 小时，可持续 1 周左右。故需并用强效止吐剂，如 5-羟色胺 3（5-HT3）受体拮抗止吐剂。

4. 顺铂可与铝相互作用生成黑色沉淀。含有铝部分的针头、注射器、套管或静注装置，可能与顺铂接触者，不应用于制备或使用该药。

5. 顺铂需避光使用，静滴时间不宜超过 24 小时。

6. 中性粒细胞计数减少是最常见的不良反应而且通常较严重（<0.5×10^9/L）。可逆转且不蓄积。

7. 多西他赛可发生严重过敏反应，停止滴注并立即治疗后病人可恢复正常。部分病例也可发生轻度过敏反应，如脸红，伴有或不伴有瘙痒的红斑、胸闷、背痛、呼吸困难、药物热或寒战。

8. 皮肤反应常表现为红斑，主要见于手、足，也可发生在臂部，脸部及胸部的局部皮疹，有时伴有瘙痒。皮疹通常可能在滴注多西他赛后 1 周内发生，但可在下次滴注前恢复。严重症状如皮疹后出现脱皮则极少发生。可能会发生指（趾）甲病变。以色素沉着或变淡为特点，有时发生疼痛和指甲脱落。

9. 为了减少液体潴留，应在多西他赛用药前 1 天、当天及后 1 天预防性使用皮质类固醇。

10. 其他不良反应包括：皮肤反应如红斑、瘙痒，心血管不良反应如心悸、肺水肿及高血压，神经毒性不良反应如肢端麻木，以及脱发、无力、黏膜炎、关节痛和肌肉痛，低血压和注射部位不良反应。

处方⑩：紫杉醇，$135 \sim 175 mg/m^2$，静脉滴注 3 小时，第 1 天；顺铂，$25 mg/m^2$，静脉滴注，第 1 天。每 21 天为 1 周期。

【注意事项】

1. 该方案主要适用于非小细胞肺癌患者，也可用于小细胞肺癌的后线治疗。

2. 为了预防紫杉醇过敏反应，在紫杉醇治疗前 12 小时口服地塞米松 10mg，治疗前，6 小时再口服地塞米松 10mg，治疗前 30 ~ 60 分钟给予苯海拉明肌注 20mg，静注西咪替丁 300mg 或雷尼替丁 50mg。用药期间监测心率、血压、呼吸等生命体征。

3. 骨髓抑制为主要剂量限制性毒性，表现为中性粒细胞数减少，血小板计数降低少见，一般发生在用药后 8 ~ 10 天。严重中性粒细胞发生率为 47%，严重的血小板计数降低发生率为 5%。贫血较常见。

4. 周围神经病变发生率大于 60%，最常见的表现为轻度麻木和感觉异常，严重的神经毒性不良反应发生率为 6%。

5. 紫杉醇导致的脱发发生率为 80%。

6. 累积性及剂量相关性肾功不良是顺铂的主要限制性毒性，一般剂量每日超过 $90mg/m^2$ 即为肾毒性危险因素。主要为肾小管损伤。急性损害一般见于用药后 10～15 天血尿素氮及肌酐增高，肌酐清除率降低，多为可逆性，反复高剂量治疗可致持久性轻至中度肾功能损害。故顺铂用药期间需给予水化 3 天，以预防肾脏毒性。

7. 严重的恶心、呕吐为顺铂主要的限制性毒性，双药联合消化道反应发生率极高。急性呕吐一般发生于给药后 1～2 小时，可持续 1 周左右。故需并用强效止吐剂，如 5-羟色胺 3（5-HT3）受体拮抗止吐剂。

8. 顺铂可与铝相互作用生成黑色沉淀。含有铝部分的针头、注射器、套管或静注装置，可能与顺铂接触者，不应用于制备或使用该药。

9. 顺铂需避光使用，静滴时间不宜超过 24 小时。

10. 其他不良反应包括心血管毒性（如低血压及心动过缓）、肌肉关节疼痛、腹泻、黏膜炎、肝脏毒性等。

处方⑪：吉西他滨，$1000mg/m^2$，静脉滴注（30 分钟），第 1、8 天；顺铂，$75mg/m^2$，静脉滴注，第 1 天。每 21 天为 1 周期。

【注意事项】

1. 该方案主要适用于非小细胞肺癌患者。

2. 骨髓抑制表现为白细胞、血小板计数减少及贫血，尤其血小板计数减少发生率极高，Ⅲ～Ⅳ度常见。

3. 两药均可致肾功能损害，其中累积性及剂量相关性肾功不良是顺铂的主要限制性毒性，一般剂量每日超过 $90mg/m^2$ 即为肾毒性危险因素。主要为肾小管损伤。急性损害一般见于用药后 $10\sim15$ 天血尿素氮及肌酐增高，肌酐清除率降低，多为可逆性，反复高剂量治疗可致持久性轻至中度肾功能损害。故顺铂用药期间需给予水化 3 天，以预防肾脏毒性。

4. 严重的恶心、呕吐为顺铂主要的限制性毒性，双药联合消化道反应发生率进一步增高。急性呕吐一般发生于给药后 $1\sim2$ 小时，可持续 1 周左右。故需并用强效止吐剂，如 5-羟色胺 3（5-HT3）受体拮抗止吐剂。

5. 约 25% 的患者出现皮疹，10% 的患者出现瘙痒，少于 1% 患者可发生支气管痉挛。

6. 顺铂可与铝相互作用生成黑色沉淀。含有铝部分的针头、注射器、套管或静注装置，可能与顺铂接触者，不应用于制备或使用该药。

7. 顺铂需避光使用，静滴时间不宜超过 24 小时。

8. 其他不良反应包括流感症状、周围性水肿、脱发、嗜睡、腹泻、口腔炎及便秘等。

📋 **处方⑫**：依托泊苷，$80mg/(m^2\cdot d)$，静脉滴注，第 1～第 5 天；顺铂，$20mg/(m^2\cdot d)$，静脉滴注，第 1～第 5 天。21 天为 1 周期。

【注意事项】

1. 该方案主要适用于小细胞肺癌患者的一线化疗。

2. 双药联合可引起严重的恶心、呕吐，发生率极高。急性呕吐一般发生于给药后 1 ~ 2 小时，可持续 1 周左右。需并用强效止吐剂，如 5-羟色胺 3（5-HT3）受体拮抗止吐剂。

3. 累积性及剂量相关性肾功不良是顺铂的主要限制性毒性，一般剂量每日超过 $90mg/m^2$ 即为肾毒性危险因素。主要为肾小管损伤。急性损害一般见于用药后 10 ~ 15 天血尿素氮及肌酐增高，肌酐清除率降低，多为可逆性，反复高剂量治疗可致持久性轻至中度肾功能损害。故顺铂用药期间需给予水化 3 天，以预防肾脏毒性。

4. 顺铂可与铝相互作用生成黑色沉淀。含有铝部分的针头、注射器、套管或静注装置，可能与顺铂接触者，不应用于制备或使用该药。

5. 顺铂需避光使用，静滴时间不宜超过 24 小时。

6. 依托泊苷静滴时速度不得过快，至少半小时，否则容易引起低血压，喉痉挛等过敏反应，此外，口腔炎、脱发亦常见。

9. 在治疗过程中应注意检查：①听力测验与神经功能检查。②血液尿素氮、肌酐清除率与血清肌酐。③血细胞比容、血小板计数、白细胞总数与分类、血清氨基转移酶、转肽酶、胆红素与尿酸。

处方⑬：伊立替康，$60mg/m^2$，静脉滴注，第 1 天、第 8 天、第 15 天；顺铂，$25mg/m^2$，静脉滴注，第 1 ~ 3 天。28 天为 1 周期。

【注意事项】

1. 该方案主要适用于小细胞肺癌的二线治疗。

2. 中性粒细胞减少是伊立替康剂量限制性毒性。78.7% 的患者均出现过中性粒细胞减少症，严重者（中性粒细胞计数

$< 0.5 \times 10^9 / L$）占 22.6%。

3. 腹泻（用药 24 小时后发生）是伊立替康的剂量限制性毒性反应，在所有听从腹泻处理措施忠告的患者中 20% 发生严重腹泻。

4. 累积性及剂量相关性肾功能不良是顺铂的主要限制性毒性，一般剂量每日超过 $90 mg/m^2$ 即为肾毒性危险因素。主要为肾小管损伤。急性损害一般见于用药后 10～15 天血尿素氮及肌酐增高，肌酐清除率降低，多为可逆性，反复高剂量治疗可致持久性轻至中度肾功能损害。故顺铂用药期间须给予水化 3 天，以预防肾脏毒性。

5. 极易发生严重的恶心、呕吐，此为顺铂主要的限制性毒性，双药联合消化道反应发生率进一步增高。急性呕吐一般发生于给药后 1～2 小时，可持续 1 周左右。故需并用强效止吐剂，如 5-羟色胺 3（5-HT3）受体拮抗止吐剂。

6. 9% 的患者出现短暂严重的急性胆碱能综合征。主要症状为早发性腹泻及腹痛、结膜炎、鼻炎、低血压、血管舒张、出汗、寒战、全身不适、头晕、视物模糊、瞳孔缩小、流泪、流涎增多，以上症状于阿托品治疗后消失。

7. 顺铂可与铝相互作用生成黑色沉淀。含有铝部分的针头、注射器、套管或静注装置，可能与顺铂接触者，不应用于制备或使用该药。

8. 顺铂需避光使用，静滴时间不宜超过 24 小时。

9. 其他副反应包括呼吸困难、肌肉收缩、痉挛、感觉异常、乏力、脱发、肝功能异常等。

处方⑭：培美曲塞，$500 mg/m^2$，静脉滴注，第 1 天；顺铂，75mg/m²，静脉滴注，大于 2 小时，第 1 天；贝伐单抗，15mg/kg，静脉滴注，第 1 天。每21 天为 1 周期。

【注意事项】

1. 该方案主要适用于肺腺癌患者。

2. 贝伐单抗为重组的人源化单克隆抗体，是美国第一个获得批准上市的抑制肿瘤血管生成药，副作用包括胃肠道穿孔、出血、动脉血栓、衰弱、腹泻、恶心、疼痛、高血压、蛋白尿、伤口愈合减慢、可逆性后脑白质病综合征（RPLS）、肿瘤相关出血、黏膜皮肤出血、血栓栓塞、充血性心力衰竭/心肌病、中性粒细胞计数减少、白细胞计数减少。因此，一旦出现胃肠道穿孔、严重的动脉血栓事件应永久停用该药。治疗期间应监测血压、尿蛋白、心功能，及时对照处理或停药。

3. 严重的恶心、呕吐为顺铂主要的限制性毒性。发生率为17%～100%。急性呕吐一般发生于给药后 1～2 小时，可持续 1 周左右。故用本品时需并用强效止吐剂，如 5-羟色胺 3（5-HT3）受体拮抗止吐剂。

4. 累积性及剂量相关性肾功不良是顺铂的主要限制性毒性，一般剂量每日超过 90mg/m² 即为肾毒性危险因素。主要为肾小管损伤。急性损害一般见于用药后 10～15 天血尿素氮（BUN）及肌酐（Cr）增高，肌酐清除率降低，多为可逆性，反复高剂量治疗可致持久性轻至中度肾功能损害。故顺铂用药期间需给予水化 3 天，以预防肾脏毒性。

5. 顺铂可与铝相互作用生成黑色沉淀。含有铝部分的针头、注射器、套管或静注装置，可能与顺铂接触者，不应用于制备或使用该药。

6. 顺铂需避光使用，静滴时间不宜超过 24 小时。

7. 预服地塞米松（或相似药物）可以降低皮肤反应的发生率及其严重程度。给药方法：地塞米松 4mg，口服，每日 2 次，培美曲塞给药前 1 天、给药当天和给药后 1 天连服 3 天。

8. 维生素补充 为了减少毒性不良反应，培美曲塞治疗必须同时服用低剂量叶酸或其他含有叶酸的复合维生素制剂。服用时间：第 1 次给予培美曲塞治疗开始前 7 天至少服用 5 次日剂量的叶酸，一直服用整个治疗周期，在最后 1 次培美曲塞给药后 21 天可停服。患者还需在第 1 次培美曲塞给药前 7 天内肌内注射维生素 B_{12} 一次，以后每 3 个周期肌注 1 次，以后的维生素 B_{12} 给药可与培美曲塞用药在同一天进行。叶酸给药剂量：350 ~ 1000μg，常用剂量 400μg；维生素 B_{12} 剂量 1000μg。

9. 两药联合可引起骨髓抑制，包括中性粒细胞、血小板计数减少和贫血。骨髓抑制是常见的剂量限制性毒性，应根据既往治疗周期中出现的最低中性粒细胞、血小板计数值和最严重非血液学毒性来进行剂量调整。此外发生率在 1% ~ 5% 之间（包括 5%）的临床相关的毒性反应包括谷丙转氨酶、谷草转氨酶和谷氨酰转肽酶升高，感染，发热，中性粒细胞减少性发热，肾衰竭，胸痛和荨麻疹；发生率 ≤1% 的临床相关的毒性不良反应包括心律失常和运动神经元病。

10. 在治疗过程中应注意检查：①听力与神经功能；②血液尿素氮、肌酐清除率与血清肌酐。③血细胞比容、血小板计数、白细胞总数与分类、血清氨基转移酶、转肽酶、胆红素与尿酸。④发生过量或毒性反应时，必须采取对症和支持措施，必须监测 3 ~ 4 周，以防延迟性毒性不良反应发生。

处方⑮： 紫杉醇，175mg/m²，静脉滴注 3 小时，第 1 天；卡铂，AUC 6.0，静脉滴注，第 1 天；贝伐单抗，15mg/kg，静脉滴注，第 1 天。每 21 天为 1 周期。

【注意事项】

1. 贝伐单抗为重组的人源化单克隆抗体，是美国第一个获得批准上市的抑制肿瘤血管生成药，副作用包括胃肠道穿孔、出血、动脉血栓、衰弱、腹泻、恶心、疼痛、高血压、蛋白尿、伤口愈合减慢、可逆性后脑白质病综合征（RPLS）、肿瘤相关出血、黏膜皮肤出血、血栓栓塞、充血性心力衰竭/心肌病、中性粒细胞数减少、白细胞计数减少。因此，一旦出现胃肠道穿孔、严重的动脉血栓事件应永久停用该药。治疗期间应监测血压、尿蛋白、心功能，及时对照处理或停药。

2. 用药期间需给予 5-羟色胺 3（5-HT3）受体拮抗止吐剂以预防消化道不良反应。

3. 预服地塞米松（或相似药物）可以降低皮肤反应的发生率及其严重程度。给药方法：地塞米松 4mg，口服，每日 2 次，培美曲塞给药前 1 天、给药当天和给药后 1 天连服 3 天。

4. 维生素补充：为了减少毒性不良反应，培美曲塞治疗必须同时服用低剂量叶酸或其他含有叶酸的复合维生素制剂。服用时间：第 1 次给予培美曲塞治疗开始前 7 天至少服用 5 次日剂量的叶酸，一直服用整个治疗周期，在最后 1 次培美曲塞给药后 21 天可停服。患者还需在第 1 次培美曲塞给药前 7 天内肌内注射维生素 B₁₂ 1 次，以后每 3 个周期肌注 1 次，以后的维生素 B₁₂ 给药可与培美曲塞用药在同一天进行。叶酸给药剂量：350 ~

1000μg，常用剂量400μg；维生素 B_{12} 剂量1000μg。

5. 两药联合可引起骨髓抑制，包括中性粒细胞、血小板计数减少和贫血。

6. 在治疗过程中应检测血常规、听力、神经功能、肾功能及电解质。

7. 卡铂可以替代本章列举的其他方案中的顺铂，尤其当患者对顺铂消化道反应无法耐受时。卡铂治疗期间注意监测其血液毒性。

处方⑯：长春瑞滨，$25mg/(m^2 \cdot d)$，静脉滴注，第1天、第5天；顺铂，$30mg/(m^2 \cdot d)$，静脉滴注，第2天～第4天；重组人血管内皮抑素，$7.5mg/(m^2 \cdot d)$，静脉滴注4～10小时，第1天～第14天。21天为1周期。

【注意事项】

1. 重组人血管内皮抑素主要不良反应为心脏不良反应如心肌缺血、窦性心律过速、房室传导阻滞、房性早搏、偶发室性早搏等，常见于有冠心病、高血压患者。其他少见的不良反应包括消化道反应、肝功能异常、皮肤丘疹等过敏反应等，多为轻中度可逆性。

2. 用药期间需给予5-羟色胺3（5-HT3）受体拮抗止吐剂以预防消化道不良反应。

3. 两药联合可引起骨髓抑制，包括中性粒细胞、血小板计数减少和贫血。

4. 长春新碱剂量限制性毒性为神经毒性，可引起手指足趾麻木、腱反射迟钝或消失、外周神经炎、运动感觉及脑神经破坏，麻痹性肠梗阻偶见。

5. 在治疗过程中应检测血常规、听力、神经功能、肾功能及电解质。

处方⑰：派姆单抗 Keytruda（Pembrolizumab），2mg/kg，静脉滴注 30 分钟，第 1 天。21 天为 1 周期。

【注意事项】

1. 该药属于免疫检查点抑制剂（PD-1 抑制剂），已通过美国食品药品管理局（FDA）批准适用于具有高 PD-L1 表达（TPS ≥50%）的转移性非小细胞肺癌患者的一线治疗，以及转移性非小细胞肺癌患者，其肿瘤表达 PD-L1（TPS≥1%），含铂化疗或靶向治疗后进展的后续治疗。

2. 该药可与培美曲塞、卡铂联合用于一线治疗转移性非鳞非小细胞肺癌患者，无论 PD-L1 表达如何。

3. 临床试验报告了免疫介导的肺炎、结肠炎、肝炎、肾炎和其他免疫介导的不良反应，例如葡萄膜炎、关节炎、肌炎、胰腺炎、溶血性贫血、脑实质中有炎性灶的患者部分发作、肌无力综合征、视神经炎、横纹肌溶解症。

4. 患者可发生严重皮炎，包括大疱性类天疱疮和剥脱性皮炎、免疫介导的内分泌病（肾上腺功能不全、甲状腺功能变化、1 型糖尿病、糖尿病酮症酸中毒）。

5. 输液期间严密观察，输液不良反应包括发冷、喘息、瘙痒、潮红、皮疹、低血压、低氧血症和发热，严重者可危及生命。

6. 同类药物 PD-1 抑制剂还有纳武单抗 Opdivo（nivolumab）。

（安　娟）

三、恶性胸膜间皮瘤

（一）病情概述

恶性胸膜间皮瘤（malignant pleural mesothelioma，MPM）是原发于胸膜间皮，以局部侵袭为主，恶性度较高的少见肿瘤。患者男性多于女性（2∶1）。主要病因是长期接触石棉粉尘，平均潜伏期是石棉暴露后20~40年，发病率与接触石棉的时间和严重程度呈正比。此外，猿病毒40、亚硝胺、玻璃纤维、毛沸石、结核杆菌、电离辐射等均可能作为致病因素。

恶性胸膜间皮瘤在不同国家的发病率差异较大，澳大利亚发病率约为每年40/100万，欧洲约为每年20/100万，日本约为每年7/100万。我国约为每年5/100万。现今仍大量生产和使用石棉的国家包括俄罗斯、中国、哈萨克斯坦、巴西和加拿大以及其他欠发达国家，随着潜伏期的结束，预计未来数十年世界各国发病率会继续上升。

临床表现主要包括进行性加重的咳嗽、呼吸困难、胸痛，晚期可出现心律失常、心包填塞以及胸腹水。

（二）诊断与治疗

【诊断要点】

当患者出现进行性加重的咳嗽、呼吸困难、胸痛等症状，且有石棉接触史者应高度重视本病可能。

1. 胸部 X 线及胸部 CT 检查　①胸膜增厚，可表现为结节状、肿块状、环状等，厚度超过 1cm 对该病诊断有特征性意义。②局限性肿块，多为单个出现。③纵隔固定或增宽，患侧胸腔体积缩小，心影增大。④肺裂胸膜增厚或裂间叶积液。⑤胸腔积液。

2. 病理检查　通过胸膜活检穿刺、胸腔镜或纵隔镜等检查取病理，组织学可分为上皮型、肉瘤型（纤维型）及混合型。上皮型瘤细胞呈团块状、裂隙状或腺管状排列，聚成团的瘤细胞呈圆形、多角形或索条形排列。肉瘤型瘤细胞多为梭形，核分裂象少，可见大量胶原纤维。混合型为上述两种类型的混合。免疫组化 calretinin、CD141、WT-1 和 CK5/6 特异性较高，而 AE1/AE3、EMA、vimentin 敏感性亦较高。

3. 胸水病理学检查：可找到大量间皮细胞，当细胞出现异型性有诊断意义。

【鉴别诊断】

本病需要与良性胸膜间皮瘤、胸膜转移瘤、胸膜结核等疾病相鉴别。其相同点为均存在胸膜病变，且某些非特异性临床表现相近，如咳嗽、胸痛、胸腔积液等。

1. 良性胸膜间皮瘤：多源于脏层胸膜，肿瘤长轴与胸膜走向一致，呈类圆形，多 <5cm，很少合并胸水或邻近组织破坏；恶性胸膜间皮瘤多起源于壁层胸膜或纵隔胸膜，胸膜广泛增厚，呈不规则结节或胸膜肿块，常伴大量胸水。

2. 胸膜转移瘤　通常原发部位肿瘤明确，胸膜可见单发或多发转移性病灶，亦常合并肺内病灶。而恶性胸膜间皮瘤多为单侧发病，患侧胸廓体积缩小伴纵隔固定，可见石棉肺改变。

3. 胸膜结核　结核菌素实验多呈阳性，影像学可见胸膜弥漫性增厚，附干酪样坏死及钙化灶，增强扫描呈环形强化，抗结核治疗有效。

【治疗原则】

1. 全面考虑患者症状特点，年龄，躯体状况，药物的耐受性，有无并发症，因人而异的个体化合理用药。

2. 对于局限性病灶者，首选手术切除，包括胸膜切除（或剥脱）术、胸膜外全肺切除等。

3. 对于弥漫性病变者，手术难以彻底切除，可考虑姑息手术以缓解症状，后续放化疗。

4. 对于全身远处转移者，以化疗及综合治疗为主。

【一般治疗】

1. 手术治疗　包括胸腔下滑石粉胸膜固定术、胸膜切除（或剥脱）术、胸膜外全肺切除等。

2. 放射治疗　包括术后患侧胸腔的辅助放疗，非手术患者的根治性放疗以及姑息性放疗。最大剂量可达55Gy。放疗方法包括术中粒子植入内照射以及三维适形调强放疗等，但需注意急性肺损伤等相关不良反应。

（三）药物处方

📝 **处方①**：培美曲塞，$500mg/m^2$，静脉滴注，大于10分钟，第1天。每21天为1周期。

【注意事项】

1. 预服地塞米松（或相似药物）可以降低皮肤反应的发生

率及其严重程度。给药方法：地塞米松 4mg，口服，每天 2 次，培美曲塞给药前 1 天、给药当天和给药后 1 天连服 3 天。

2. 维生素补充　为了减少毒性反应，培美曲塞治疗必须同时服用低剂量叶酸或其他含有叶酸的复合维生素制剂。服用时间：第一次给予培美曲塞治疗开始前 7 天至少服用 5 次日剂量的叶酸，一直服用整个治疗周期，在最后 1 次培美曲塞给药后 21 天可停服。患者还需在第一次培美曲塞给药前 7 天内肌内注射维生素 B_{12} 一次，以后每 3 个周期肌注 1 次，以后的维生素 B_{12} 给药可与培美曲塞用药在同一天进行。叶酸给药剂量：350 ～ 1000μg，常用剂量 400μg；维生素 B_{12} 剂量 1000μg。

3. 所有准备接受培美曲塞治疗的患者，用药前需完成包括血小板计数在内的血细胞检查和血生化检查，给药后需监测血细胞最低点及恢复情况，临床研究时每周期的开始、第 8 天和第 15 天需检查上述项目。患者需在中性粒细胞 ≥1.5×10⁹/L，血小板 ≥100×10⁹/L、肌酐清除率 ≥45ml/min 时，才能开始培美曲塞治疗。

4. 培美曲塞可以引起骨髓抑制，包括中性粒细胞、血小板计数减少和贫血。骨髓抑制是常见的剂量限制性毒性，应根据既往治疗周期中出现的最低中性粒细胞、血小板计数值和最严重非血液学毒性来进行剂量调整。

5. 发生率在 1%～5%（包括 5%）的临床相关的毒性不良反应包括神经障碍、运动神经元病、腹痛、肌酐升高、中性粒细胞数减少性发热、无中性粒细胞数减少性感染、变态反应/过敏和多型红斑；发生率 ≤1% 的临床相关的毒性不良反应包括室上性心律失常。

📋 **处方②**：培美曲塞，$500mg/m^2$，静脉滴注，大于 10 分钟，第 1 天；顺铂，$75mg/m^2$，静脉滴注，大于 2 小时，第 1 天。每 21 天为 1 周期。

【注意事项】

1. 累积性及剂量相关性肾功不良是顺铂的主要限制性毒性，一般剂量每日超过 $90mg/m^2$ 即为肾毒性危险因素。主要为肾小管损伤。急性损害一般见于用药后 10～15 天血尿素氮及肌酐增高，肌酐清除率降低，多为可逆性，反复高剂量治疗可致持久性轻至中度肾功能损害。故顺铂用药期间需给予水化 3 天，以预防肾脏毒性。

2. 严重的恶心、呕吐为顺铂主要的限制性毒性。发生率为 17%～100%。急性呕吐一般发生于给药后 1～2 小时，可持续 1 周左右。故用本品时需并用强效止吐剂，如 5-羟色胺 3（5-HT3）受体拮抗止吐剂。

3. 顺铂可与铝相互作用生成黑色沉淀。含有铝部分的针头、注射器、套管或静注装置，可能与顺铂接触者，不应用于制备或使用该药。

4. 顺铂需避光使用，静滴时间不宜超过 24 小时。

5. 预服地塞米松（或相似药物）可以降低皮肤反应的发生率及其严重程度。给药方法：地塞米松 4mg，口服，每日 2 次，培美曲塞给药前 1 天、给药当天和给药后 1 天连服 3 天。

6. 维生素补充：为了减少毒性不良反应，培美曲塞治疗必须同时服用低剂量叶酸或其他含有叶酸的复合维生素制剂。服用时间：第 1 次给予培美曲塞治疗开始前 7 天至少服用 5 次日剂量的叶酸，一直服用整个治疗周期，在最后 1 次培美曲塞给药后21天可停服。患者还需在第一次培美曲塞给药前7天内肌内注射维生素 B_{12} 一次，以后每3个周期肌注1次，以后的维生素 B_{12} 给药可与培美曲塞用药在同一天进行。叶酸给药剂量：350～1000μg，常用剂量400μg；维生素 B_{12} 剂量1000μg。

7. 两药联合可引起骨髓抑制，包括中性粒细胞、血小板计数减少和贫血。骨髓抑制是常见的剂量限制性毒性，应根据既往治疗周期中出现的最低中性粒细胞、血小板值和最严重非血液学毒性来进行剂量调整。此外发生率在1%～5%之间（包括5%）的临床相关的毒性不良反应包括谷丙转氨酶、谷草转氨酶和谷氨酰转肽酶升高，感染，发热，中性粒细胞减少性发热，肾衰竭，胸痛和荨麻疹；发生率≤1%的临床相关的毒性反应包括心律失常和运动神经元病。

8. 在治疗过程中应注意检查：①听力测验与神经功能检查。②血液尿素氮、肌酐清除率与血清肌酐。③血细胞比容、血小板计数、白细胞总数与分类、血清氨基转移酶、转肽酶、胆红素与尿酸。

（安　娟）

四、胸　腺　瘤

（一）病情概述

胸腺瘤起源于胸腺上皮细胞，是最常见的纵隔肿瘤之一，其最常发生于前纵隔，少数病例位于后纵隔或胸内其他部位，其包膜完整，对周围组织通常不具有侵袭性。

胸腺瘤好发于 40 岁以上成人，男女比例 1:1，其中 70%~80% 为带有恶性行为的良性肿瘤（包括髓质型和混合型胸腺瘤）。以往按照细胞病理学结构将胸腺瘤分为 3 种类型：①含梭形或圆形上皮细胞 80% 以上为上皮细胞型胸腺瘤。②含淋巴细胞 80% 以上为淋巴细胞型胸腺瘤。③兼有上述两种细胞者为混合型。为更好地反映胸腺瘤的性质，1999 年世界卫生组织提出胸腺瘤的新的分类标准，主要由髓质向皮质依次分为下述类型：①A 型：髓质上皮瘤，细胞呈菱形或圆形。②AB 型：肿瘤兼具 A 型及 B 型两方面特点，为上皮细胞、淋巴细胞混合型细胞瘤。③B 型：上皮瘤，细胞核卵圆形，细胞质色淡，呈皮质样或树突状。根据上皮细胞与淋巴细胞的比例及肿瘤细胞的异形性进一步分为：B1 型，皮质为主型胸腺瘤；B2 型，皮质型胸腺瘤；B3 型，高分化型胸腺瘤。④C 型：来源于胸腺外组织的恶性肿瘤，如鳞状细胞瘤（见恶性胸腺瘤章节）。

胸腺瘤发展缓慢，大多数患者无临床症状或仅有轻微症状，远期预后较好，但部分患者到后期因肿瘤增大压迫周围组织或合并副瘤综合征如重症肌无力、再生障碍性贫血或免疫风湿性疾病等，则预后变差。

（二）诊断与治疗

【诊断要点】

1. X 线检查 采用标准的后前位与侧位胸部 X 线片，可见前纵隔或前上纵隔呈类圆形或分叶状肿块，大多数情况下偏向胸廓一侧，靠近心脏与大血管连接处。侧位病灶断层能显示肿瘤的大小及密度，多为类圆形或舌形影，由于组织粘连牵拉，常可见条索影向上延伸至胸膜顶部。

2. CT 检查　肿瘤边缘清晰，无周围组织浸润，无其他脏器及淋巴结转移。瘤体较大时可见气管、食管因受压而移位。

3. 病理学检查　可在超声、CT 等引导下进行针刺活检，但有可能引起肿瘤扩散。

【鉴别诊断】

本病与畸胎瘤、纵隔霍奇金淋巴瘤、胸内甲状腺肿等疾病有可能混淆，影像学上这几种疾病均表现为纵隔肿物。

1. 畸胎瘤　纵隔是畸胎瘤好发部位，绝大多数位于前下纵隔，常见于青壮年，由于含脂肪、骨或牙齿等多种成分，X 线检查表现为块影密度均匀不一，活检亦可见毛发、骨质、脂肪组织等多种成分。

2. 纵隔霍奇金淋巴瘤　过去称之为"肉芽肿性胸腺瘤"，除了影像显示"前上纵隔块影"以及"上纵隔阴影明显增宽"，多数患者可同时发现浅表及深部多发淋巴结肿大，以及其他脏器转移浸润可能，临床有发热，盗汗，体重下降等症状。可通过淋巴结活检确诊。

3. 胸内甲状腺肿　是由甲状腺肿向下延伸扩展至纵隔所致，颈部可同时扪及肿大的甲状腺，颈胸部 CT 亦可显示颈部甲状腺阴影与胸内肿块阴影相连成一体，核素 I-131 扫描可清晰判断其胸内位置。患者多为女性，常伴甲亢症状。

【治疗原则】

1. 手术为主要治疗手段，胸腺瘤一经诊断应外科根治性手术切除。

2. 对于不能完整切除的胸腺瘤，一般先放、化疗，再考虑能否做根治性切除。

【一般治疗】

1. 手术治疗　完整切除是胸腺瘤的主要治疗手段，胸骨正中切开入路是胸腺瘤主要手术方式，注意术中尽量保持其包膜完整，可减少术后复发。

2. 放射治疗　完整切除的胸腺瘤术后不需要放疗，但若肿瘤切除不完整，则需要进行放疗。胸腺瘤对放疗敏感，一般采取 30～60Gy 总剂量，每次分割成 1.8～2Gy，3～6 周完成，照射野包括单一前野，权重不一致的前后对穿野、加用楔形板的照射野等。

（三）药物处方

本病主要为围手术期的对症支持治疗。

（安　娟）

五、恶性胸腺瘤

（一）病情概述

恶性胸腺瘤约占胸腺瘤 20%，是起源于胸腺上皮的恶性肿瘤，呈侵袭性生长，常累及邻近的软组织、肺、大血管外膜、胸膜及心包。

恶性胸腺瘤分为侵袭性胸腺瘤和胸腺癌两种类型。根据 Masoka 病理分期，Ⅰ期包膜完整，镜下无外侵，Ⅱ期及以上则考虑为侵袭性胸腺瘤。

恶性胸腺瘤临床症状包括：①重症肌无力现象，主要表现为复视、上睑下垂、吞咽困难、全身乏力等，后期可出现重症肌无力危象而危及生命。②红细胞再生不良症：表现为贫血，部分患者同时合并血小板及白细胞减少。③低丙种球蛋白血症，表现为反复感染、过敏反应延迟等。④自身免疫性疾病，如系统性红斑狼疮、硬皮病、心肌病、肾病综合征、类风湿关节炎、溃疡性结肠炎等。⑤上腔静脉压迫综合征，表现为咳喘、声嘶、吞咽困难、颜面及上肢水肿、颈部及胸部血管怒张等。⑥其他如库欣综合征、胸水、其他脏器转移所致相应症状等。

（二）诊断与治疗

【诊断要点】

当患者出现胸闷憋气、咳喘、吞咽困难、贫血、乏力等症状，则应行相关影像学及病理学等检查以确诊。

1. CT 检查　纵隔肿块影，可突向一侧或双侧肺野，部分延伸至心膈角区、膈面。瘤体邻近胸膜不规则增厚，胸膜种植时可见胸膜小结节状软组织密度影或胸腔积液，心包受累时可见心包积液，肿瘤侵犯大血管时可表现为肿瘤邻近血管受压变形，接触面呈灌注型生长，增强扫描时见血管壁有受侵征象。肺受侵犯时可见肿块 - 肺接触面增厚呈尖角或锯齿征。此外可见肺门、肺内转移灶等。

2. MRI 检查 MRI 主要了解大血管受累情况，胸腺瘤常显示为位于前（上）纵隔叶状表现，MRI 为均匀性、中等强度 MR 信号区，当瘤体出现坏死液化时，可表现为高低不等的 MR 信号区。

3. 病理学检查 Ⅰ型恶性胸腺瘤（B 型胸腺瘤），镜下可见上皮样或树突状细胞，包括皮质型和皮质为主型；Ⅱ型恶性胸腺瘤（C 型胸腺瘤），包括非器官样胸腺癌、表皮角化型和非角化型癌、淋巴表皮样癌、黏液表皮样癌、透明细胞癌、基底细胞癌、肉瘤样癌及未分化癌等。

【鉴别诊断】

本病需要与侵犯纵隔的肺癌、淋巴瘤及良性胸腺瘤等疾病相鉴别。相同点均为纵隔占位，且某些非特异性临床表现相近，如胸闷憋气、咳喘、乏力等。

1. 良性胸腺瘤 良性胸腺瘤一般体积较小，外形规则，包膜完整，周围脂肪间隙清晰，很少发生局部种植、血行及淋巴转移。

2. 淋巴瘤 淋巴瘤常伴全身淋巴结肿大，表现为多发结节或相互融合，增强后多轻度不均匀强化，环形强化对淋巴瘤定性诊断有帮助。

3. 纵隔型肺癌 此类肺癌病灶多数位于肺内，与纵隔呈夹角相交，肿块多不规则，周边毛刺及分叶，且常常出现远处转移。

【治疗原则】

1. 根据患者年龄，基础疾病，有无并发症，因人而异的个体化合理安排治疗方案。

2. 合并重症肌无力或其他并发症者要同时治疗相关疾病，防治因并发症带来的风险。

【一般治疗】

1. 手术切除　术中应该仔细评估肿瘤侵犯或粘连范围。扩大切除术包括从纵隔到颈部、两侧膈神经之间心包前区全部组织，达到完整切除的侵袭性或非侵袭性胸腺瘤患者生存时间相似，部分切除术后患者 5 年生存率可达 60%~75%，复发者手术地位尚不确定。

2. 放射治疗　胸腺瘤对放疗敏感，各期胸腺瘤及复发性胸腺瘤均可以考虑放疗，侵袭性病变者完全切除术后，辅助放疗可以使复发率由 28% 下降至 5%，术前放疗有可能降低肿瘤负荷和减少术中肿瘤种植。晚期患者单纯放疗可达到与手术部分切除＋放疗相似的生存率。一般采取 30~60Gy 的放疗总量，每次分割剂量 1.8~2Gy，3~6 周完成，照射野包括单一前野，权重不一致的前后对穿野、加用楔形板的照射野以及多野照射等。对于锁骨上及同侧胸腔预防性照射能够增加放射性肺纤维化、心包炎及脊髓炎的危险性，因此不主张应用预防性照射。

（三）药物处方

■ 处方①：环磷酰胺，500mg/m^2，静脉注射，第 1 天；阿霉素（多柔比星），50mg/m^2，静脉注射，第 1 天；顺铂，50mg/m^2，静脉滴注，第 1 天。21 天为一周期。

【注意事项】

1. 三药联合，骨髓抑制为最常见的毒性，白细胞、血小板计数减少和贫血，密切监测血象及时给予刺激因子及相关防治。

2. 消化道反应如恶心、呕吐、食欲不振，以及口腔黏膜炎等，严重程度与剂量有关。需并用强效止吐剂，如 5-羟色胺 3（5-HT3）受体拮抗止吐剂。

3. 环磷酰胺的代谢产物可产生严重的出血性膀胱炎、大量补充液体可避免，可同时使用美司钠解救。本品也可致膀胱纤维化。

4. 大剂量环磷酰胺（按体重 50mg/kg）与大量液体同时给予时，可产生水中毒，可同时给予利尿剂。

5. 环磷酰胺可引起生殖系统毒性不良反应，如停经或精子缺乏，妊娠初期时给予可致畸胎。

6. 长期给予环磷酰胺可产生继发性肿瘤。

7. 环磷酰胺可产生中等至严重的免疫抑制。

8. 高剂量环磷酰胺可产生心肌坏死，偶有发生肺纤维化。

9. 阿霉素可导致严重的心肌损伤和心力衰竭，心肌损伤程度与剂量有关，总量在 $500mg/m^2$ 以上者可多见。用药前后要测定心脏功能，监测心电图、超声心动图、血清酶学等。使用期间可与自由基清除剂维生素 E、解救剂 ATP、辅酶 Q10、维生素 C 等并用。在进行纵隔或胸部放疗期间禁用本药。以往接受过纵隔放射治疗者，每次用量和总剂量亦应酌减。当出现室上性心动过速、P 波低平、ST 段降低、心律失常、房性或室性早搏以及继发性弥漫性心肌病变、充血性心力衰竭时，须立即停药。

10. 敏感肿瘤在初次应用阿霉素时，可因大量瘤细胞破坏而致高尿酸血症，引起关节疼痛或肾功能损害。应嘱患者多饮水，适当应用别嘌醇，必要时查血清尿酸或肾功能。

11. 皮肤反应色素沉着、皮疹、脱发。首次用药后第 2～4

周开始脱发，停药后数月内头发可重新长出。

12. 阿霉素可导致乏力、发热、出血、静脉炎。用药不慎外漏而引起局部组织坏死等。用药后尿可呈红色。

13. 顺铂可导致肾功能损伤，用药期间监测肾功能。

14. 顺铂可与铝相互作用生成黑色沉淀。含有铝部分的针头、注射器、套管或静注装置，可能与顺铂接触者，不应用于制备或使用该药。

15. 顺铂需避光使用，静滴时间不宜超过 24 小时。

▣ **处方②**：依托泊苷，$120mg/m^2$，静脉滴注，第 1 天～第 3 天；顺铂，$60mg/m^2$，静脉滴注，第 1 天。21 天为 1 周期。

【注意事项】

1. 骨髓抑制，包括白细胞及血小板计数减少，多发生在用药后 7～14 天，20 天左右后恢复正常。

2. 常出现食欲减退、恶心、呕吐、口腔炎等消化道反应，脱发亦常见。

3. 依托泊苷静脉滴注需 >30 分钟，否则可能出现低血压、喉痉挛等过敏反应。

4. 累积性及剂量相关性肾功不良是顺铂的主要限制性毒性，一般剂量每日超过 $90mg/m^2$ 即为肾毒性危险因素。主要为肾小管损伤。急性损害一般见于用药后 10～15 天血尿素氮（BUN）及肌酐（Cr）增高，肌酐清除率降低，多为可逆性，反复高剂量治疗可致持久性轻至中度肾功能损害。故顺铂用药期间须给予水化 3 天，以预防肾毒性不良反应。

5. 顺铂可与铝相互作用生成黑色沉淀。含有铝部分的针头、注射器、套管或静注装置，可能与顺铂接触者，不应用于制备或使用该药。

6. 顺铂需避光使用，静滴时间不宜超过 24 小时。

处方③：阿霉素，$40mg/m^2$，静脉注射，第 1 天；顺铂，$50mg/m^2$，静脉滴注，第 1 天；长春新碱，$0.6mg/m^2$，静脉注射，第 3 天；环磷酰胺，$700mg/m^2$，静脉推注，第 4 天。21 天为 1 周期。

【注意事项】

1. 四药联合，骨髓抑制为最常见的毒性，白细胞、血小板计数减少和贫血，密切监测血象及时给予刺激因子及相关防治。

2. 消化道反应如恶心、呕吐、食欲不振，以及口腔黏膜炎等，严重程度与剂量有关。需并用强效止吐剂，如 5-羟色胺3（5-HT3）受体拮抗止吐剂。

3 长春新碱剂量限制性毒性为神经毒性，主要引起外周神经症状如手指、神经毒性等不良反应，与累积量有关。足趾麻木、腱反射迟钝或消失，外周神经炎。腹痛、便秘、麻痹性肠梗阻偶见。运动神经、感觉神经和脑神经也可受到破环，并产生相应症状。

4. 环磷酰胺的代谢产物可产生严重的出血性膀胱炎、大量补充液体可避免，可同时使用美司钠解救。本品也可致膀胱纤维化。

5. 大剂量环磷酰胺（按体重 $50mg/kg$）与大量液体同时给予时，可产生水中毒，可同时给予利尿剂以防治。

6. 环磷酰胺可引起生殖系统毒性，如停经或精子缺乏，妊娠初期时给予可致畸胎。

7. 长期给予环磷酰胺可产生继发性肿瘤。

8. 环磷酰胺可产生中等至严重的免疫抑制。

9. 高剂量环磷酰胺可产生心肌坏死，偶有发生肺纤维化。

10. 阿霉素可导致严重的心肌损伤和心力衰竭，心肌损伤程度与剂量有关，总量在 $500mg/m^2$ 以上者可多见。用药前后要测定心脏功能，监测心电图、超声心动图、血清酶学等。使用期间可与自由基清除剂维生素 E、解救剂 ATP、辅酶 Q10、维生素 C 等并用。在进行纵隔或胸部放疗期间禁用本药。以往接受过纵隔放射治疗者，每次用量和总剂量亦应酌减。当出现室上性心动过速、P 波低平、ST 段降低、心律失常、房性或室性期前收缩以及继发性弥漫性心肌病变、充血性心力衰竭时，需立即停药。

11. 敏感肿瘤在初次应用阿霉素时，可因大量瘤细胞破坏而致高尿酸血症，引起关节疼痛或肾功能损害。应嘱患者多饮水，适当应用别嘌醇，必要时查血清尿酸或肾功能。

12. 皮肤反应 色素沉着、皮疹、脱发。首次用药后第 2～4 周开始脱发，停药后数月内头发可重新长出。

13. 阿霉素可导致乏力、发热、出血、静脉炎，用药后尿可呈红色。

14. 阿霉素及长春新碱用药不慎外漏可引起局部组织坏死。

15. 累积性及剂量相关性肾功不良是顺铂的主要限制性毒性，一般剂量每日超过 $90mg/m^2$ 即为肾毒性危险因素。主要为肾小管损伤。急性损害一般见于用药后 10～15 天血尿素氮及肌酐增高，肌酐清除率降低，多为可逆性，反复高剂量治疗可致持久性轻至中度肾功能损害。故顺铂用药期间需给予水化 3 天，以预防肾毒性。

16. 顺铂可与铝相互作用生成黑色沉淀。含有铝部分的针头、注射器、套管或静注装置，可能与顺铂接触者，不应用于制备或使用该药。

17. 顺铂需避光使用，静滴时间不宜超过 24 小时。

📋 **处方④**：依托泊苷，75mg/m^2，静脉滴注，第 1 天～第 4 天；

异环磷酰胺，1200mg/m^2，静脉注射，第 1 天～第 4 天；

顺铂，20mg/m^2，静脉滴注，第 1 天～第 4 天。21 天为 1 周期。

【注意事项】

1. 三药联合，骨髓抑制常见，包括白细胞及血小板计数减少，多发生在用药后 7～14 天，20 天左右后恢复正常。

2. 常出现食欲减退、恶心、呕吐、口腔炎等消化道反应，脱发亦常见。

3. 依托泊苷静脉滴注需 >30 分钟，否则可能出现低血压、喉痉挛等过敏反应。

4. 异环磷酰胺可致出血性膀胱炎，表现为排尿困难、尿频和尿痛、可在给药后几小时或几周内出现，通常在停药后几天内消失。可在用药同时给予美斯钠解救。

5. 异环磷酰胺中枢神经系统毒性与剂量相关，通常表现为焦虑不安、神情慌乱、幻觉和乏力等。少见晕厥、癫痫样发作甚至昏迷。

6. 用药期间检测肝肾功能，罕见心脏和肺毒性。其他反应尚包括脱发、恶心和呕吐等。注射部位可产生静脉炎。

7. 顺铂可与铝相互作用生成黑色沉淀。含有铝部分的针头、注射器、套管或静注装置，可能与顺铂接触者，不应用于制备或使用该药。

8. 顺铂需避光使用，静滴时间不宜超过 24 小时。

处方⑤：奥曲肽，0.5mg，皮下注射，每天 3 次。

【注意事项】

1. 醋酸奥曲肽的主要不良反应是给药局部和胃肠道反应。皮下注射后的局部反应包括疼痛或注射部位针刺、麻刺或烧灼感，伴红肿。这些现象极少超过 15 分钟。

2. 由于醋酸奥曲肽可抑制生长激素、胰高血糖素和胰岛素分泌，故本品可能引起血糖调节紊乱。

3. 少数报道出现急性胰腺炎，但通常在开始治疗的几小时或几天内出现，停药后可逐渐消失。长期应用醋酸奥曲肽发生胆结石者也可能出现胰腺炎。

4. 个别患者发生肝功能失调，包括无胆汁淤积的急性肝炎（停用后转氨酶恢复正常）、缓慢发生的高胆红素血症伴碱性磷酸酶、γ 谷氨酰转移酶增高及转氨酶轻度增高。

处方⑥：奥曲肽，0.5mg，皮下注射，每天 3 次；泼尼松，0.6mg/kg，口服，每天 1 次。

【注意事项】

1. 该方案是在单药奥曲肽使用 2 个月后，疗效评价稳定患者的后续方案。

2. 醋酸奥曲肽的主要不良反应是给药局部和胃肠道反应。皮下注射后的局部反应包括疼痛或注射部位针刺、麻刺或烧灼感，伴红肿。这些现象极少超过 15 分钟。

3. 由于醋酸奥曲肽可抑制生长激素、胰高血糖素和胰岛素分泌，故本品可能引起血糖调节紊乱。

4. 泼尼松用药长期可引起以下不良反应：医源性库欣综合征面容和体态、体重增加、下肢水肿、紫纹、易出血倾向、创口愈合不良、痤疮、月经紊乱、肱或股骨头缺血性坏死、骨质疏松或骨折（包括脊椎压缩性骨折、长骨病理性骨折）、肌无力、肌萎缩、低血钾综合征、胃肠道刺激（恶心、呕吐）、胰腺炎、消化性溃疡或肠穿孔，儿童生长受到抑制、青光眼、白内障、良性颅内压升高综合征、糖耐量减退和糖尿病加重。

5. 个别患者发生肝功能失调，包括：无胆汁淤积的急性肝炎（停用后转氨酶恢复正常）、缓慢发生的高胆红素血症伴碱性磷酸酶、γ谷氨酰转移酶增高及转氨酶轻度增高。

（安　娟）

第三章
消化系统肿瘤

一、食 管 癌

（一）病情概述

食管癌是指由食管鳞状上皮或腺上皮的异常增生所形成的恶性病变。其发展一般经过上皮不典型增生、原位癌、浸润癌等阶段。食管癌是我国常见的恶性消化系统肿瘤之一，其中鳞癌占90%以上。食管癌的发病率占全世界恶性肿瘤发病率的第八位，死亡率占第六位。流行病学调查显示其发病具有明显的地区性。

食管癌的临床症状是随着癌灶的发展而呈进行性加重的。早期症状主要有：①吞咽食物轻度哽咽感，偶尔出现，不影响进食；②胸骨后或上腹部疼痛不适，多伴有咽下痛；③食管内异物感；④咽喉部干燥与紧缩感；⑤食物通过缓慢并有滞留感。中、晚期食管癌的症状主要有：进行性吞咽困难，呕吐黏液，前胸或后背持续性疼痛及咽下痛，营养不良，脱水，消瘦，贫血。转移症状和体征：如颈部肿块、声音嘶哑、压迫症状等，食管出血、穿孔，食管气管瘘等。

（二）诊断与治疗

【诊断要点】

凡有咽下食物哽咽感、食管内异物感、进行性吞咽困难、颈部肿块等临床症状者，均应行影像学、电子胃镜及病理学等一系列临床检查以确诊。

X线平片检查：X线钡餐造影是诊断食管癌的重要手段之一，检查方便快捷，痛苦小，患者易接受。

CT检查：是确定食管癌TNM分期必要的最常用的非侵入性手段。主要针对中、晚期食管癌患者，可清晰地显示有无淋巴结转移。

MRI检查：能够清晰地显示肿瘤是否侵及周围的气管、支气管、心包及主动脉等，显示纵隔淋巴结是否存在转移等，有助于对食管癌分期。

超声内镜检查：主要目的是判断食管癌的浸润深度和外科手术切除的可能性，同时可以确诊食管黏膜下肿瘤。

实验室检查：CEA、AFP、CA19-9、CA72-4等，但对食管癌均缺乏特异性。

细胞学检查：用拉网细胞学检查采取脱落细胞标本直接涂片，是诊断早期食管癌的可靠方法。

胃镜及病理检查：是指采用胃镜检查并取病变部位活检同时进行病理分析，用以明确食管内病变性质。食管癌的病理诊断是临床诊治的最可靠依据。

【鉴别诊断】

本病需要与食管贲门失弛缓症、食管良性狭窄、食管良性肿瘤、癔球症、缺铁性假膜性食管炎、食管周围器官病变等疾病相鉴别。其相同点为某些非特异性临床表现近似，如吞咽困难、食管内异物感等。

1. 食管贲门失弛缓症 多见于年轻女性，病程长，症状时轻时重。食管钡餐检查可见食管下端呈光滑的漏斗型狭窄。应用解痉剂时可使之扩张缓解症状。

2. 食管良性狭窄 可由食管灼伤、异物损伤、慢性溃疡等引起的瘢痕所致。病程较长，咽下困难发展至一定程度即不再加重。经详细询问病史和 X 线钡餐检查可以鉴别。

3. 食管良性肿瘤 主要为少见的平滑肌瘤，病程较长，咽下困难多为间歇性。X 线钡餐检查可显示食管有圆形、卵圆形或分叶状的充盈缺损，边缘整齐，周围黏膜纹正常。

4. 癔球症 多见于青年女性，时有咽部球样异物感，进食时消失，常由精神因素诱发。本病实际上并无器质性食管病变，亦不难与食管癌鉴别。

5. 缺铁性假膜性食管炎 患者多为女性，除咽下困难外，还会出现小细胞低色素性贫血、舌炎、胃酸缺乏和反甲等表现。

6. 食管周围器官病变 如纵隔肿瘤、主动脉瘤、甲状腺肿大、心脏增大等。除纵隔肿瘤侵入食管外，X 线钡餐检查可显示食管有光滑的压迹，黏膜纹正常。

【治疗原则】

早期食管癌症状不明显，发现时往往已经处于晚期，术后局部复发与远处转移是主要的死亡原因，探索食管癌综合治疗模式是改善食管癌患者远期生存的关键。

根据患者的一般身体情况、年龄、病理分期、病变部位等采取综合治疗模式。临床实践参考美国 NCCN 食管癌治疗指南，并需要结合个体化特征进行治疗。

主要包括：外科手术治疗、局部放射治疗、化学治疗、靶向治疗、最佳支持治疗。

【一般治疗】

1. 手术治疗

（1）可切除的食管癌：①Tis/Tla 期（肿瘤侵犯黏膜但未至黏膜下层）：可考虑内镜下黏膜切除术或食管切除术。②位于黏膜下层（Tlb 期）或更深的肿瘤：行食管切除术；③Tl-T3 期，包括有区域淋巴结转移（Nl）者；④T4 期肿瘤单纯侵及心包、胸膜或膈肌；⑤ⅣA 期病变位于远端食管，腹腔淋巴结可切除且腹腔动脉、主动脉或其他器官未被累及；⑥对于 Tis/Tla 或 TlbNO/NX 期（非颈段）食管癌患者可首选食管癌切除术；而对于 T、任何 N Mla（ⅣA 期）食管癌患者建议选择新辅助化疗加手术治疗（仅针对食管下段或贲门腺癌），或先行术前放化疗并根据疗效再决定是否行手术治疗，或直接选择根治性放化疗。

（2）不可切除的食管癌：①T4 期：肿瘤累及心脏、大血管、气管或邻近脏器，包括肝脏、胰腺、肺和脾脏等。②ⅣA 期：肿瘤位于远端食管，腹腔淋巴结不可切除且腹腔动脉、主动脉或其他器官包括肝脏、胰腺、肺和脾脏被累及。③ⅣB 期：远处转移或非区域淋巴结转移。

2. 化学治疗

食管癌是化疗相对敏感的肿瘤，食管鳞癌比食管腺癌对化疗和放疗更为敏感，但是两者化疗的远期疗效相似。到目前为止，不少药物都可用于晚期食管癌。对于不能手术切除或有转移的晚期食管癌，应以化疗为主，首选方案包括 DCF、ECF、EOX 等。对于术前进行过新辅助化疗的患者，术后应继续给予 ECF 方案。对于远端食管癌或胃 – 食管连接处腺癌，术后可应用氟尿嘧啶或卡培他滨联合放疗。

3. 局部放射治疗

包括腔内放疗、体外放疗、体外放疗与

腔内放疗相结合。放射剂量一般为 50～50.4Gy（1.8～2Gy/d）。中晚期食管癌单纯放疗 5 年生存率 8.3%～14.6%，疗效不佳；颈段食管癌单纯放疗 5 年生存率为 30%；术后放疗可以提高局部控制率和总生存率。

4. 最佳支持治疗　晚期食管癌患者症状复杂多样，严重影响患者的生存质量。因此，必须重视对晚期食管癌患者的支持治疗，包括从心理疏导到营养支持、解除梗阻、止血、各种镇痛、镇静药物及其他的必要手段的综合运用，尽可能缓解痛苦、提高生活质量。

（三）药物处方

📋**处方①**：晚期食管癌的化疗：顺铂，100mg/（m²·d），静脉滴注，第 1 天；氟尿嘧啶，1000mg/（m²·d），持续静滴 120 小时，第 1 天～第 5 天。每 4 周 1 次，连用 2 周期后评价疗效。

【注意事项】

1. 毒副反应一般较轻，主要的 3～4 度不良反应为中性粒细胞减少。

2. 缺点为需要中心静脉置管和长期随身携带微量化疗泵，严重影响患者的日常生活，增加额外医疗护理。

3. 需要关注置管相关的静脉血栓形成情况。

📋**处方②**：晚期食管癌的化疗：表柔比星 + 顺铂 + 氟尿嘧啶

表柔比星，50mg/m²，静脉滴注，第 1 天；顺铂，60mg/m²，静脉滴注，第 1 天；氟尿嘧啶，200mg/（m²·d），持续静滴 24 小时，第 1 天～第 21 天。每 3 周 1 次，连用 2 周期后评价疗效。

【注意事项】

1. 有较多的 3～4 度中性粒细胞下降。

2. 有较多的 2 度脱发。

3. 主要的不良反应还包括恶心呕吐。

4. 缺陷是要长期携带输液管，易造成静脉血栓，需要每日口服华法林预防。

处方③：晚期食管癌的化疗：紫杉醇，90mg/(m²·d)，静脉滴注，第 1 天；顺铂，50mg/(m²·d)，静脉滴注，第 1 天。每 2 周 1 次。连用 3 周期后评价疗效。

【注意事项】

1. 主要不良反应为中性粒细胞减少和脱发，4 度毒性发生率低。

2. 感觉神经毒性多为 1～2 度，3 度以上神经毒性需考虑紫杉醇减量或停用。

3. 需要关注肾毒性。

处方④：晚期食管癌的化疗：吉西他滨，1000mg/(m²·d)，静脉滴注，第 1、8 天；顺铂，75mg/(m²·d)，静脉滴注，第 1 天。每 3 周 1 次，连用 2 周期后评价疗效。

【注意事项】

1. 该方案对鳞癌患者更加有效。

2. 中性粒细胞减少为 37%，偶见发热，无治疗相关性死亡。

3. 非血液学毒性有疲倦、恶心呕吐。

4. 需要关注血小板情况。

📝 **处方⑤**：晚期食管癌的化疗：紫杉醇，175mg/（m²·d），静脉滴注，第1/d；顺铂，20mg/（m²·d），静脉滴注，第1天～第5天；氟尿嘧啶，750mg/（m²·d），持续静滴24小时，第1天～第5天。每4周1次，连用2周期后评价疗效。

【注意事项】

1. 该方案有效率为45%。

2. 主要不良反应为中性粒细胞减少，无治疗相关性死亡。

3. 胃肠道毒副反应较高，主要是恶心、呕吐、腹泻。

4. 整体毒性尚可耐受。

📝 **处方⑥**：局部晚期食管癌的术前新辅助化疗/术后辅助化疗：

顺铂，80mg/（m²·d），静脉滴注，第1天；氟尿嘧啶，800mg/（m²·d），持续静滴24小时，第1天～第5天。每3周1次，连用2周期，连用3周期后评价疗效。

【注意事项】

1. 毒副反应一般较轻，主要不良反应为中性粒细胞减少、恶心呕吐。

2. 缺点为长期携带输液管，易造成静脉血栓。

📝 **处方⑦**：HER2高表达的食管－胃结合部腺癌的靶向治疗：

曲妥珠单抗，首次用药剂量按8mg/kg，静脉滴注，第1天；以后按6mg/kg，静脉滴注，第1天；每3周1次。或者首次用药剂量按6mg/kg，静脉滴注，第1天；以后按4mg/kd，静脉滴注，第1天；每2周1次。

【注意事项】

1. 不推荐与含蒽环类药物方案联用。

2. 可发生过敏反应：表现为发热、寒战、头痛、皮疹等，严重时可出现血压下降，在首次剂量较高时较常见。

3. 心脏毒性：与 AC 阿霉素 + 环磷酰胺方案合用时心脏毒性增加，可表现为呼吸困难、肺水肿、心脏扩大等。

（韩雅琳）

二、胃　　癌

（一）病情概述

胃癌是指起源于胃黏膜上皮的恶性肿瘤，是我国常见的恶性消化道肿瘤之一。我国胃癌高发，据统计 2008 年我国新发病例 46.66 万，占全球新发病例的 40.2%，胃癌死亡 35.23 万例，约占全球胃癌死亡病例的 46.82%，在全国居十大常见恶性肿瘤第二位。

早期胃癌患者常无特异的症状，随着病情的进展可以出现类似胃炎、溃疡等的症状，主要有：上腹部饱胀不适或隐痛，以饭后为重；恶心、呕吐；食欲减退、嗳气、反酸、恶心、呕吐、出血和黑便等；体重减轻、贫血、乏力等。进展期胃癌常伴的体征有：上腹部深压痛、上腹部肿块、胃肠梗阻、锁骨上淋巴结肿大等。

胃癌的大体分型可分为早期胃癌（隆起型、表浅型、凹陷型、混合型）、中晚期胃癌（息肉型、局限溃疡型、浸润溃疡型、弥漫溃疡型）。组织学分型：腺癌、腺鳞癌、鳞癌、未分化癌、未分类癌。截至目前，胃癌的真正病因尚未清楚，胃癌的发生可能是多种因素长时间协同作用的结果，可能的致病因素有：幽门螺杆菌、饮食因素、吸烟、胃的癌前病变、遗传因素。流行病学研究显示环境因素较遗传因素更为重要，且大多数与饮食因素有关。

（二）诊断与治疗

【诊断要点】

凡有胃部不适、黑便、体重减轻、贫血等症状，锁骨上淋巴结肿大或普查幽门螺旋菌阳性且伴有慢性糜烂性胃炎病史者，均应行胃镜、影像学及病理学等一系列临床检查进行确诊。

1. X 线检查　目前已基本被 CT 和 MRI 取代。

2. CT 检查　可了解胃癌的部位，浆膜受侵情况，与周围邻近器官的关系及淋巴结的转移情况，对胃癌的诊断、分期和治疗起重要作用。

3. 超声内镜检查　了解肿瘤浸润深度，周围淋巴结转移情况等。

4. 实验室检查　CEA、CA19-9、CA72-4 和 AFP 等，但对胃癌均缺乏特异性。

5. 其他检查　MRI、PET-CT、腹腔细胞学检查等。

6. 病理诊断　是指采用胃镜检查行并病变部位活检及病理检查等方法明确病变是否为癌、肿瘤的分化程度及特殊分子表达情况等与胃癌自身性质和生物学行为特点密切相关的属性与特征。胃癌的病理诊断是临床诊治的根本依据，目前主要依赖胃镜下活检及病理检查的方法，而胃液脱落细胞学检查现已较少应用。

【鉴别诊断】

本病需要与胃良性溃疡、胃淋巴瘤、胃神经内分泌肿瘤、胃良性肿瘤等疾病相鉴别。其相同点为大多存在胃的占位性肿块，有时某些非特异性临床表现相近，如胃部隐痛不适、体重减轻等。

1. 胃良性溃疡　与胃癌相比较，胃良性溃疡一般病程较长，曾有典型溃疡痛反复发作病史，抗酸剂治疗有效，多不伴有食欲减退。X线钡餐及胃镜可鉴别。

2. 胃淋巴瘤　占胃恶性肿瘤的 2%～7%。95% 以上的胃原发恶性淋巴瘤为非霍奇金淋巴瘤，常广泛浸润胃壁，形成大片浅溃疡。以上腹不适、胃肠道出血及腹部肿块为主要表现。

3. 胃神经内分泌肿瘤　神经内分泌肿瘤是一组起源于肽能神经元和神经内分泌细胞的具有异质性的肿瘤，所有神经内分泌肿瘤均具有恶性潜能。组织学活检可鉴别。

4. 胃良性肿瘤　占全部胃肿瘤的 2% 左右，按组织来源可分为上皮细胞肿瘤和间叶组织瘤。X线钡餐及胃镜可鉴别。

【治疗原则】

1. 综合治疗　随着近 20 年来各国学者在胃癌辅助治疗领域获得了突破性的进展，使更多的辅助治疗手段被逐步接受和认可，以致形成了目前以手术为中心的多学科综合治疗模式。目前胃癌综合治疗主要根据疾病的不同的分期予以不同的治疗模式。

2. 手术治疗　包括内镜手术、腹腔镜手术、姑息手术。

3. 化学治疗　包括术前新辅助化疗、术后辅助化疗、姑息化疗。

4. 靶向治疗　包括针对 HER2 靶点的分子水平治疗。

5. 放射治疗　主要目的为减少局部复发。

6. 支持治疗　主要目的为缓解痛苦、提高生活质量。

【一般治疗】

1. 手术治疗　内镜手术及腹腔镜手术在早期胃癌治疗领域已成为规范的治疗手段。内镜下黏膜切除术是胃癌微创手术的巨大进步，已用于治疗早期胃癌。腹腔镜手术治疗早期胃癌可以达到与传统开腹手术同等的疗效，并具有创伤小、恢复快等优势。胃癌的根治性手术包括对原发灶的根治性切除及区域淋巴结的清扫。目前 D2 手术已经被广泛接受作为进展期胃癌的规范手术，适用于原发病灶可以彻底切除、淋巴结转移不超过 N2、无远处转移的进展期胃癌。

2. 化学治疗　进展期胃癌的化学治疗主要包括围手术期化疗及术后辅助化疗。

（1）围手术期化疗：是采用术前化疗—手术—术后辅助化疗的治疗模式。其优点包括：使胃癌降期从而提高根治性切除率，作为体内药敏实验指导术后辅助化疗方案的选择，而且术前行化疗避免了因术后消化道改建后造成营养障碍而影响化疗耐受性的问题。

（2）术后辅助化疗：这种采用手术—术后辅助化疗的治疗模式，是亚洲各国广泛采用的进展期胃癌综合治疗模式。但凡术后病理检查提示浸润深度达到 T2 或以上，和（或）伴有淋巴结转移，和（或）伴有肿瘤低分化或组织学分级高、脉管浸润、神经浸润及发病年龄低于 50 岁等高危因素时，均应以术后辅助化疗。姑息化疗是晚期胃癌综合治疗中占据核心地位的治疗方式，目前已有充分的证据说明姑息化疗可以延长晚期胃癌患者的总体生存时间并改善其生活质量。

3. 分子靶向治疗　分子靶向治疗是在细胞分子水平上，针对已经明确的致癌位点设计相应的治疗药物，而药物在体内会特异性的选择致癌位点与之结合，并发生作用，使肿瘤细胞特异性死亡，而不会波及肿瘤周围的正常细胞组织。目前主要有针对 HER2 靶点的曲妥珠单抗。

4. 放射治疗：胃癌术后常因局部复发而治疗失败，因此局部的放射治疗有可能通过减少局部复发而达到提高疗效的目的。放射治疗作为一种局部治疗在晚期综合治疗中作用有限，可选择性用于需要控制肿瘤局部进展但不适合接受手术治疗的患者，以及需要放射治疗减轻症状的情况。

5. 支持治疗：晚期胃癌患者症状繁杂，这些问题地存在不仅严重地影响患者的生存质量，也往往是造成患者无法接受治疗的主要原因。因此，必须重视对晚期胃癌患者的支持治疗，从营养支持到各种镇痛、镇静药物及其他的必要手段的综合运用，务必使这些患者尽可能少地承受疾病造成的痛苦。

（三）药物处方

■处方①：术前新辅助化疗：表柔比星，$50mg/m^2$，静脉滴注，第 1 日；顺铂，$60mg/m^2$，静脉滴注，第 1 日；氟尿嘧啶，$200mg/m^2 \cdot d$，持续静滴 24 小时，第 1~21 天。每 3 周 1

次，连用 2 周期后评价疗效。

【注意事项】

1. 毒副反应一般较轻，主要的 3～4 度不良反应为中性粒细胞减少（32%～41.7%），治疗相关性死亡较少。

2. 需要关注心脏毒性情况。

3. 缺点为需要中心静脉置管和长期随身携带微量化疗泵，严重影响患者的日常生活和增加额外医疗护理，同时置管相关的静脉血栓形成可达 7%。

处方②：术后辅助化疗：替吉奥胶囊，用药剂量根据体表面积而定，体表面积小于 $1.25m^2$，80mg/d，$1.25～1.5m^2$，100mg/d，大于等于 $1.5m^2$，120mg/d。一般服药 2 周休息 1 周，连用 2 周期后评价疗效。

【注意事项】

1. 替吉奥常见的不良反应有白细胞计数减少、血红蛋白减少、中性粒细胞计数减少、血小板减少、食欲不振、恶心、呕吐、腹泻、色素沉淀、黏膜炎、皮疹。

2. 整体耐受性较好。

3. 不良反应停药后可逐渐缓解至消失。

处方③：术后辅助化疗：奥沙利铂，$130mg/m^2$，静脉滴注，第 1 天；卡培他滨 $1000mg/m^2$，口服，一天 2 次，第 1～14 天；每 3 周 1 次。连用 2 周期后评价疗效。

【注意事项】

1. 每次奥沙利铂计量应不超过 $200mg/m^2$，以避免神经毒性。

2. 可发生胃肠道反应：包括恶心、呕吐和腹泻，但较顺铂轻微。

3. 神经系统毒性为本品的剂量限制性毒性，一般为可蓄积的、可逆的周围神经毒性，停药后症状逐渐缓解。主要表现为感觉迟钝和感觉异常，遇冷加重，偶尔可有急性咽喉感觉障碍。

4. 骨髓抑制多为轻中度。

5. 卡培他滨不良反应较轻，大多数为轻度到中度，且易于处理和可逆。常见的不良反应有腹泻、恶心、呕吐、腹痛、口腔炎、手足综合征、下肢水肿、骨髓抑制等。

处方④：转移性或局部晚期胃癌的化疗：顺铂，$100mg/m^2$，静脉滴注，第 1 日，氟尿嘧啶 $800 \sim 1000mg/(m^2 \cdot d)$，持续静滴 24 小时，第 1 天～第 5 天。每 4 周 1 次，连用 2 周期后评价疗效。

【注意事项】

1. 该方案组成简单，花费少，迄今仍作为晚期胃癌的基础方案，且在多项Ⅲ期临床研究中均作为对照方案。

2. 在 EORTC40902 研究中，3～4 度的中性粒细胞减少为35%，3～4 度的恶心呕吐 26%，3～4 度的口腔炎 12%，42% 的患者需要降低剂量，有 2 例治疗相关性死亡。

3. TAX V325 研究中，3～4 度的中性粒细胞减少达 57%，3～4 度的贫血 26%，口腔炎 27%，36% 的患者需要降低剂量，因治疗相关毒性终止化疗者为 21%，相关性死亡为 4.5%。

4. 在临床使用时应该特别注意毒性和疗效的平衡。

处方⑤：转移性或局部晚期胃癌的化疗：多西他赛，$75mg/m^2$，静脉滴注，第 1 天；顺铂，$75mg/m^2$，静脉滴注，第

1 天；氟尿嘧啶，750mg/（m²·d），持续静滴 24 小时，第 1~5日。每 3 周 1 次。连用 2 周期后评价疗效。

【注意事项】

1. 不良反应主要为 3~4 度的中性粒细胞减少占 82%，其中复合型（粒细胞缺乏性发热和粒细胞缺乏性感染）为 29%。

2. 感染和胃肠道毒副反应较高，主要是口腔炎和腹泻。

3. DCF 方案较 CF 方案获得了更佳的缓解率和中位生存时间，同时也维持了生活质量。

处方⑥：转移性或局部晚期胃癌的化疗：表柔比星，50mg/m²，静脉滴注，第 1 日；奥沙利铂，130mg/m²，静脉滴注，第 1 日；卡培他滨，1250mg/m²，口服，第 1~21 日。每 3 周 1 次，连用 2 周期后评价疗效。

【注意事项】

1. 该方案的总生存时间和 1 年生存率明显高于 ECF 方案。

2. 3~4 度的中性粒细胞减少占 27.6%。

3. 3~4 度腹泻的比例为 11.9%。

4. 从疗效、不良反应及使用的方便性上考虑，EOX 方案更具优势。

处方⑦：HER2 阳性晚期胃癌的治疗：靶向治疗 + 以 CF 为基础的化疗。

曲妥珠单抗，首次用药剂量按 8mg/kg，静脉滴注，第 1 天，每 3 周 1 次。以后按 6mg/kg，静脉滴注，第 1 天，每 3 周 1 次。顺铂，80mg/m²，静脉滴注，第 1 日；氟尿嘧啶，800mg/（m²·d），持续静滴 24 小时，第 1~5 日；每 3 周 1 次，连用 2 周期后评价疗效。

【注意事项】

1. 避免与含蒽环类药物方案联用。

2. 可发生过敏反应：表现为发热、寒战、头痛、皮疹等，严重时可出现血压下降，在首次剂量较高时较常见。

3. 心脏毒性：与 AC 方案合用时心脏毒性增加，可表现为呼吸困难、肺水肿、心脏扩大等。

（韩雅琳）

三、胰　腺　癌

（一）病情概述

胰腺癌是消化系统常见的恶性肿瘤之一，主要是指胰腺外分泌腺的恶性程度极高的消化系肿瘤。胰腺癌发病率与死亡率几乎相同（1∶0.99），仅有 13%~15% 的患者有机会行胰十二指肠切除术，术后中位生存期 13.3 个月，未手术者仅为 3.5 个月。胰腺癌早期发现率极低，且恶性程度高，总体 5 年生存率不足 5%，1 年生存率不到 19%。

胰腺癌的主要临床表现为：①黄疸：是胰头癌的典型症状，据报道 21% 的胰头癌患者中，黄疸是首发症状。肿瘤进展后可压迫或直接浸润下端胆道出口，导致淤胆。②腹痛：是胰腺癌最常见的症状，约 60% 以上患者为首发症状。胰腺癌腹痛的特点是部位较深，定位不明，以上腹部最多见。③上腹部不适。④肝及胆囊肿大：由于胆道梗阻，淤胆而引起肝脏明显肿大，约有半数患者可触及肿大的胆囊，多呈囊样感，表明平滑，少有压痛。⑤其他症状：约90%以上出现食欲下降、恶心和体重减轻。另外，胆道梗阻严重时常可出现发热、肢体水肿、腹水、呼吸困难等症状。胰管梗阻会出现吸收不良和脂肪泄。

（二）诊断与治疗

【诊断要点】

由于胰腺癌生长部位隐蔽，且缺乏特征性临床表现，因而早期诊断至今仍比较困难。一般认为，对于50～60岁的中老年人，若有顽固性厌食、消化不良、恶心、脂肪泄、明显消瘦等症状时，应考虑到胰腺癌可能；若伴有腹痛，进行性加重的黄疸时，则更有利于诊断。临床常通过肿瘤标志物检测和影像学检查辅助诊断。

1. 实验室检查　CA19-9是目前临床最常用、诊断价值最高的肿瘤相关抗原，敏感性接近90%，特异性较差。出现梗阻性黄疸时，血清胆红素定量检查90%患者平均在6mg/L，并可持续升高，达10mg/L，严重时可达30mg/L；血清淀粉酶和脂肪酶升高，部分患者血糖尿糖升高。晚期患者，血浆蛋白指数降低，白、球蛋白比例倒置。

2. 影像学检查

（1）超声检查：B超对胰腺占位的确诊率高达80%，可作为胰腺癌检查的首选工具。

（2）CT：可直接显示图像，CT对胆管扩张的确诊率为

100%，判断梗阻原因的准确率为83%，并可清晰显示胰腺癌对周围肠系膜血管的侵袭情况。

（3）磁共振：磁共振脂肪抑制图像优于CT，磁共振血管造影结合三维显像重建方法可提供清晰的仿三维图像。快速动态增强磁共振成像或磁共振胰管显像的诊断正确率可达85%～95%。

（4）经内镜逆行性胰胆管造影（ERCP）：ERCP在胰腺癌中虽只提供间接征象，但具有很高的灵敏度，在诊断中有一定的价值。

（5）数字剪影血管造影（DSA）：在对胰腺癌进行选择动脉血管造影时可有以下改变：动脉受压、狭窄、位移、中断或受到侵蚀，肿瘤部位血管呈病理性迂曲，不规则血管区，或环绕肿瘤外周的肿瘤血管因肿瘤中心缺乏血供呈抱球样改变。

【鉴别诊断】

本病需要与慢性胃部疾病、胆囊炎、胆石症、慢性胰腺炎等疾病相鉴别。其相同点为大多伴有腹部不适、黄疸、腹痛等非特异性临床表现。

慢性胃部疾病：慢性胃炎、消化性溃疡等慢性胃部疾病的症状常与胰腺癌的起病相似，均有上腹饱胀、隐痛、胀痛不适等症状。但慢性胃部疾病的上腹不适或疼痛多有明确的定位，部位局限，常有较明显的节律性。

胆囊炎、胆石症：胰腺癌如以腹痛、黄疸及发热为主要表现时，易与胆囊炎、胆石症相混淆。但胆囊炎或胆石症常为阵发性的绞痛，黄疸常在腹痛发作后短期内出现，经抗炎等治疗后可消退或波动。

慢性胰腺炎：胰腺癌有时难与慢性胰腺炎相鉴别，二者同样有上腹饱胀、疼痛不适、消化不良、腹泻、消瘦等症状。但一般慢性胰腺炎病史较长，且可反复发作。

【治疗原则】

1. 综合治疗 由于胰腺癌早期诊断率低，根治性切除率不高，5 年生存率不足 5%，故目前胰腺癌的治疗主张手术、放疗、化疗、生物治疗、对症及支持等综合治疗模式。

2. 手术治疗 主要为胰十二指肠切除术。

3. 化学治疗 目前有效的药物主要为吉西他滨。

4. 靶向治疗 主要是针对表皮生长因子为靶点的分子治疗。

5. 放射治疗 主要为控制术后局部复发及疼痛。

【一般治疗】

1. 对于无黄疸、无转移的可切除病变，首选手术切除；术后如果没有复发或转移的证据，辅助治疗首选参加临床试验；其他供选择的辅助治疗包括同期化放疗以及吉西他滨单药、氟尿嘧啶持续静脉输注、卡培他滨单药。

2. 对于不能手术切除的局部晚期胰腺癌，如果有黄疸，应尽快留置支架或其他方法解除梗阻、消退黄疸、降低胆红素水平，以改善患者症状。黄疸改善后，若一般状况较好，首选参加临床试验，也可考虑全身化疗。

3. 对于有转移病变，黄疸已经解决且一般状况较好的晚期胰腺癌患者，同样也首先推荐参加临床试验，也可首选全身化疗。

4. 对于术后复发的晚期胰腺癌患者，首选参加临床试验，也可选择全身化疗。对于一般状况欠佳者，可仅给予最佳支持治疗。

5. 放射治疗用于可切除胰腺癌的新辅助治疗、不能切除的局部晚期胰腺癌的局部治疗、根治术后的辅助治疗及晚期病变的姑息治疗。

（三）药物处方

▨ **处方①**：晚期胰腺癌的化疗：吉西他滨，1000mg/m²，静脉滴注，第1天、第8天、第15天，每4周1次，连用2周期后评价疗效。

【注意事项】

1. 吉西他滨的剂量限制性毒性是骨髓抑制，对中性粒细胞的抑制和血小板均常见。

2. 轻到中度的消化道反应，如恶心、呕吐，少数可有便秘、腹泻、口腔炎等。

3. 少数患者可出现过敏反应。

4. 可引起发热、皮疹和流感样症状。

5. 约2/3患者可引起转氨酶升高，继续给药不会加重。

6. 50%患者可伴有轻度蛋白尿和尿中红细胞。

▨ **处方②**：晚期胰腺癌的化疗：吉西他滨，1000mg/（m²·d），静脉滴注30分钟，第1天、第8天；卡培他滨，650mg/m²，口服，每天2次，第1天～第14天，每3周1次，连用2周期后评价疗效。

【注意事项】

1. 3～4度的骨髓抑制包括中性粒细胞的抑制、血小板减少、贫血。

2. 消化道反应主要有，如恶心、呕吐，腹泻等。

3. 手足综合征是卡培他滨的主要不良反应。

4. 需要关注肝肾功能的变化情况。

📋 **处方③**：晚期胰腺癌的化疗

吉西他滨，$1000mg/(m^2 \cdot d)$，静脉滴注，$10mg/(m^2 \cdot min)$，第1天、第8天。

奥沙利铂，$100mg/(m^2 \cdot d)$，静脉滴注2小时，第1天。

每3周1次，连用2周期后，评价疗效。

【注意事项】

1. 3~4度的不良反应包括血小板下降、呕吐、感觉神经症状，总体耐受性尚可。

2. 每次奥沙利铂计量应不超过$200mg/m^2$，以避免神经毒性。

3. 胃肠道反应包括恶心、呕吐和腹泻，但较顺铂轻微。

4. 神经系统毒性为本品的剂量限制性毒性，一般为可蓄积的、可逆的周围神经毒性，停药后症状逐渐缓解。主要表现为感觉迟钝和感觉异常，遇冷加重，偶尔可有急性咽喉感觉障碍。

5. 骨髓抑制多为中性粒细胞的抑制、血小板减少。

📋 **处方④**：可切除性胰腺癌的辅助化疗：吉西他滨，$1000mg/m^2$，静脉滴注，第1天、第8天、第15天。每4周1次，连用2周期后评价疗效。

【注意事项】

1. 主要不良反应为骨髓抑制，以中性粒细胞和血小板减少常见。

2. 轻到中度的消化道反应，如恶心、呕吐，少数可有便秘、腹泻、口腔炎等。

3. 少数患者可出现过敏反应、发热、皮疹和流感样症状。

4. 可引起肝肾功能损伤。

处方⑤：晚期胰腺癌的靶向治疗：厄洛替尼，150mg，餐后口服，每日 1 次，28 天为 1 个周期。1 周期后评价疗效。

【注意事项】

1. 最常见的不良反应为皮疹和腹泻，1、2 度皮疹暂停治疗即可减轻或消失，也可用红霉素软膏外涂。腹泻也是剂量限制性毒性，一般为轻中度，严重时可用洛哌丁胺治疗。

2. 可发生胃肠道反应　亦包括食欲不振、恶心、呕吐。

3. 肺毒性　有报道少数病例发生严重间质性肺炎疾病。

4. 肝脏毒性　主要为无症状的转氨酶升高。如果肝脏毒性严重，应考虑减量或中断治疗。

处方⑥：晚期胰腺癌的化疗：替吉奥胶囊，40mg/m^2，每天 2 次，餐后口服，连服 4 周休息 2 周，每 6 周 1 次。

【注意事项】

1. 替吉奥常见的不良反应有白细胞减少、血红蛋白减少、中性粒细胞减少、血小板减少、食欲不振、恶心、呕吐、腹泻、色素沉淀、黏膜炎、皮疹。

处方⑦：卡培他滨，1000 ~ 1250mg/m^2，餐后口服，每天 2 次，第 1 天 ~ 第 14 天，每 3 周 1 次，连服 2 周休息 1 周，连用 2 周期后评价疗效。

【注意事项】

1. 可发生胃肠道反应，包括恶心、呕吐、便秘、腹泻、腹痛等。

2. 骨髓抑制多为轻中度。

3. 常见的不良反应还包括手足综合征。

4. 整体耐受性较好。

处方⑧：晚期胰腺癌的二线化疗：奥沙利铂，130mg/m^2，静脉滴注，第 1 天；卡培他滨 1000mg/m^2，餐后口服，每天 2 次，第 1 天~第 14 天，每 3 周 1 次，连用 2 周期后评价疗效。

【注意事项】

1. 每次奥沙利铂计量应不超过 200mg/m^2，以避免神经毒性。

2. 胃肠道反应包括恶心、呕吐、腹泻、腹痛等。

3. 奥沙利铂的神经系统毒性为剂量限制性毒性，一般为可蓄积的、可逆的周围神经毒性，停药后症状逐渐缓解。主要表现为感觉迟钝和感觉异常，遇冷加重。

4. 骨髓抑制多为轻中度。

5. 卡培他滨常见的不良反应有腹泻、恶心、呕吐、腹痛、口腔炎、手足综合征、下肢水肿、骨髓抑制等。

（韩雅琳）

四、原发性肝癌

（一）病情概述

原发性肝癌（以下简称"肝癌"）属于肝脏上皮性恶性肿瘤中的一类。通常说的"肝癌三部曲"指的是患者从病毒性肝炎到肝硬化，最后发展到肝癌的演变过程，这一过程平均需要

20~25 年。早期肝癌或小肝癌（≤3cm）切除后 5 年生存率较高（75%），但早期病变由于无症状或症状轻微，易于忽视，到发现时通常已为肝癌中晚期，5 年生存率不到 8%。

肝癌早期可无临床症状，随着肿瘤增大，可出现肝区疼痛、腹部包块、腹胀、乏力、食欲减退、消瘦、发热、黄疸、腹水、上消化道出血等表现。肝癌结节破裂出血时会出现急腹症。肝癌肝硬化时可出现门静脉高压、脾大、肝掌、蜘蛛痣、腹壁静脉曲张等。其他副癌综合征如红细胞异常、血糖血胆固醇异常、高钙血症等也可在临床检查中发现。

中国是第一肝病大国，肝癌发病率为世界首位。原发性肝癌的病因及确切分子机制尚不完全清楚，目前认为其发病是多因素、多步骤的复杂过程。流行病学及实验研究资料表明，病毒性肝炎感染（主要为乙型肝炎病毒和丙型肝炎病毒）、黄曲霉素、亚硝胺类物质、饮食污染、酒精、烟草、遗传因素等都与肝癌发病相关。

（二）诊断与治疗

【诊断要点】

慢性肝炎、肝硬化患者需定期检查，当出现肝区疼痛、消瘦、黄疸、上消化道出血等表现时，应尽快进一步就诊。

1. 血清甲胎蛋白（AFP）测定　放射免疫法测定血清 AFP ≥400μg/L 持续 4 周，或 AFP≥200μg/L 持续 8 周，并能排除妊娠、活动性肝病等，即可考虑肝癌的诊断。

2. 超声检查　可判断病灶位置、大小、形态以及肝静脉或门静脉内有无癌栓。小肝癌常呈低回声，周围有声晕，大肝癌呈高回声或高低回声混合，周边常有卫星结节，可有中心液化区。

3. CT检查 可显示肿瘤的大小、部位、数目、血供情况等。能检出直径1.0cm左右的微小癌灶。肝细胞癌动脉相时常见填充，静脉相时多呈低密度占位，胆管细胞癌动脉相时常呈周围略强化。

4. MRI检查 对良、恶性肝内占位病变，特别与血管瘤的鉴别优于CT。通常肝癌结节在T1加权相呈低信号或等信号强度，T2加权相呈高信号强度，有包膜者在T1加权相可见肿瘤周围低信号强度环，癌栓在T1加权相呈等信号强度，T2加权相呈高信号强度。

5. 选择性腹腔动脉或肝动脉造影检查 当临床怀疑肝癌但AFP及其他影像学检查均为阴性时，可考虑行动脉造影，该检查对血管丰富的肿瘤，其分辨率低限约1cm，对<2.0cm的小肝癌阳性率可达90%。CT-A有可能显示0.5cm的肝癌，经肝动脉注入碘油后7~14天再做CT，可见肿瘤结节明显填充。

6. PET-CT检查 可显示病灶的代谢情况，对全身情况进行评估，有助于肿瘤分期。

7. 肝穿刺活检 在超声或CT引导下行细针穿刺，有助于提高阳性率。肝癌分为肝细胞癌、胆管细胞癌和混合型肝癌。其中肝细胞肝癌占其中90%以上，癌细胞呈多角形，核大，核仁明显，胞质丰富。排列成巢状或索状，癌巢之间有丰富的血窦，癌细胞有向血窦内生长趋势。胆管细胞癌的癌细胞多来自胆管上皮，呈立方或柱状，排列成腺体。混合型肝癌部分组织形态似肝细胞，部分似胆管细胞，有些癌细胞呈过渡形态。

【鉴别诊断】

本病需要与继发性肝癌、肝血管瘤、肝腺瘤、炎性假瘤等疾病相鉴别。因其影像学均表现为肝内占位，需要进一步鉴别。

1. 继发性肝癌 原发癌病史，如结直肠癌、消化系肿瘤、肺癌、乳腺癌、肉瘤等，肝脏转移病灶常为多发，AFP 多为阴性，病理可判断肿瘤来源。

2. AFP 升高者 如妊娠和生殖腺胚胎性肿瘤、消化道肿瘤等，其 AFP 可出现升高，结合病史及全身检查通常可发现原发病灶。

3. 肝血管瘤 为良性，女性多见，多无肝病背景，病程长，发展慢，一般情况好，AFP 阴性，肝功能多正常，超声检查 <3cm 者常为高回声光团，边缘清无声晕，>3cm 者常为低回声占位，无声晕，有时可见血管，CT 增强后期可见由周边向中央发展的水墨样增强。

4. 肝腺瘤 女性多见，常有服避孕药史，AFP 阴性，肝腺瘤细胞接近正常细胞，能摄取 PMT 却无正常排出道，因此 99mTc-PMT 延迟扫描呈强阳性显像，有助于诊断。

5. 炎性假瘤 为类似肿瘤的炎性病变，AFP 阴性，超声检查有时呈分叶状，无声晕，超声和 CT 检查多无动脉血流。

6. 肝内液性占位 包括肝囊肿、肝脓肿、肝包虫等。肝囊肿常见，超声可见液平，后方增强，多无肝病背景，AFP 阴性。肝脓肿液化者可在超声见液平，未液化者较难鉴别，但患者 AFP、HBV、HCV 通常阴性，超声检查示边界不清，无声晕，穿刺病理可鉴别。肝包虫者通常有疫区居住史，超声见液平，包虫皮试阳性。

【治疗原则】

5cm 以下的肝癌及门静脉主干癌栓出现之前应尽早切除，以期达到根治的效果。无法手术根治的患者予以综合治疗。

【一般治疗】

1. 外科手术 手术切除是治疗肝癌的首选，可行根治性或姑息性肝切除术等，肿瘤切除程度与预后密切相关。原发性肝癌也是行肝移植手术的指征之一。对不能切除的肝癌可根据具体情况，采用术中肝动脉结扎、肝动脉栓塞化疗等处理，此外，射频消融、射波刀、氩氦刀、激光、微波等治疗均有一定的疗效。

2. 化疗 肝癌患者全身化疗效果极差，通常不选择全身静脉化疗，局部化疗则多采用肝动脉和（或）门静脉置泵行区域化疗栓塞；经股动脉行选择性插管至肝动脉，注入栓塞剂（常用如碘化油）和抗癌药行化疗栓塞，部分患者可因此获得手术切除的机会。

3. 放射治疗 对一般情况及肝功能尚好，无黄疸、腹水、脾功能亢进及食管静脉曲张，癌肿较局限，尚无远处转移而又不适于手术切除或手术后复发者，可采用放射为主的综合治疗。对估计手术不能切除者，也可行放射介入治疗。

（三）药物处方

处方①：甲苯磺酸索拉非尼片，0.4g，每天 2 次，连续口服。

【注意事项】

1. 该药建议空腹或伴低脂/中脂饮食服用，每次以一杯温开水吞服。

2. 治疗时间 应持续治疗直至患者不能临床受益或出现不可耐受的毒性反应。

3. 剂量调整及特殊使用说明 对疑似不良反应的处理包括暂停或减少索拉非尼用量，如必需，索拉非尼的用量减为每日一次或隔日一次，每次 $0.4g$（$2 \times 0.2g$）。

4. 该药最常见的药物相关的不良事件有手足综合征（27.6%），皮疹（20.7%），高血压（6.9%），腹泻（6.9%），疲劳（6.9%）以及脱发等。

（安　娟）

五、胆系肿瘤

（一）病情概述

胆系肿瘤是指胆道系统恶性肿瘤（biliary tree malignancies），简称"胆系肿瘤"，包括肝内胆管癌、肝外胆管癌（合称胆管癌）和胆囊癌，其中 80% 以上为腺癌。发病率较低，只占所有恶性肿瘤的 2%，在消化道恶性肿瘤排名第五位，其中胆囊癌是胆系肿瘤中最常见的亚型，占 2/3。胆管癌可分为肝门部胆管癌或上段胆管癌、中段胆管癌和下段胆管癌。其中以肝门部胆管癌最为多见，占同期胆管癌的 40%~67%。胆系肿瘤患者发病时年龄多大于 65 岁。

胆系肿瘤的临床表现主要为：①黄疸，是胆道阻塞的结果，多呈进行性加深，其程度与梗阻部位和程度有关。②腹痛：可呈进食后上腹部轻度不适，或剑突下隐痛不适，或背部疼痛，或右上腹绞痛，可出现于黄疸之前或黄疸之后。③发热：多为梗阻胆管内炎症所致，发生率较低。④可有食欲不振、消化不良、厌油、乏力、体重减轻、全身皮肤瘙痒、恶心呕吐等伴随症状。少数可有门脉高压症状。⑤胆囊癌患者可出现右上腹包块，因肿瘤迅速增长阻塞胆管使胆囊肿大所致。

胆囊癌确诊时，超过60%的患者已经浸润到肝脏，而且可通过血行和淋巴系统发生远处器官转移。而胆管癌主要特征为局部浸润，表现为穿透管壁的大块组织浸润，很少发生腹外器官（如肺脏）的远处转移。由于胆系肿瘤恶性程度甚高，早期不易发现，确诊时往往已达晚期，治疗棘手，5年总生存仅为2%~5%，预后极差，越来越受到业内的高度关注。

（二）诊断与治疗

【诊断要点】

由于胆系肿瘤起病隐匿，生长迅速，临床症状不典型或缺乏特异性，所以必须通过一系列的辅助检查以确诊：

1. 超声检查　B超检查简便无损伤，可反复使用，其诊断准确率达75%~82%，应为首选检查方法。

2. CT检查　是目前最常用的方法。可了解胆囊和胆管内有无占位性病变及胆管扩张，肝内转移灶，区域淋巴结肿大等。

3. MRI检查　具有良好的软组织分辨力，可采用胆道成像技术（MRCP），无需造影剂，无创伤，无放射，安全性好，易于接受，还可为手术方式提供依据。

4. 细胞学检查　经皮胆道穿刺可以获得细胞学标本，但需在 CT 或 B 超引导下进行，一般不推荐做常规检查。

5. 血清学检查　CEA、CA19-9 等，但对胆系肿瘤均缺乏特异性。

【鉴别诊断】

本病需要与一些胆管良性疾病、胰头癌、乳头部癌、肝癌等疾病相鉴别。其相同点为大多伴有黄疸、腹痛等非特异性临床表现。

1. 胆管良性疾病

（1）胆管良性肿瘤：在病史、体检和直接胆道造影中，胆管良恶性肿瘤的鉴别很难，一般需依赖于组织学、细胞学检查。但如术前发现转移病灶者肯定为恶性。

（2）胆管结石：病史较长，多有发作性腹痛史，黄疸也多为间歇性，有明显的症状缓解期。疼痛发作时常伴有不同程度的胆管炎表现，如发热、寒战、血象增高、局限性腹膜炎体征等。在胆道造影中可见到结石透亮影和杯口状影，且胆管壁光滑，但与息肉型胆管癌的鉴别较难。胆道镜检查有助于诊断。

（3）Mirrizzi 综合征：胆道造影术可见肝总管右侧受压影，其边缘光滑。B 超可见胆囊管内嵌顿的结石。术中不能肯定者可行胆管组织学检查。

（4）良性胆道狭窄：多在腹部手术后发生，少数发生在腹部创伤后。在胆道造影中也可显示胆道狭窄，但其边缘光滑、两边对称，必要时可行胆道镜取组织标本进行鉴定。

（5）原发性硬化性胆管炎：多见于中年人，男性多于女性。

腹痛多为阵发性，很少有胆绞痛。黄疸多为间歇性进行性加重，实验室检查为阻塞性黄疸。胆道造影多见胆管广泛性慢性狭窄和僵硬，但也有病变仅局限于部分胆管者，此型不易与胆管癌鉴别，只能依靠剖腹探查中的肉眼所见和组织学检查确诊。

（6）慢性胰腺炎：本病也可引起胰内胆管的狭窄或闭塞而发生黄疸，但病史较长，黄疸较轻。在胆道造影中可见病变胆管的狭窄是两边对称的，且边缘较光滑。需进一步行胰腺功能检查、ERCP、CT 和术中活检确诊。

（7）毛细胆管性肝炎：本病也可出现恶心、厌食、黄疸、皮肤瘙痒、陶土样大便等表现，易与胆管癌混淆。但其不同之处是：胆囊不肿大、无胆绞痛、尿中尿胆原量增加、肝功能检查多有异常，B 超未见胆管扩张，确诊须依赖肝穿刺活检。

2. 胰头癌　本病多伴有胰管的梗阻，在 ERCP 影像上可见胰管狭窄或闭塞。在 B 超和 CT 影像上可见胰头部肿块和胰体尾部胰管显著扩张。十二指肠引流液中多有胰酶的显著减少或缺乏。临床上，黄疸较为显著，多为无痛性进行性加重。出现疼痛时多已属晚期。

3. 乳头部癌　十二指肠造影多能显示十二指肠降部左侧缘的充盈缺损。内镜多能直视肿瘤，并可行组织学检查。

4. 肝癌　肝内胆管细胞癌与肝癌在胆道造影中有时很难加以鉴别，但原发性肝癌多有肝硬化病史，AFP 检测阳性，故需结合病史、AFP、B 超、CT、选择性动脉造影等进行综合判断和分析，有时需对切除的标本行组织学检查。

【治疗原则】

1. 综合治疗　胆系肿瘤的综合治疗目的主要是缓解患者痛

苦，提高生存质量，尽量延长生存时间。

2. 手术治疗 只有 25%～35% 的患者有机会接受根治性切除手术。大多数患者只能行姑息性手术治疗。

3. 药物治疗 大多数晚期患者以内科治疗为主，化疗及靶向药物在胆系肿瘤治疗中的作用日益凸显。

4. 放射治疗 放疗效果非常有限。

【一般治疗】

1. 手术治疗：手术切除是治疗胆系肿瘤的首选方法。只要胆系肿瘤患者全身情况能够耐受，无远处转移，均应积极行手术治疗，争取获得根治性切除。对不能切除者，新辅助化疗方案有可能使肿瘤降期，增加根治性手术切除的机会。手术效果主要取决于肿瘤的部位和肿瘤浸润胆管的程度、手术无瘤切缘及是否有淋巴结转移。60% 以上的患者只能行姑息性局部减症手术治疗，如胆道梗阻内镜或经皮胆管支架植入术。

2. 药物治疗 对不能手术切除或伴有转移的进展期胆系肿瘤，主要推荐吉西他滨联合铂类抗肿瘤药和（或）替吉奥的化疗方案，加用厄洛替尼可增强抗肿瘤效果。

3. 放射治疗 对不能手术切除或伴有转移的胆系肿瘤患者，植入胆管支架 + 外照射放疗的疗效非常有限，但外照射放疗对局限性转移灶及控制病灶出血有益。无法手术和仅接受引流的肝外胆管癌患者接受放疗的平均生存时间小于 10 个月。

（三）药物处方

📋 **处方①**：吉西他滨，$1000mg/(m^2 \cdot d)$，静脉滴注，第 1 天、第 8 天；顺铂，$25mg/(m^2 \cdot d)$，静脉滴注，第 1 天、第 8

天，每3周1次，连用2周期后评价疗效。

【注意事项】

1. 吉西他滨的剂量限制性毒性是骨髓抑制，对中性粒细胞的抑制和血小板均常见。

2. 中到重度的消化道反应，如恶心、呕吐，少数可有便秘、腹泻、口腔炎等。

3. 少数患者可出现过敏反应。

4. 可引起发热、皮疹和流感样症状。

5. 2/3患者可引起转氨酶升高，继续给药不会加重。

6. 50%患者可伴有轻度蛋白尿和尿中红细胞。

处方②：替吉奥胶囊，用药剂量根据体表面积而定，体表面积：$< 1.25m^2$，80mg/d，口服；$1.25 \sim 1.5m^2$，100mg/d；$\geqslant 1.5m^2$，120mg/d，服药2周休息1周，连用2周期后评价疗效。

【注意事项】

1. 替吉奥常见的不良反应有白细胞减少、血红蛋白减少、中性粒细胞减少、血小板减少、腹泻、食欲不振、恶心、呕吐、色素沉淀、黏膜炎、皮疹。

2. 大多数不良反应停药后可自行消失。

处方③：胆囊癌的辅助化疗：丝裂霉素，$6mg/m^2$，静脉滴注，手术当天，氟尿嘧啶，$310mg/(m^2 \cdot d)$，静脉滴注，第1天~第5天，术后第1周和第3周；氟尿嘧啶，$1000mg/(m^2 \cdot d)$，口服，术后第5周开始，直至疾病进展。

【注意事项】

1. 该方案带来的生存优势只存在于胆囊癌，而胆管癌并未显示生存获益。

2. 常见的不良反应有骨髓抑制、腹泻、恶心、呕吐等。

3. 有时会出现溶血性尿毒综合征、微血管性溶血性贫血，故应定期进行检查并注意观察。若出现伴有破碎红细胞的贫血、血小板减少、肾功能降低等症状，应停药并适当处置。

4. 有时会出现急性肾衰竭等严重肾功能损害，故应注意观察。

5. 有时会出现间质性肺炎、肺纤维症等，若出现此类症状，应停药并给予肾上腺皮质激素进行适当处置。

6. 水痘或带状疱疹患者禁用本品，用药期间禁止活病毒疫苗接种。

处方④：吉西他滨，900mg/m^2，静脉滴注，第 1 天、第 8 天；奥沙利铂，80mg/m^2，静脉滴注，第 1 天、第 8 天，每 3 周 1 次，连用 2 周期后评价疗效。

【注意事项】

1. 骨髓抑制多为中度以上。

2. **胃肠道反应**：包括恶心、呕吐、腹泻等。

3. 神经系统毒性为本品的剂量限制性毒性，一般为可蓄积的、可逆的周围神经毒性，停药后症状逐渐缓解。主要表现为感觉迟钝和感觉异常，遇冷加重，偶尔可有急性咽喉感觉障碍。

4. 肝功能损害。

5. 可出现轻度蛋白尿和尿中红细胞。

处方⑤：吉西他滨，1000mg/m^2，静脉滴注，第 1 天；奥沙利铂，100mg/m^2，静脉滴注，第 2 天，厄洛替尼，100mg，口服，每天1次，第1天~第14天，每2周1次，连用3周期后评价疗效。

【注意事项】

1. 吉西他滨和奥沙利铂联用厄洛替尼表现出了明显的抗肿瘤活性，胆管癌患者从厄洛替尼中受益最明显。

2. 最常见的3~4级不良事件为发热性中性粒细胞减少。

3. 需要关注皮疹和腹泻的情况。1~2度皮疹暂停治疗即可减轻或消失，也可用红霉素软膏外涂；腹泻是剂量限制性毒性，一般为轻中度，严重时可用洛哌丁胺治疗。

4. 如出现肝功能严重损伤应考虑中断或停药。

（韩雅琳）

六、胃肠间质瘤

（一）病情概述

胃肠间质瘤（gastrointestinal stromal tumors，GIST）是胃肠最常见的间叶源性肿瘤，在生物学行为和临床表现上可以从良性至恶性，免疫组化检测常表达CD117，显示有Cajal cell分化，大多数病例有c-kit或PDGFRA活化突变。

本病无特异性临床表现，恶性GIST病程较短，多在数月以内。可有以下常见症状：吞咽困难，腹部不适，进食梗阻，腹痛，排便习惯改变等，腹腔播散可出现腹水，恶性GIST可有体重减轻、发热等症状。查体时，部分肿瘤较大的患者可触及腹部活动肿块、表面光滑、结节或分叶状。GIST 的生物学行为因患者而异，《2013 年版 WHO 软组织肿瘤分类》将其分为良性、恶性潜能未定和恶性三种类型。

GIST 大部分发生于胃（50%～70%）和小肠（20%～30%），结直肠占 10%～20%，食管占 1%～6%，肠系膜、网膜及腹腔后罕见。GIST 主要依赖于早期发现和争取手术切除，但 85% 的患者术后会复发；不能手术者和已有转移者对常规的放疗、化疗均不敏感，预后不良，5 年生存率低于 35%。酪氨酸激酶抑制剂甲磺酸伊马替尼（imatinib mesylate）疗效突出，控制肿瘤效果良好，使 GIST 的治疗发生了革命性改变。

（二）诊断与治疗

【诊断要点】

该病临床症状多变，主要依赖于肿瘤的大小和位置，通常无特异性。查体时，部分肿瘤较大的患者可触及腹部活动肿块、表面光滑、结节或分叶状。诊断该病依赖影像学检查及病理检查。

1. 胃镜及超声胃镜检查　胃镜可帮助明确肿瘤部位及大小；超声内镜对于胃外生性肿瘤可协助诊断，协诊 GIST 位置、大小、起源、局部浸润状况、转移等。部分患者可获得病理学诊断。

2. CT 检查　CT 平扫发现肿瘤多呈圆形或类圆形，少数呈不规则形。CT 消化道三维重建对于肿瘤可协助诊断，协诊 GIST 位置、大小、局部浸润状况、转移等。

3. ^{18FDG} PET/CT　可反应肿瘤的代谢情况，可以弥补物理学检查的不足，对早期转移或者复发比 CT 敏感，并且在评估肿瘤对化疗药物的反应时明显优于其他物理学检查方法，PET 与 CT 联合扫描方法能同时评估肿瘤的解剖和代谢情况，对肿瘤的分期以及治疗效果的评估优于 CT，也为其他实体肿瘤分子靶向治疗的疗效判断提供参考。

4. 其他　X 线钡餐示边缘整齐、圆形充盈缺损，中央可有"脐样"溃疡龛影，或表现为受压、移位。肠系膜上动脉 DSA 对于小肠 GIST 诊断、肿瘤定位具有重要意义。

5. 病理诊断　病理报告应该规范化，必须全面准确地注明原发部位、肿瘤的大小、核分裂象和肿瘤破裂等情况；应附有免疫组化检测结果。

【鉴别诊断】

一些胃肠道肿瘤常有与 GISTs 类似的临床表现，需与其鉴别。

1. 胃肠道平滑肌瘤/肉瘤　GISTs 大多 CD117 和 CD34 弥漫性阳性表达，SMA 不表达或为局灶性表达，而平滑肌瘤/肉瘤 CD117 和 CD34 阴性表达，SMA 弥漫性阳性表达。

2. 胃肠道神经鞘瘤　GISTs 中只有少部分病例中有 S-100 表达，而胃肠道神经鞘瘤 S-100 弥漫性阳性表达，CD117 和 CD34 阴性表达。

3. 胃肠道自主神经瘤　CD117，CD34，S-100，SMA 和 Desmin 均阴性表达，电镜下可见神经分泌颗粒。

【治疗原则】

1. GIST 的治疗主要为手术及分子靶向药物的联合治疗。

2. 手术目标是尽量争取 R0 切除。如果初次手术仅为 R1 切除，预计再次手术难度低并且风险可以控制，不会造成主要功能脏器损伤的患者，可以考虑二次手术。在完整切除肿瘤的同时，应避免肿瘤破裂和术中播散。GIST 很少发生淋巴结转移，除非有明确淋巴结转移迹象，一般情况下不必行常规清扫。

3. 对于术后切缘阳性，目前国内外学者倾向于进行分子靶向药物治疗。

【一般治疗】

1. 活检　手术前活检适应证：①对于大多数可完整切除的 GIST，手术前不推荐常规活检或穿刺；②需要联合多脏器切除者，或术后可能影响相关脏器功能者，可考虑行活检以明确病理诊断；③无法切除或估计难以获得 R0 切除的病变拟采用术前药物治疗者，应先进行活检；④初发且疑似 GIST 者，术前如需明确性质（如排除淋巴瘤），由于造成腔内种植的概率甚小，推荐首选超声内镜引导下穿刺活检；⑤对于直肠和盆腔肿物，如需术前活检，推荐经直肠前壁穿刺活检。

2. 手术治疗

（1）局限性 GIST：原则上可直接进行手术切除；不能切除的局限性 GIST 或接近可切除，但切除风险较大或可能严重影响脏器功能者，宜先行术前分子靶向药物治疗，待肿瘤缩小后再行手术。

（2）位于胃的最大径线≤2cm 的无症状拟诊 GIST，应根据其超声内镜表现确定风险分级；不良因素为边界不规整、溃疡、强回声和异质性。如合并不良因素，应考虑切除；如无不良因素，可定期复查超声内镜。对于位于直肠的 <2cm 的 GIST，由于恶性程度较高，且肿瘤一旦增大，保留肛门功能的手术难度相应增大，倾向于手术切除。

（3）复发或转移性 GIST，需区别对待：未经分子靶向药物治疗，但估计能完全切除且手术风险不大，可考虑手术切除并联合药物治疗；分子靶向药物治疗有效，且肿瘤维持稳定的复发或转移性 GIST，估计所有复发转移病灶均可切除的情况下，建议考虑手术切除全部病灶；局限性进展的复发转移性 GIST，鉴于分子靶向药物治疗后总体控制满意，只有单个或少数病灶进展，可以考虑谨慎选择全身情况良好的患者行手术切除；在分子靶向药物治疗过程中仍然广泛性进展的复发转移性 GIST，原则上不考虑手术治疗。

（4）急诊手术：在 GIST 引起完全性肠梗阻、消化道穿孔、保守治疗无效的消化道大出血以及肿瘤自发破裂引起腹腔大出血时，须行急诊手术。

3. 分子靶向药物治疗

（1）GIST 术前治疗：分子靶向药物术前治疗的适应证：①术前估计难以达到 R0 切除；②肿瘤体积巨大（>10cm），术中易出血、破裂，可能造成医源性播散；③特殊部位的肿瘤（如胃食管结合部、十二指肠、低位直肠等），手术易损害重要脏器的功能；④虽然肿瘤可以切除，但是估计手术风险较大，术后复发率、死亡率均较高；⑤估计需要实施多脏器联合切除手术。

在术前给予分子靶向药物治疗期间，应定期（每 2~3 个月）评估治疗效果。术前治疗时间，一般认为给予伊马替尼术前治疗 6 个月左右施行手术比较适宜，过度延长术前治疗时间可能会导致继发性耐药。术前治疗肿瘤进展的患者，应综合评估病情，尚可手术者（有可能完整切除病灶），应及时停用药物和及早手术干预；不能实施手术者，可以按照复发/转移患者采用二线治疗。

术前停药时间及术后治疗时间：建议术前 1 周起停用分子靶向药物，待患者基本情况达到要求，可考虑进行手术。术后，原则上患者胃肠道功能恢复且能耐受药物治疗时，应尽快进行药物治疗。

（2）GIST 术后辅助治疗：目前推荐具有中高危复发风险的患者作为辅助治疗的适应人群。对于不同基因突变类型患者，辅助治疗的获益存在差异，c-kit 外显子 11 突变与 PDGFRA 非 D842V 患者辅助治疗可以获益；同时，c-kit 外显子 9 突变与野生型 GIST 能否从辅助治疗中获益有待进一步研究。而 PDGFRA D842V 突变 GIST 患者未能从辅助治疗中获益。

（3）转移复发/不可切除 GIST 的治疗：目前国内外指南均推荐伊马替尼作为一线治疗，如果伊马替尼治疗有效，应持续用药，直至疾病进展或出现不能耐受的毒性。

伊马替尼标准剂量失败后的治疗选择：①如果在伊马替尼治疗期间发现肿瘤出现局限性进展，在手术可以完整切除局灶进展病灶的情况下，建议实施手术治疗，术后可继续原剂量伊马替尼或增加剂量治疗，也可选择舒尼替尼治疗；②如果未能获得完整切除时，后续治疗应遵从 GIST 广泛性进展的处理原则；GIST 广泛进展时，不建议采取手术。对于部分无法实施手术的 GIST 肝转移患者，动脉栓塞与射频消融治疗也可以考虑作为姑息治疗方式；而不宜接受局部治疗的局灶性进展者，可以增加伊马替尼剂量或者给予舒尼替尼治疗。

伊马替尼与舒尼替尼治疗失败后的患者，建议参加新药临床研究，或者考虑给予之前治疗有效且耐受性好的药物进行维持治疗。瑞戈非尼（regorafenib）治疗伊马替尼与舒尼替尼失败的 GIST，经国际多中心Ⅲ期临床研究证实具有进一步的抗瘤活性，可以改善无进展生存期，作为三线治疗药物已经获得美国食品药品管理局的批准。

（三）药物处方

📋 **处方①**：术后辅助靶向治疗：伊马替尼，400mg，口服，每天 1 次。

【注意事项】

1. 术后辅助靶向治疗时限：对于中危患者，应至少给予伊马替尼辅助治疗 1 年；高危患者，辅助治疗时间至少 3 年；发生肿瘤破裂患者，可考虑延长辅助治疗时间。

2. 伊马替尼的常见不良反应有水肿、胃肠道反应、白细胞减少、贫血、皮疹、肌肉痉挛以及腹泻等。

3. 大多数不良反应为轻至中度，对症支持治疗即可改善或恢复正常。

📋 **处方②**：转移复发/不可切除 GIST 的治疗：伊马替尼，400mg，口服，每天 1 次；而 c-kit 外显子 9 突变患者，结合国内临床实践，初始治疗可以给予伊马替尼，600mg，口服，每天 1 次。

【注意事项】

1. 如果伊马替尼治疗有效，应持续用药，直至疾病进展或出现不能耐受的毒性。

2. 伊马替尼的常见不良反应有水肿、胃肠道反应、白细胞减少、贫血、皮疹、肌肉痉挛以及腹泻等。

处方③：广泛性进展：对于接受标准剂量的伊马替尼治疗后出现广泛进展者，建议增加伊马替尼剂量或换用舒尼替尼治疗。对于伊马替尼增加剂量，考虑到耐受性问题，推荐国人GIST患者优先增量为每日600mg。如应用舒尼替尼治疗每日37.5mg，连续服用。

【注意事项】

1. 如果药物治疗有效，应持续用药，直至疾病进展或出现不能耐受的毒性。

2. 伊马替尼的常见不良反应有水肿、胃肠道反应、白细胞减少、贫血、皮疹、肌肉痉挛以及腹泻等。

3. 舒尼替尼的常见不良反应为贫血、粒细胞减少、血小板减少、手足综合征、高血压、口腔黏膜炎及甲状腺功能减退等，经对症治疗后均可获得缓解。

（赵　玮）

七、结直肠癌

（一）病情概述

大肠癌是大肠黏膜上皮起源的恶性肿瘤，包括结肠癌和直肠癌，是常见的消化系统肿瘤之一。近30年我国大肠癌发病率逐年上升，以直肠癌多见，占大肠癌的60%~75%。组织学分型一般分为腺癌、黏液腺癌、未分化癌。大肠癌的发病率从高到低依次为直肠、乙状结肠、盲肠、升结肠、降结肠及横结肠，近年有向近端（右半结肠）发展的趋势，发病率和死亡率分别位于恶性肿瘤第 3 位及第 4 位，手术切除后的 5 年生存率平均可达 40%~60%，早期发现、早期诊断、早期治疗及开展规范化的综合治疗是提高大肠癌疗效的关键。

早期结直肠癌多无症状，一旦进入进展期，可出现下列较明显的症状：①主要表现为便血、脓血便和黏液便、大便习惯改变、大便性状改变。②腹痛和腹部不适。③腹部肿块。④急慢性肠梗阻，左侧结肠癌更易发生肠梗阻。⑤慢性消耗性改变，如贫血、消瘦、乏力、恶病质等。⑥右侧结肠癌可出现腹部包块，盲肠癌包块位于右下腹，升结肠包块位于右侧腹部，结肠肝曲包块位于右上腹，横结肠包块位于脐部附近。

（二）诊断与治疗

【诊断要点】

凡是有大便规律改变、便血、腹痛等症状，应提高警惕，及时完善肛门指捡、实验室检查、影像学、肠镜及病理学等一系列检查以确诊，以免延误。

1. 直肠肛门指检　肛指检查简单易行，直肠指检目前仍是直肠癌手术前一系列检查中最基本和最重要的检查方法。大部分直肠癌可在直肠触诊时触及。

2. 实验室检查

（1）大便隐血试验：此方法简便易行，是大肠癌普查初筛方法和结肠疾病的常规检查，可提供早期诊断的线索。

（2）血红蛋白检查：凡原因不明的贫血，血红蛋白低于

100g/L 者应建议做钡剂灌肠检查或纤维结肠镜检查。

（3）血清癌胚抗原（CEA）检查：CEA 检查不具有特异性的诊断价值，因此不适合作为普查或早期诊断，但对估计预后、监察疗效和复发具有一定帮助。

3. 内镜检查　凡有便血或大便习惯改变、经直肠指检无异常发现者，应常规进行乙状结肠镜或纤维结肠镜检查。内镜检查能在直视下观察全部结直肠及病灶情况，并钳取病变部位进一步行病理学检查。

就目前而言，纤维结肠镜检查是对大肠内病变诊断最有效、最安全、最可靠、最重要的检查方法，绝大部分早期大肠癌可由内镜检查发现。

4. 双重对比造影　传统的大肠癌的诊断钡剂灌肠 X 线检查对早期癌和大肠腺瘤显示常有困难，而气钡双重对比造影技术已大大提高了早期大肠癌和小腺瘤的发现率和诊断准确率，目前已成为放射科常规检查。

5. CT 诊断　CT 不能作为早期诊断的方法，但 CT 对结肠癌的分期有重要意义，尤其对于估计不能直接手术，而在应用外放射或局部腔内放疗后有可能手术切除的患者更有价值。CT 对晚期直肠癌和复发性直肠癌的手术估计有较大意义，可以直接观察到肿瘤侵犯骨盆肌肉（提肛肌、闭孔内肌、尾骨肌、梨状肌、臀肌）膀胱和前列腺。对于了解肿瘤肠管外浸润程度及有无淋巴结或肝脏转移有重要意义。

6. 直肠内超声显像检查　是以探测直肠癌外侵和肿瘤对直肠壁的浸润程度为目的的一种新的诊断方法，于 1983 年起开始应用于临床。直肠内超声显像检查能正确地诊断出肿瘤所侵犯的部位及大小。

7. 磁共振检查　磁共振检查具有良好的软组织分辨力，对了解肿瘤外侵、转移也有很大帮助，但价格较贵。

【鉴别诊断】

本病需要与细菌性痢疾、阿米巴痢疾、痔、肠结核、血吸虫病、克罗恩病、溃疡性结肠炎、肠易激综合征等疾病相鉴别。其相同点为某些非特异性临床表现相近，如腹痛、腹泻、便血、体重减轻等。

1. 细菌性痢疾　主要与慢性细菌性痢疾鉴别。患者有腹痛、腹泻、里急后重、黏液脓血便、大便次数增多、左下腹压痛等特征。如为慢性细菌性痢疾，可有急性发作，除上述症状加剧外尚有发热、头痛、食欲不振。本病有流行病学特征，大便培养痢疾杆菌阳性。乙状结肠镜检查肠黏膜除充血、水肿、溃疡外，黏膜呈颗粒状，可有瘢痕和息肉，取肠壁黏液脓性分泌物作细菌培养阳性率高，应用呋喃唑酮（痢特灵）、诺氟沙星、氧氟沙星等抗菌药物治疗有效。

2. 阿米巴痢疾　主要表现为腹胀、腹痛、腹泻或有里急后重，大便呈黏液带脓血、排便次数增多。慢性型者可有消瘦、贫血，左右两下腹及上腹部常有压痛，易和直肠癌或结肠癌相混淆。但阿米巴痢疾时大便有腥臭，粪中可找到阿米巴包囊或滋养体。乙状结肠镜检查见到正常黏膜上有典型的散在溃疡，从溃疡底刮取材料作镜检可找到原虫。

3. 痔　临床上将直肠癌误诊为痔者实不少见。据上海肿瘤医院统计 590 例直肠癌被误诊为痔者 156 例，误诊率高达 26.4%。误诊的主要原因是对病史了解不够，又未能做指检。

一般内痔多为无痛性出血，呈鲜红色，不与大便相混，随出血量的多寡而表现为大便表面带血、滴血、线状流血甚至喷射状出血。而直肠癌患者粪便常伴有黏液和直肠刺激症状，直肠指检或乙状结肠镜检查可将痔与直肠癌鉴别。

4. **肠结核** 肠结核以右下腹痛、腹泻、糊样便、腹部包块和全身结核中毒症状为特征。增生型肠结核，多以便秘为主要表现。X 线胃肠钡餐造影可与大肠癌鉴别。溃疡型肠结核，钡剂在病变肠段可见激惹征象，充盈不佳，而在病变上下肠段的钡剂则充盈良好，称为 X 线钡影跳跃征象。黏膜皱襞粗乱，肠壁边缘不规则，有时呈锯齿状。增生型肠结核可见肠段增生性狭窄、收缩与变形，以及充盈缺损、黏膜皱襞紊乱，肠壁僵硬与结肠袋消失。如做纤维结肠镜检查，从病变部位做活检可获进一步确诊。

5. **血吸虫病** 血吸虫病的肠道病变多见于直肠、乙状结肠和降结肠，虫卵沉积于肠黏膜使局部充血、水肿、坏死，当坏死黏膜脱落后即形成浅表溃疡，临床上表现腹痛、腹泻及便血等症状，进一步出现结缔组织增生，最后使肠壁增厚，严重者引起肠腔狭窄和肉芽肿，应与大肠癌相鉴别。但日本血吸虫病与大肠癌有一定相互关系，因此，在结肠镜检查时应在病变部位，尤其对肉芽肿病变进行组织活检。

6. **克罗恩病** 克罗恩病为肉芽肿炎性病变，并发纤维性变与溃疡，好发于青壮年。腹泻一般轻，每天排便 3~6 次，腹痛多在右下腹，排便后腹痛可减轻，约 1/3 病例在右下腹可扪及包块，并可出现肛瘘、肛周脓肿。钡灌肠有特征改变，可见肠壁增厚、僵硬、肠腔狭窄，黏膜皱襞消失、变粗、变平、变直，多呈一细条状阴影、纵形溃疡或横行裂隙状溃疡；正常黏膜呈充血、水肿、纤维化，呈假息肉样病变称卵石征。纤维结肠镜可见黏膜水肿、稍充血、卵石样隆起，伴有圆形、线状或沟漕样溃疡。患者常并发发热、贫血、关节炎及肝病。

7. 溃疡性结肠炎　是一种原因不明的直肠和结肠慢性炎性疾病，95% 以上病例有直肠受累。以 20～50 岁多见。临床上以腹泻、黏液脓血便、腹痛和里急后重为主要表现，故与直肠癌易混淆。纤维结肠镜检查可见病变黏膜呈弥漫性充血、水肿，黏膜表面呈颗粒状，常有糜烂或浅小溃疡，附有黏液和脓性分泌物，重者溃疡较大。后期可见假性息肉，结肠袋消失。气钡双重对比造影可见黏膜皱襞粗大紊乱，有溃疡和分泌物覆盖时，肠壁边缘可呈毛刺状或锯齿状，后期肠壁僵硬，肠腔狭窄，结肠袋消失，假性息肉形成后可呈圆形或卵石形充盈缺损。

8. 肠易激综合征　是一种肠功能紊乱性疾病，其发生与精神心理因素有关。腹痛、腹泻、便秘、腹泻与便秘交替、消化不良为其主要表现。但一般情况良好，多次粪常规及培养均阴性，X 线钡灌和纤维结肠镜检查均无阳性发现。

【治疗原则】

目前大肠癌综合治疗主要根据肿瘤的不同分期予以不同的治疗模式。

0 期：术后定期观察，不需要辅助治疗。

Ⅰ期：术后一般不需要做辅助化疗，但有血管/淋巴管侵犯者应行辅助化疗。直肠癌患者视情况行同步放化疗或同步放疗。

Ⅱ期：有高危因素或患者要求辅助治疗的结肠癌患者应行

术后辅助化疗。直肠癌患者视情况行术前同步放化疗或同步放疗，如术前未做者应行术后同步放化疗或同步放疗。

Ⅲ期：术后常规行辅助化疗。

Ⅳ期：以全身化疗为主，必要时辅助以其他局部治疗手段。

【一般治疗】

1. 外科治疗

（1）根治术或绝对根治术：是指手术彻底切除肿瘤并清除区域淋巴结，而组织学检查的各个切缘均无癌残留者。结肠癌根治术包括：右半结肠切除、横结肠切除、左半结肠切除、乙状结肠切除术。直肠癌根治术包括：各种入路的局部切除术、直肠前切除术、腹会阴联合直肠癌根治术、经腹直肠切除结肠造瘘术。

（2）联合脏器切除术：结肠癌联合脏器切除术适用于邻近脏器受侵的病例，常作为根治性术式应用。但在某些情况下，如癌瘤侵及其他脏器，可能出现梗阻或穿孔，或已形成内瘘，且术后生存预期较长者，即使已发生远处播散，仍可行姑息性联合脏器切除术。

（3）姑息性肿瘤切除术：指肉眼见有肿瘤残留者。如已存在腹膜、肝及非区域性的远处淋巴结的转移，无法行全部转移灶切除的情况。

（4）术后复发和转移的治疗：肝转移的患者如除肝以外无其他部位复发或转移，则视转移灶的数目和范围决定能否手术，并加用化疗等综合治疗。

2. 放射治疗

（1）术前放射治疗：术前放疗在中晚期直肠癌综合治疗中

的地位已逐步得到肯定。

（2）术后放射治疗：直肠癌术后 5 年内复发转移死亡的患者中约一半死于局部复发。如直肠癌手术后盆腔、吻合口、会阴部等的局部复发，在Ⅱ期患者术后可达 20%～40%，在Ⅲ期患者则可高达 40%～70%。直肠癌手术后联合放化疗仍是标准的辅助治疗方法。一般认为，术后放疗开始早者效果较好，以在术后 2 个月内开始为好。Ⅱ、Ⅲ期患者，尤其是病灶外侵明显、有较多的区域淋巴结转移、手术有局部残留者，常需作术后放疗。

3. 化学治疗

（1）适应证：①术前、术中的辅助化疗；②转移危险性较大的Ⅱ、Ⅲ期患者；③晚期肿瘤手术未能切除或不能接受手术、放疗的患者；④术后、放疗后复发、转移而又无法再手术的患者；⑤KPS 评分在 50～60 分及其以上者；⑥预期生存时间大于 3 个月者。

（2）结直肠癌化疗最常用的药物：包括氟尿嘧啶类化合物（5-氟尿嘧啶和卡培他滨）、奥沙利铂和伊立替康，氟尿嘧啶类药物是结直肠癌化疗的基石，往往与奥沙利铂或伊立替康组成联合化疗方案应用。大肠癌的术后辅助化疗取得了令人信服的结果，多项研究表明，3 年 DFS 为 44%～73%。同样晚期大肠癌化疗的近期有效率及生存期也得到了显著提高。

4. 靶向治疗　近年来结直肠癌的靶向治疗取得了巨大进展。包括针对 EGFR 的西妥昔单抗和帕尼单抗，针对 VEGF 的贝伐珠单抗，与化疗联合可进一步延长无进展生存和总生存，给晚期结直肠癌患者带来明显的生存获益，显著提高了临床疗效。

（三）药物处方

📋 **处方①**：晚期结直肠癌的化疗：奥沙利铂，$85mg/m^2$，静脉滴注 2 小时，第 1 天；亚叶酸钙，$200mg/m^2$，静脉滴注 2 小时，第 1 天 ~ 2 天；氟尿嘧啶，$400mg/m^2$，静脉推注，第 1 ~ 2 天，$600mg/m^2$，持续静滴 22 小时，每 2 周 1 次，连用 3 周期后评价疗效。

【注意事项】

1. 毒副反应一般较轻，主要的 3 ~ 4 度不良反应为中性粒细胞减少。

2. 需要关注神经毒性情况。

3. 缺点为需要中心静脉置管和长期随身携带微量化疗泵，影响患者的日常生活和增加额外医疗护理，同时增加了置管相关的静脉血栓形成的风险。

📋 **处方②**：晚期结直肠癌的化疗：奥沙利铂，$100mg/m^2$，静脉滴注 2 小时，第 1 天；亚叶酸钙，$400mg/m^2$，静脉滴注 2 小时，第 1 天；氟尿嘧啶，$400mg/m^2$，静脉推注，第 1 天，$2400 ~ 3000mg/m^2$，持续静滴 46 小时，每 2 周 1 次，连用 3 周期后评价疗效。

【注意事项】

1. 3 ~ 4 度不良反应发生率较处方①高。

2. 神经毒性较处方①严重。

📋 **处方③**：晚期结直肠癌的化疗：奥沙利铂，$130mg/m^2$，静脉滴注 2 小时，第 1 天；卡培他滨，$850 ~ 1000mg/m^2$，口服，每天 2 次，第 1 天～第 14 天，每 3 周 1 次，连用 2 周期后评价疗效。

【注意事项】

1. 每次奥沙利铂计量应不超过 $200mg/m^2$，以避免神经毒性。

2. 可发生胃肠道反应，包括恶心、呕吐和腹泻。

3. 神经系统毒性为本品的剂量限制性毒性，一般为可蓄积的、可逆的周围神经毒性，停药后症状逐渐缓解。主要表现为感觉迟钝和感觉异常，遇冷加重，偶尔可有急性咽喉感觉障碍。

4. 骨髓抑制多为轻中度。

5. 卡培他滨不良反应较轻，大多数为轻度到中度，且易于处理和可逆。常见的不良反应有腹泻、恶心、呕吐、腹痛、口腔炎、手足综合征、下肢水肿、骨髓抑制等。

📋 **处方④**：晚期结直肠癌的化疗：卡培他滨，$2500mg/m^2$，口服，第 1 天～第 14 天，每 3 周 1 次，连用 2 周期后评价疗效。

【注意事项】

1. 常见的不良反应有腹泻、恶心、呕吐、腹痛、口腔炎、手足综合征、下肢水肿、骨髓抑制等。

2. 不良反应较轻，大多数为轻度到中度。

📋 **处方⑤**：晚期结直肠癌的化疗：伊立替康，$180mg/m^2$，静脉滴注 90 分钟，第 1 天；亚叶酸钙，$200mg/m^2$，静脉滴注 2 小时，第 1 天；氟尿嘧啶，$400mg/m^2$，静脉推注，第 1 天，$2400\sim3000mg/m^2$，持续静滴 46 小时，每 2 周 1 次，连用 3 周期后评价疗效。

【注意事项】

1. 伊立替康的主要不良反应为中性粒细胞减少、迟发性腹泻、脱发、乏力、恶心呕吐，但无蓄积性。

2. 剂量限制性毒性主要为迟发性腹泻和中性粒细胞减少。迟发性腹泻多发生于给药后 24 小时，严重的危及患者生命。

3. 严重腹泻必须及早应用洛哌丁胺止泻，并大量补充液体。

4. 有患者用药后出现乙酰胆碱综合征，应提前给予阿托品 0.25mg 皮下注射。

处方⑥：晚期结直肠癌的化疗：雷替曲塞，$3mg/m^2$，静脉滴注 15 分钟，第 1 日用；奥沙利铂，$130mg/m^2$，静脉滴注 2 小时，第 1 日，每 3 周 1 次。连用 2 周期后评价疗效。

【注意事项】

1. 雷替曲塞主要的不良反应包括对胃肠道、血液系统及肝功能的可逆性的影响。

2. 3~4 度不良反应为中性粒细胞减少，贫血和血小板减少。

3. 胃肠道反应主要为恶心、呕吐、腹泻。

4. 肝功能损害表现为转氨酶的可逆性升高。

5. 乏力较为常见，有极少部分患者会出现关节痛和肌痉挛。

处方⑦：结直肠癌的靶向治疗：西妥昔单抗，首次用药剂量按 $400mg/m^2$，静脉滴注，第 1 周。随后按 $250mg/m^2$，静脉滴注，每周 1 次。可与前述化疗方案联合使用。

【注意事项】

1. 化疗＋西妥昔单抗组的总体生存期、无进展生存期较单纯化疗组显著延长，客观缓解率也显著改善。

2. 化疗＋西妥昔单抗组的严重不良事件总体发生率与单纯化疗相比并无明显增加。

3. 西妥昔单抗治疗会导致严重皮肤毒性，间质性肺病的发生率也会增加。

4. 有少数患者会发生严重输液反应，多发生于第一次使用时，调慢输液速度可缓解。

▧ **处方⑧**：结直肠癌的靶向治疗：贝伐珠单抗，5～10mg/kg，静脉滴注，每2周1次。可与前述化疗方案联合使用。

【注意事项】

1. 化疗＋贝伐珠单抗组的总体生存期、无进展生存期较单纯化疗组显著延长，客观缓解率也显著改善。

2. 最常见不良反应有：鼻出血、头痛、高血压、鼻炎、蛋白尿、味觉改变、皮肤干燥、直肠出血、背部疼痛和剥脱性皮炎。

3. 8.4%～21% 的患者因不良反应而终止贝伐珠单抗治疗。

（韩雅琳）

八、肛 门 癌

（一）病情概述

肛门癌是指发生在肛管或肛缘皮肤上的一类恶性肿瘤。肛门区域由肛管及肛周部位组成，由此可以将肛门癌分成2类：肛管癌和肛周癌。解剖学上的肛管开始于肛门直肠环，止于肛门边界（如连接于肛周皮肤的鳞状黏膜上皮）。肛周开始于肛门边缘，包括了从鳞状上皮黏膜连接处开始的周围半径5～6cm范围皮肤。大多数肛管癌的组织学是鳞状细胞，而肛周的鳞状细胞癌比肛管癌分化程度更好。

肛管癌多见于女性，肛门周围癌男性多见。2016 年美国估计有 8080 例新发肛门癌（男 2920 例，女 5160 例），约占所有消化道系统肿瘤的 2.6% 。尽管认为肛门癌是一个少见类型的肿瘤，但是在美国从 1973～1979 年到 1994～2000 年这个时期，侵袭性肛门肿瘤在男性中大约增长了 1.9 倍，女性大约增长了 1.5 倍。

（二）诊断与治疗

【诊断要点】

1. 临床表现　常有肛门部位不适和瘙痒，肛门边缘有小型肿块生长，当侵犯到肛管或者括约肌时则有疼痛。随时间的增加可形成溃疡，分泌物稀淡常混有血丝，溃疡底部有灰白色坏死组织，周边外翻及颗粒状结节很容易结痂出血。可见腹股沟淋巴结肿大，病变也可向盆腔淋巴结转移。

2. 直肠指诊。

3. 腹股沟淋巴结评估：如果有可疑淋巴结考虑活检或者细针穿刺抽吸。

4. 胸/腹 CT + 盆腔 CT 或 MRI，考虑 PET/CT 扫描。

5. 肛门镜检查。

6. 考虑 HIV 检查 + CD4 水平检查；女性做妇科检查，包括宫颈癌筛查。

【鉴别诊断】

1. 肛管疣　本病表现为环绕肛门缘有许多疣状赘生物大小

不一，也可伸入肛管下端，但病变之间有正常皮肤，病变处皮肤无溃疡。

2. 肛门瘙痒症　慢性肛门瘙痒患者的肛周皮肤呈广泛性增厚，有时有小片肛缘皮肤糜烂，但病变虽广泛却无侵蚀现象。

3. 非特异性溃疡　可发生于肛门周围并影响到肛管。病因不清，皮肤可有溃疡，但病变表浅，边缘稍隆起，活检可以证实不是肿瘤。

多数患者既往患有外痔、肛瘘和肛周脓肿等肛门区疾病，常误认为是上述良性疾患再次发作，而未能引起足够重视，延误诊断。此外，本病的医源性误诊率也高达 20%。主要原因是当出现肛管癌症状时，未行直肠指诊或由于医师缺乏对肛管癌的认识，将恶性肿瘤误诊为良性疾病，而未行组织病理学活检。因此即使是临床上认为是良性的病变也均应常规行活检，以明确诊断。

【治疗原则】

1. 手术治疗　手术治疗方法按肿瘤部位，括约肌有无侵犯及腹股沟有无淋巴结转移而定。

局部切除：齿线下肛周癌未超过肛周 1/3 又未侵犯括约肌多可行广泛性局部切除。如肿瘤直径小于 2cm，活动度好，低度恶化者，因肛周癌很少向直肠旁及肠系膜下血管旁淋巴结转移，至少要环形切除肿瘤边缘外 2.5cm 皮肤，必要时切除一部分肌肉，皮肤不能缝合应行植皮术。

2. 放射疗法　根据患者的全身情况及癌肿的局部情况，术前应用放疗可提高切除率，术后应用放疗可减少复发。肛门癌放疗的最佳剂量及疗程安排尚无公认标准。

3. 化学疗法　争光霉素（博来霉素）对鳞状细胞癌和基底细胞癌均有疗效。

【一般治疗】

有别于其他肿瘤治疗方案的选择，肛周肿瘤的治疗应依据肿瘤侵犯的范围而定。治疗目的是提高治愈率而尽可能不选择破坏性手术方法。

1. 肛周癌的治疗　治疗策略：对于较小的肿瘤不需采用破坏性手术方式即可切除；较大肿瘤主要采取放射治疗，也可采用放疗和化疗手段。对于复发癌，必须根据先前的治疗措施而定，可选择再次手术治疗。对于已经局部切除后再发者需要行腹联合会阴切除治疗，同时进行标准方案的化疗和放疗。

2. 肛管癌的治疗　治疗策略：治疗目的是尽量在不采取破坏性手术时能够达到一定的治愈率，对于放疗或放化疗后的残留病灶可采取补救性手术，对于局部复发者也可以采取补救性手术治疗。无法手术或者进展期肛管癌，标准治疗为化疗同时联合放疗。对于 HIV 阳性肛管癌的患者，治疗方案的选择可根据患者 HIV 感染情况，是否能够耐受治疗及临床分期适时选用手术切除、放疗或放化疗。

（三）药物处方

1. 局部病变行同步放化疗

处方①：氟尿嘧啶（5-FU）＋丝裂霉素＋放疗

氟尿嘧啶，$1000mg/(m^2 \cdot d)$，持续静脉输注，第 1 天 ~ 第 4 天；

丝裂霉素，$10mg/m^2$，静脉注射，第 1 天、第 29 天。

同步放疗。

【注意事项】

（1）同步放化疗计划应至少由有经验的放疗医师和肿瘤科医师共同制定。

（2）氟尿嘧啶的连续注射时间长，需要通过中心静脉置管完成药物输注。

（3）氟尿嘧啶引起的最常见的不良反应为口腔黏膜炎，腹泻，白细胞减少等。

（4）丝裂霉素用药期间密切随访血常规及血小板、血尿素氮、肌酐。另外，丝裂霉素有延迟性及累积性骨髓抑制。

（5）长期应用丝裂霉素会抑制卵巢及睾丸功能，造成闭经和精子缺乏。

（6）丝裂霉素局部刺激严重，若外渗可致局部红肿，甚至坏死溃疡，需积极处理。

处方②：卡培他滨 + 丝裂霉素 + 放疗

卡培他滨，825mg/（m^2·d），口服，每天 2 次，周一至周五（整个放疗期间的放疗日）

丝裂霉素，10mg/m^2，静脉注射，第 1 天、第 29 天。

同步放疗。

【注意事项】

（1）同步放化疗计划应至少由有经验的放疗医师和肿瘤科医师共同制定。

（2）卡培他滨片剂应在餐后 30 分钟内用水吞服。

（3）卡培他滨引起的最常见的不良反应为腹泻、手足综合征，恶心呕吐，口腔黏膜炎，疲劳等。

（4）对于同时服用卡培他滨和香豆素类衍生物抗凝药如华法林和苯丙香豆素的患者，应该频繁监测抗凝反应指标，如 INR 或凝血酶原时间，以调整抗凝剂的用量。

（5）丝裂霉素用药期间密切随访血常规及血小板、血尿素氮、肌酐。另外，丝裂霉素有延迟性及累积性骨髓抑制，

（6）长期应用丝裂霉素会抑制卵巢及睾丸功能，造成闭经和精子缺乏。

（7）丝裂霉素局部刺激严重，若外渗可致局部红肿，甚至坏死溃疡，需积极处理。

处方③：氟尿嘧啶 + 顺铂 + 放疗

顺铂，75mg/m²，静滴，第 1 天；氟尿嘧啶，1000mg/（m²·d），持续静脉输注，第 1 至第 4 天；每 4 周为一周期。同步放疗。

【注意事项】

（1）同步放化疗计划应至少由有经验的放疗医师和肿瘤科医师共同制定。

（2）氟尿嘧啶的连续注射时间长，需要通过中心静脉置管完成药物输注。

（3）氟尿嘧啶引起的最常见的不良反应为口腔黏膜炎，腹泻，白细胞减少等。

（4）顺铂给药前 2 ~ 16 小时和给药后至少 6 小时之内，必须进行充分的水化治疗。

（5）顺铂最常见的不良反应为肾毒性，消化系统症状，骨髓抑制，耳毒性，神经毒性等。

2. 已转移癌症给予化疗

处方④：氟尿嘧啶 + 顺铂

顺铂，$60mg/m^2$，静滴，第 1 天；氟尿嘧啶 $1000mg/m^2$，持续静脉输注，第 1 天至第 4 天；每 3 周为重复。每两周期评价疗效。

【注意事项】

（1）氟尿嘧啶的连续注射时间长，需要通过中心静脉置管完成药物输注。

（2）氟尿嘧啶引起的最常见的不良反应为口腔黏膜炎，腹泻，白细胞减少等。

（3）顺铂给药前 2～16 小时和给药后至少 6 小时之内，必须进行充分的水化治疗。

（4）顺铂最常见的不良反应为肾毒性，消化系统症状，骨髓抑制，耳毒性，神经毒性等。

处方⑤：氟尿嘧啶 + 顺铂

顺铂，$75mg/m^2$，静滴，第 1 天；氟尿嘧啶，$750mg/(m^2 \cdot d)$，持续静脉输注，第 1 天至第 5 天；每 4 周为重复。每两周期评价疗效。

【注意事项】

1. 氟尿嘧啶的连续注射时间长，需要通过中心静脉置管完成药物输注。

2. 氟尿嘧啶引起的最常见的不良反应为口腔黏膜炎，腹泻，白细胞减少等。

3. 顺铂给药前 2～16 小时和给药后至少 6 小时之内，必须进行充分的水化治疗。

4. 顺铂最常见的不良反应为肾毒性，消化系统症状，骨髓抑制，耳毒性，神经毒性等。

▨ **处方⑥**：氟尿嘧啶 + 亚叶酸钙 + 奥沙利铂（mFOLFOX6）方案

奥沙利铂 85mg/m^2，静滴，第 1 天；亚叶酸钙，400mg/m^2，第 1 天；氟尿嘧啶，mg/m^2，静推，第 1 天，然后 1200mg/(m^2·d)，持续静脉输注，连续 46～48 小时。每 2 周重复。每 2 个月评价疗效。

【注意事项】

1. 氟尿嘧啶的连续注射时间长，需要通过中心静脉置管完成药物输注。

2. 氟尿嘧啶引起的最常见的不良反应为口腔黏膜炎，腹泻，白细胞减少等。

3. 氟尿嘧啶为分两部分应用，途径为先静推，接下来连续 2 天静脉输注。

4. 奥沙利铂使用时必须用 5% 葡萄糖作为溶媒配制。

5. 奥沙利铂最常见的不良反应为骨髓抑制、恶心呕吐、腹泻以及神经学毒性。

6. 如果在使用奥沙利铂的两个疗程之间持续存在疼痛性感觉异常或（和）功能障碍时，其用量应减少 25%，调整剂量后若症状仍存在或加重，应停药。

（王　宁）

第四章

泌尿生殖系统肿瘤

一、肾　癌

（一）病情概述

肾细胞癌（renal cell carcinoma，RCC）是起源于肾实质泌尿小管上皮系统的恶性肿瘤，又称肾腺癌，简称为肾癌，占肾脏恶性肿瘤的80%~90%。包括起源于泌尿小管不同部位的各种肾细胞癌亚型，但不包括来源于肾间质以及肾盂上皮系统的各种肿瘤。

肾癌高发年龄50~60岁，男女比为2∶1。肾癌的临床表现多样，经典血尿、腰痛、肾脏肿块的"肾癌三联征"临床出现率不到10%，有这些症状的患者在诊断时往往为晚期。无症状肾癌的发现率逐年升高。左肾癌可伴继发性左侧精索静脉曲张，癌栓侵及下腔静脉时可出现下肢水肿，病灶远处转移患者可出现转移病灶的症状，如肺转移可出现咳嗽、咯血，骨骼转移可出现病理性骨折等。10%~40%的患者出现副瘤综合征，表现为高血压、贫血、体重减轻、恶病质、发热、红细胞增多症、肝功能异常、高钙血症、高血糖、血细胞沉降率增快、神经肌肉病变、淀粉样变性、溢乳症、凝血机制异常等改变。

（二）诊断与治疗

【诊断要点】

肾癌典型的临床表现是血尿、包块和腰痛，但这三个症状一般只有到晚期病变时才会同时出现。因此，对 40 岁以上的患者，出现以上任何一个症状都应引起高度重视，尤其是无痛性全程肉眼血尿往往是肾癌的首发症状，更应首先考虑和排除肾肿瘤的可能。除体格检查双手合诊注意肾区有无包块外，常用的诊断措施有：

1. B 型超声检查　能检出直径 1cm 以上的肿瘤，且使用方法无创伤性，能重复检查，能准确分辨囊性病变抑或是实性占位性病变。

2. CT 扫描　CT 扫描不仅能正确分辨病变性质是囊性还是实性外，还能通过测定病变组织的密度进行诊断，能更形象地反映解剖结构上的变异，应用对照剂后尚能了解双肾功能情况，这一项目已列为目前肾肿瘤术前的常规检查。

3. 静脉肾盂造影　通过排泄性尿路造影，不但能看到肾癌引起的肾盂肾盏受压情况，如龙爪样畸形、花瓣状变形、缺损不显影等，而且能了解对侧肾功能情况，这对决定切除病肾是一个重要的先决条件。

4. 磁共振　这是继 CT 扫描后的又一新的诊断技术。据统计，应用磁共振进行肾癌临床分期正确率能达到 90%。

5. 肾动脉造影及栓塞　肾动脉造影对肾囊肿与肾肿瘤的鉴别有重要作用，前者囊肿内无血管，囊肿周围血管少且整齐，常呈弓形移位；而肾癌血管丰富，粗大，排列紊乱。肾动脉造影目前一般作为肾肿瘤动脉栓塞前的一种辅助性诊断措施，一旦确诊肾癌，造影同时即行肾癌动脉栓塞。动脉栓塞后可使瘤体缩小，术中减少出血及癌栓扩散，亦可降低手术难度。

6. 实验室检查 肾癌患者在大量肉眼血尿发作之后，一般尿中或多或少存在镜下红细胞，部分患者尿中细胞学检查可找到癌细胞，但阳性率较低。近年发展起来的肿瘤标志物检查，是一项新的检查方法，但缺乏特异性的肾癌标志物，血、尿中的癌胚抗原、血中亲血色蛋白、尿中聚胺物等水平在肾癌患者中可有升高。

7. 其他 膀胱镜检查在血尿发作时可窥清血尿从何侧而来，腹膜后充气造影对了解肾癌与周围组织粘连情况也有帮助，可选择应用。

【鉴别诊断】

本病应与肾囊肿，肾梗死，肾结石（尤其是阴性结石），肾转移瘤，肾结核，肾盂肾炎，良性肿瘤相鉴别。其相同点为均存在血尿、疼痛和肿块等症状。

1. 转移性肿瘤 肿瘤可由邻近脏器浸润或远处器官恶性肿瘤转移造成，如肾上腺癌、后腹膜肉瘤、胰腺癌、胃癌、肺癌、乳腺癌、淋巴瘤、白血病等，发病率高于原发性肾癌，肾脏本身除血尿外，多无其他自觉症状，但由原发病引起的临床表现、影像学、细胞学、病理学检查有助于鉴别。

2. 良性肿瘤 包括肾腺瘤，错构瘤，血管瘤，纤维瘤，脂肪瘤等，部分患者可有血尿，大部分患者无自觉症状，仅在体检时偶然发现。影像表现多数边界清晰，一般不进行性增大，必要时行穿刺细胞学检查。因部分良性肿瘤如腺瘤等有恶性变可能，所以应定期随访。

3. 肾结核 是结核杆菌由肺等原发病灶经血行传播所致，常于感染结核多年后发病。多见于青壮年，表现出尿频、尿急、尿痛等尿路刺激症状，亦可有无痛性血尿，脓尿（合并尿路感染），伴结核全身中毒症状。尿沉渣找抗酸杆菌，尿培养，结核菌素皮试，X 线片，CT 等可资鉴别。

4. **肾结石**　多见于 20～40 岁，有典型肾绞痛，间歇性血尿，尿闭等症状，亦有部分患者无症状，通过 B 超，腹部 X 线，静脉肾盂造影，逆行肾盂造影能做鉴别。应注意肿瘤与显像阴性结石相鉴别。

5. **肾囊肿**　多发于 40 岁以上成人，发生率随年龄而增长。大部分患者无自觉症状，多在影像学检查时偶然发现。B 超、CT 鉴别囊性、实性病变准确率达 90% 以上，但应注意鉴别良、恶性囊肿。

【治疗原则】

治疗方案的选择依赖于 TNM 分期和组织学亚型。目前外科根治性手术仍是治疗肾癌最主要的手段。对于 I 期、II 期及 III 期患者可行根治性肾切除术。迄今为止，对于根治性术后的辅助化疗、生物免疫治疗（包括疫苗）以及放疗均无肯定益处，对提高生存率、降低远处复发转移率无影响。IV 期患者可行姑息性肾切除术，在术后加用干扰素治疗。对于复发转移性肾癌的治疗，化疗对其不敏感，生物因子，如干扰素-α（IFN-α）、白细胞介素-2（IL-2）是既往治疗复发转移性肾癌的主要手段，但疗效有限。近年来，分子靶向药物包括舒尼替尼、索拉非尼及贝伐单抗的应用使得转移性肾癌的疗效有了很大改观。

【一般治疗】

1. **手术治疗**　综合影像学检查结果进行临床分期（clinical stage grouping，cTNM），根据 cTNM 分期初步制定治疗原则。依据术后组织学确定的侵袭范围进行病理分期（pathological stage grouping，pTNM）评价，如 pTNM 与 cTNM 分期有偏差，按 pTNM 分期结果修订术后治疗方案。

（1）肾原发病灶的手术治疗：对体能状态良好、低危险因素的患者应首选外科手术，切除肾脏原发灶可提高 IFN-α 或（和）IL-2 治疗转移性肾癌的疗效。对肾肿瘤引起严重血尿、疼痛等症状的患者可选择姑息性肾切除术、肾动脉栓塞以缓解症状，提高生存质量。

（2）转移灶的手术治疗：对根治性肾切除术后出现的孤立性转移瘤以及肾癌伴发孤立性转移、行为状态良好的患者可选择外科手术治疗。对伴发转移的患者，可视患者的身体状况与肾脏手术同时进行或分期进行。

2. 内科治疗

（1）局限性肾癌术后辅助治疗：手术后的放、化疗不能降低转移率，不推荐术后常规应用辅助性放、化疗。

（2）肾癌的内科治疗：转移性肾癌主要是指临床分期为Ⅳ期的患者，采用以内科为主的综合治疗，外科手术是辅助治疗的重要方法。中、高剂量 IFN-α 或（和）IL-2 被认为转移性肾癌的一线治疗方案。同时，分子靶向治疗药物如舒尼替尼、索拉非尼、阿昔替尼、替西罗莫司、依维莫司，贝伐单抗联合 IFN-α 作为转移性肾癌主要的一、二线治疗推荐。

（3）化疗：用于治疗转移性肾癌的主要化疗药物有吉西他滨、氟尿嘧啶或卡培他滨、顺铂，吉西他滨联合氟尿嘧啶或卡培他滨主要用于以透明细胞为主型的转移性肾癌；吉西他滨联合顺铂主要用于以非透明细胞为主型的转移性肾癌；如果肿瘤组织中含有肉瘤样成分，化疗方案中可以联合多柔比星（阿霉素）。化疗联合 IFN-α 或（和）IL-2 也未显示出优势。化疗作为转移性非透明细胞癌患者的一线治疗方案。

3. 放射治疗　放射治疗对肾细胞癌基本无效。对局部瘤床复发、区域或远处淋巴结转移、骨骼或肺转移患者，姑息放疗可达到缓解疼痛、改善生存质量的目的。立体定向放疗（γ 刀、X 刀、三维适形放疗、适形调强放疗）对复发或转移病灶能起到较好的控制作用。

4. 肾癌脑转移治疗　肾癌脑转移的治疗原则：应采用以内科治疗为主的综合治疗，但对伴有脑水肿症状的患者应加用皮质激素；脑转移伴有其他部位转移的患者，激素和脑部放疗是治疗的重要手段。对行为状态良好、单纯脑转移的患者首选脑外科手术（脑转移灶≤3 个）或立体定向放疗（脑转移瘤最大直径≤3～3.5 cm）或脑外科手术联合放疗。

5. 肾癌骨转移治疗　肾癌骨转移的治疗原则：肾癌骨转移多伴有内脏转移，预后差，宜应采用以内科为主的综合治疗。推荐双膦酸盐或 RANK 配体抑制剂用于肾癌合并骨转移且肌酐清除率≥30ml/min 患者的治疗。骨转移最有效的治疗是手术切除转移灶。对可切除的原发病灶或被切除原发病灶伴单一骨转移病变（不合并其他转移病灶）的患者，应进行积极的外科治疗。骨转移伴有承重骨骨折风险的患者应进行预防性内固定，避免骨折。已出现病理性骨折或脊髓的压迫症状符合下列 3 个条件者应首先选择骨科手术治疗：①预计患者存活期 >3 个月；②体能状态良好；③术后能改善患者的生活质量，有助于接受放、化疗和护理。

（三）药物处方

处方①：白细胞介素-2（IL-2），每天1800万单位，皮下注射，每周5天，共5~8周。

【注意事项】

1. IL-2治疗肾癌的剂量和用法在各地差异很大。目前多采用低、中剂量皮下注射或肌注，治疗不良反应较小。

2. IL-2存在剂量限制毒性。主要不良反应：流感样症状，如寒战，发热，疲乏，头晕，厌食，肌痛，恶心、呕吐、腹泻等，可用消炎止痛药预防或对症处理，但多数是自限性反应，未经治疗可自行恢复。

3. 偶有抑郁，呼吸困难，肝功能损害，白细胞减少，血小板减少、外周神经炎、关节痛、高血压、低血压、精神错乱、脱发、过敏反应及水钠潴留。必要时应及时停药，紧急处理。严重心、肝、肾功能不良，骨髓抑制者禁用。

4. 使用时应监测血象、肝肾功能。

5. 贮存不可冷冻，配制时不能剧烈振荡。

处方②：干扰素-α（IFN-α），每次900万单位，肌内注射或皮下注射，每周3次，共12周。

【注意事项】

1. 中、高剂量IFN-α作为治疗转移性肾细胞癌的基本用药，推荐阶梯式递增方案。从每次300万单位开始逐渐增加，第1周每次300万单位，第2周每次600万单位，第3周以后每次900万单位。

2. 治疗期间每周检查血常规1次，每月查肝功能1次，白

细胞计数 $<3 \times 10^9/\text{L}$ 或肝功能异常及其他严重不良反应时应停药，待恢复后再继续进行治疗。

3. 如患者不能耐受每次 900 万单位，则应减量至每次 600 万单位，甚至每次 300 万单位。

4. IFN-α 联合 IL-2 可提高对转移性肾癌治疗的有效率，但不能改善 PFS。

📋 **处方③**：索拉非尼，400mg，口服，每天 2 次。

【注意事项】

1. 索拉非尼的主要不良反应：约 30% 以上的患者出现腹泻、皮疹、乏力和手足综合征。约 21% 的患者因不良反应需中断用药，1%~2% 的患者可出现严重高血压、肺炎及心肌缺血等严重不良事件。

2. 索拉非尼治疗肾癌，患者肿瘤体积缩小比例较小，主要是以稳定肿瘤为主。

3. 推荐索拉非尼为转移性肾癌的一线和二线药物。

📋 **处方④**：舒尼替尼，50mg，每天 1 次，连用 4 周，停 2 周。每 6 周为一周期。

【注意事项】

1. 舒尼替尼的主要不良反应为腹泻、乏力、高血压、口腔黏膜炎、手足综合征、Ⅲ度中性粒细胞减少等。

2. 舒尼替尼不宜用于充血性心力衰竭的患者，对于 12 个月内曾因心脏疾病而接受治疗的患者应慎用。

📋 **处方⑤**：贝伐珠单抗，10mg/kg，静脉输注，每 2 周 1

次；干扰素-α，900 万单位/次，肌内注射或皮下注射，每周 3 次。

【注意事项】

1. 贝伐单抗为重组的人源化单克隆抗体，是美国第一个获得批准上市的抑制肿瘤血管生成药，副作用包括胃肠道穿孔，出血，动脉血栓，衰弱，腹泻，恶心，疼痛，高血压，蛋白尿，伤口愈合减慢，可逆性后脑白质病综合征（RPLS），肿瘤相关出血，黏膜皮肤出血，血栓栓塞，充血性心力衰竭/心肌病，中性粒细胞减少，白细胞减少。因此，一旦出现胃肠道穿孔、严重的动脉血栓事件应永久停用该药。治疗期间应监测血压、尿蛋白、心功能，及时对照处理或停药。

2. 部分患者需要 IFN-α 减量。

📋 **处方⑥**：帕唑帕尼，800mg，口服，每天 1 次。

【注意事项】

帕唑帕尼的主要不良反应为高血压、腹泻、毛发颜色改变和恶心等。

📋 **处方⑦**：替西罗莫司，50mg，口服，每天 1 次。静脉 25mg，每周 1 次

【注意事项】

1. 替西罗莫司的主要不良反应是 30% 以上的患者出现衰弱、皮疹、贫血、恶心和厌食。

2. 约 7% 以上的患者会出现 3～4 度的不良反应，主要表现有贫血、衰弱、高血糖症、呼吸困难及非感染性肺炎或间质性肺炎等。

☐ **处方⑧**：依维莫司，10mg，口服，每天 1 次。

【注意事项】

依维莫司的主要不良反应为胃黏膜炎，皮疹，疲乏，肺炎。

（李朝霞）

二、膀　胱　癌

（一）病情概述

膀胱癌（tumor of bladder）是泌尿系统中最常见的肿瘤，绝大多数来自上皮组织，其中90%以上为移行上皮细胞癌，其次是鳞癌和腺癌。非上皮性肿瘤罕见，由间质组织发生，多数为肉瘤如横纹肌肉瘤，好发于婴幼儿。膀胱癌最主要的危险因子是来自基因的影响，另外吸烟、长期接触某种染料（含苯胺成分者）、汽油或其他化学物质者有较高的风险。

膀胱癌发病年龄大多数为50~70岁。男性发病率显著高于女性，约为4∶1。血尿是膀胱癌最常见和最早出现的症状。常表现为全程间歇性无痛性肉眼血尿，可自行减轻或停止，易给患者造成"好转"或"治愈"的错觉而贻误治疗。出血量多少与肿瘤大小、数目及恶性程度不成比例。非上皮性肿瘤血尿一般较轻。

尿频、尿急、尿痛多为膀胱肿瘤的晚期表现，常因肿瘤坏死、溃疡或并发感染所致。少数广泛原位癌或浸润性癌起始即有膀胱刺激症状，预后不良。有时尿内混有"腐肉"样坏死组织排出。三角区及膀胱颈部肿瘤可梗阻膀胱出口，造成排尿困难，甚至尿潴留。膀胱癌晚期可见到下腹部浸润性肿块。盆腔广泛浸润时腰骶部疼痛、下肢水肿。阻塞输尿管可致肾积水、肾功能不全、严重贫血、体重下降、衰弱等。

鳞癌和腺癌高度恶性，病程短，鳞癌可因结石长期刺激引起。小儿横纹肌肉瘤常以排尿困难为主要症状。

（二）诊断与治疗

【诊断要点】

中老年出现无痛性肉眼血尿，应首先想到泌尿系肿瘤的可能，其中尤以膀胱肿瘤多见。下列检查方法有助于确诊。

1. 尿检查　膀胱肿瘤患者的尿中容易找到脱落的肿瘤细胞，方法简便，可作为血尿患者的初步筛选。但肿瘤细胞分化良好时，难与正常移行上皮细胞以及因结石、炎症所引起的变异细胞相鉴别。近年应用尿检查端粒酶、膀胱肿瘤抗原（BTA）、核基质蛋白（NMP22）、BLCA-4 等可提高膀胱癌检出。

2. 影像学检查

（1）X 线检查：排泄性尿路造影可了解肾盂、输尿管有无肿瘤，以及肿瘤对肾功能的影响；肾积水或显影不良常提示肿瘤浸润输尿管口。膀胱造影时可见充盈缺损，浸润膀胱壁僵硬不整齐。CT、MRI 可发现肿瘤浸润的深度，以及局部转移病灶。

（2）超声检查：日益受到重视，可发现 0.5cm 以上膀胱肿瘤，如应用经尿道超声扫描，能比较准确地了解肿瘤浸润的范围和分期。

（3）CT：平扫见膀胱壁突向腔内的结节状、菜花状或分叶状软组织密度影，大小不一，表面可见点状或弧形钙化，常位于膀胱三角或膀胱侧壁，膀胱壁增厚僵直，有时可见盆腔周围肿大淋巴结，膀胱三角区闭塞是膀胱癌侵犯精囊腺。增强扫描可见明显强化。

3. 膀胱镜检查　可直接看到肿瘤所在部位、大小、数目、形态、蒂部情况和基底部浸润程度等。原位癌（Tis）除局部黏膜发红外，无其他异常。表浅的乳头状癌（Ta，T1）呈浅红色，似水草在水中飘荡。有浸润的乳头状癌（T2、T3）呈暗红色，较实性，乳头融合，部分呈团块状，蒂周围黏膜水肿，肿物在水中活动性很小。浸润性癌（T3、T4）呈褐色团块状，表面坏死形成溃疡，边缘隆起水肿，并可有钙质沉着；膀胱镜检查时还要注意肿瘤与输尿管口和膀胱颈的关系，并应同时做肿瘤活组织检查。近年特别重视膀胱黏膜病变，随机活检，如在肉眼正常的黏膜发现原位癌、非典型增生，提示预后不良。

4. 膀胱双合诊　可检查膀胱肿瘤浸润的范围和深度；检查时患者腹肌必须放松，动作轻柔，以免引起肿瘤出血和转移，理想的是在麻醉下做此检查。

膀胱癌的分期：膀胱癌可分为非肌层浸润性膀胱癌（Tis，Ta，T1）和肌层浸润性膀胱癌（T2 以上）。原位癌虽然也属于非肌层浸润性膀胱癌，但一般分化差，属于高度恶性的肿瘤，向肌层浸润性进展的概率要高得多。因此，应将原位癌与 Ta、T1 期膀胱癌加以区别。

【鉴别诊断】

膀胱肿瘤的主要症状是血尿，因此要与以血尿为表现的疾病作鉴别。

1. **肾、输尿管肿瘤**　膀胱肿瘤的血尿与肾、输尿管肿瘤相似，均可为间歇性、无痛性血尿，且可同时存在，但膀胱肿瘤90%单独存在，膀胱肿瘤血尿可能伴有尿路刺激症状或影响排尿，血尿开始或终末加重，可能有血块或坏死组织。肾、输尿管肿瘤无膀胱刺激症状，亦不影响排尿，血尿全程均匀，亦可能有条索状或输尿管铸形血块、无坏死组织。一般经过B超、CT、MRI、尿路造影检查不难鉴别。

2. **肾结核、膀胱结核**　血尿在长期尿频以后出现，终末加重，尿量少。可伴午后潮热、盗汗、消瘦等症状。尿常规检查可能查到结核杆菌。膀胱内的结核性肉芽肿有时可能误诊为膀胱肿瘤。但经组织活检可以确诊。

3. **非特异性膀胱炎**　已婚女性较为多见，血尿突然发生，但血尿发生在尿频、尿急、尿痛等尿路刺激症状之后。

4. **腺性膀胱**　临床表现与膀胱肿瘤相似，需经膀胱镜检查及活组织检查鉴别。

5. **尿路结石**　主要症状为疼痛性血尿，一般血尿较经，多数无膀胱刺激症状。

6. **放射性膀胱炎**　盆腔脏器肿瘤经放射治疗后可能出现放射性膀胱炎。患者均有放疗病史。膀胱炎多在放疗后两年出现，但也有少部分在多年后出现。应用膀胱镜等检查可以鉴别。

7. **前列腺增生**　由于前列腺增生后造成排尿不畅或继发感染，可出现与膀胱癌相似的症状，同时尿潴留可以成为膀胱癌的诱因，经过细胞学检查或膀胱镜检查可以确诊。

8. **前列腺癌**　前列腺癌侵入膀胱可出现尿血、排尿困难等症状，经 B 超、CT、MRI 以及直肠指诊可以明确诊断。

9. 子宫颈癌　肿瘤侵入膀胱也可出现血尿，经妇科检查即可鉴别。

10. 其他　肾炎、药物刺激、出血性疾病等均可出现血尿，可根据病史进行鉴别。

【治疗原则】

根据浅表性及浸润性两种分类，方案治疗各异。

1. 浅表性膀胱癌

（1）经尿道膀胱肿瘤切除术（TUR-BT），此外还有电灼、激光等切除术。适用于肿瘤分级低（G1、G2），侵犯不超过浅肌层（T is，Ta，T1）。

（2）膀胱灌注治疗：目的在于预防术后复发，清除残余肿瘤或原位癌。适用于明确病变但不能切除，不能接受手术，高分级肿瘤，多次复发，多发病变，肿瘤不能完全切除，原位癌。主要使用化疗药物，免疫制剂。

2. 浸润性膀胱癌　主要手段是膀胱全切加区域淋巴结清扫术，并行尿道改道或膀胱重建。适用于高分级肿瘤，侵犯肌层、淋巴管以及原发肿瘤附近和远处存在原位癌。部分膀胱切除术适用于原发肿瘤为单发，肿瘤距膀胱 2cm 以上且邻近黏膜不存在不典型增生，或经尿道不易切除和憩室内肿瘤。

3. 放射治疗　目前认为放疗疗效不理想。术前放疗实际价值不大。主要用于晚期骨转移及肿瘤浸润造成的剧烈疼痛，或发生在负重的脊柱或股骨的转移。

4. 化疗　单药治疗有效的药物：氨甲蝶呤、阿霉素、顺铂、紫杉醇、异环磷酰胺、5-氟尿嘧啶等，其中氨甲蝶呤、顺铂、紫杉醇表现出较好的单药抗瘤活性。

【一般治疗】

1. 手术治疗

（1）电灼或电切法：对小的表浅肿瘤，可经尿道施行肿瘤电灼或电切术，对较大的肿瘤亦可进行经尿道肿瘤切除，对多发表浅肿瘤可切开膀胱施行电灼及电切术。

（2）肿瘤及膀胱部分切除术：对已侵犯肌层的肿瘤可选择此种治疗方法，切除包括肿瘤的全层膀胱壁，切缘距肿瘤不少于2cm，肿瘤若邻近输尿管口则一并切除，另行输尿管膀胱移植术。

（3）膀胱全切术：适用于肿瘤浸润深、范围广或肿瘤位于三角区内难以上述方法手术治疗者则采用膀胱全切术。膀胱全切术又分单纯膀胱全切术及膀胱肿瘤根治全切术。后者包括清扫盆腔淋巴结及切除除直肠外的盆腔内器官。膀胱切除后尿流改道方式较多，如直肠膀胱术、回肠膀胱术、膀胱再生术，可控性肠管膀胱等，目前仍以回肠膀胱尿流改道者居多。

2. 非手术治疗

（1）放射治疗：对肿瘤切除后预防复发及晚期癌肿控制病情发展有一定帮助。

（2）化疗：化疗分全身化疗和局部化疗两种，局部化疗又有经髂内动脉内灌注和经膀胱内灌注等方法。目前较普遍的化疗用药还是多经膀胱内灌注。

（3）免疫治疗：卡介苗膀胱内灌注对预防肿瘤复发有明显疗效，据报道，干扰素、白介素等全身应用及膀胱内灌注对预防肿瘤术后复发亦有较好作用。

（三）药物处方

处方①：表柔比星，50～80mg，或丝裂霉素 20～60mg，或吡柔比星 30mg，或羟基喜树碱 10～20mg，加生理盐水或蒸馏水 20～40mg，患者排空尿液后行通过导尿管灌入膀胱，并保留 0.5～2 小时（注：膀胱内保留时间需依据药物说明书）。每 15 分钟更换体位一次，尽量使药物接触膀胱的各个壁。术后 6 小时内灌注一次，而后每周一次共 8 周，然后每月一次至一年。

【注意事项】

1. 所有的非肌层浸润性膀胱癌患者术后 24 小时内，均进行辅助性膀胱灌注化疗，但术中有膀胱穿孔或术后明显血尿时不宜采用。

2. 低危非肌层浸润性膀胱癌术后即刻灌注后，肿瘤复发的概率很低，因此即刻灌注后可以不再继续进行膀胱灌注治疗。

3. 化疗前行血、尿常规检查。定期复查膀胱镜。

4. 化疗药物灌注前不要大量饮水，避免尿液将药物稀释。

5. 膀胱灌注化疗的主要副作用是化学性膀胱炎，程度与灌注剂量和频率相关。灌注期间出现严重的膀胱刺激症状时，应延迟或停止灌注治疗，以免继发膀胱挛缩。多数副作用在停止灌注后可以自行改善。

处方②：卡介苗（BCG）120mg，加生理盐水 50ml，膀胱灌注，每周 1 次，每 6 周为 1 个周期。

【注意事项】

1.BCG 适合于高危非肌层浸润性膀胱癌和膀胱原位癌的治

疗，可以防止膀胱肿瘤的进展，一般采用常规剂量（120～150mg）。

2. BCG 用于预防非肌层浸润膀胱尿路上皮癌复发时，一般采用低剂量（60～75mg）。

3. BCG 灌注一般在 TUR-BT 术后 2 周开始，至少维持灌注 1 年，在 3、6、12、18、24、36 个月时重复 BCG 灌注，以保持和强化疗效。

4. 一般采用 6 周灌注诱导免疫应答，再加 3 周的灌注强化以维持良好的免疫反应。

5. BCG 膀胱灌注的主要副作用为膀胱刺激症状和全身流感样症状，少见的副作用包括结核败血症、前列腺炎、附睾炎、肝炎等。

6. 有膀胱炎或插管损伤尿路出血，则全身吸收结核杆菌感染的危险性将增加。必要时使用（单用或联用）异烟肼、利福平等抗结核药。

7. TUR-BT 术后膀胱有开放创面或有肉眼血尿等情况下，不能进行 BCG 膀胱灌注。

📋 **处方③**：吉西他滨，800～1000mg/m^2，第 1 天、第 8 天、第 15 天，静脉滴注；顺铂，70mg/m^2，第 2 天，静脉滴注。每 3～4 周重复，共 2～6 个周期。

【注意事项】

1. 对于临床 T2 或 T3 期患者，膀胱切除术后病理若显示淋巴结阳性或为 pT3，术后可采用辅助化疗。

2. 吉西他滨＋顺铂方案被认为是目前膀胱癌标准一线治疗方案。

3. 化疗前、后检查血尿常规、肝肾功能、胸片、心电图、肌苷清除率。

4. 每天记录尿量，应用顺铂时保证尿量 >3000ml/24h，可在输液最后静点 20% 甘露醇 250ml。如尿量 <3000ml 可应用呋塞米。

处方④：甲氨蝶呤，30mg/m²，静脉滴注，第 1 天、第 15 天、第 22 天；长春碱，3mg/m²，第 2 天、第 15 天、第 22 天，静脉滴注；阿霉素，30mg/m²，静脉滴注，第 2 天；顺铂，70mg/m²，静脉滴注，第 2 天。每 4 周重复，共 2~6 个周期。

【注意事项】

1. 对于临床 T2 或 T3 期患者，膀胱切除术后病理若显示淋巴结阳性或为 pT3，术后可采用辅助化疗。

2. 此方案为传统上膀胱尿路上皮癌标准的一线治疗方案。但因为毒性的原因而限制了其广泛应用。

3. 化疗前后检查血尿常规、肝肾功能、胸片、心电图、肌苷清除率。

4. 主要毒性反应有骨髓抑制，恶心，呕吐，外周神经炎（肢端麻木感、腹胀等），黏膜损害。

5. 由于此方案骨髓抑制明显，建议化疗后预防性使用粒细胞集落刺激因子，一般在化疗后第 6 天开始，可连续使用 5~10 天。

6. 合并水肿、胸、腹腔积液的患者可能出现甲氨蝶呤排出延迟，造成毒性增加。

7. 每天记录尿量，应用顺铂时保证尿量 >3000ml/24h，可在输液最后静点 20% 甘露醇 250ml。如尿量 <3000ml 可应用呋

塞米。

8. 阿霉素的心脏毒性可表现为窦性心动过速、房室传导阻滞、充血性心力衰竭。故建议常规监测心电图，对已有心功能损害的患者，应格外小心。尤其是累积剂量达到 $450 \sim 500 mg/m^2$ 时，应对有明显心脏毒性的药物的使用情况进行综合评估。

处方⑤：环磷酰胺，$650 mg/m^2$，第 1 天，静脉推注；阿霉素，$50 mg/m^2$，第 2 天，静脉推注；顺铂，$100 mg/m^2$，第 1 天，静脉滴注。每 3 周重复，共 4～6 个周期。

【注意事项】

1. 主要不良反应有恶心，呕吐，骨髓抑制，脱发等。

2. 顺铂使用前注意水化，静脉点滴补液（糖、盐均可）1000～1500ml，顺铂滴完后另外输液 1000～1500ml，可加用 20% 甘露醇 l25～250ml 快速点滴，补液结束前推注呋塞米 20～40mg，保证全天尿量在 2000～2500ml 或以上。

3. 大量顺铂引起恶心、呕吐等消化道反应较重，且可造成肾功能损害，所以肾功能差、孤立肾患者慎用。

4. 建议化疗前使用 5-羟色胺受体拮抗药预防性止呕，亦可联用甲氧氯普胺（胃复安）、地塞米松、氯丙嗪等。对于由顺铂引起的迟发性呕吐亦可使用 5-羟色胺受体拮抗剂，甲氧氯普胺等，地塞米松可取得较好效果，呕吐严重者应注意水、电解质平衡紊乱及营养支持。

处方⑥：紫杉醇，$135 \sim 150 mg/m^2$，静滴，第 1 天；顺铂，$70 \sim 75 mg/m^2$，静滴，第 1 天。每 3 周 1 次。

【注意事项】

1. 为了预防紫杉醇过敏反应，在紫杉醇治疗前 12 小时口服地塞米松 10mg，治疗前 6 小时再口服地塞米松 10mg，治疗前 30～60 分钟给予苯海拉明肌注 20mg，静注西咪替丁 300mg 或雷尼替丁 50mg。用药期间监测心率、血压、呼吸等生命体征。

2. 骨髓抑制为主要剂量限制性毒性，表现为中性粒细胞减少，血小板降低少见，一般发生在用药后 8～10 日。严重中性粒细胞发生率为 47%，严重的血小板降低发生率为 5%。贫血较常见。

3. 周围神经病变发生率大于 60%，最常见的表现为轻度麻木和感觉异常，严重的神经毒性发生率为 6%。

4. 累积性及剂量相关性肾功能不良是顺铂的主要限制性毒性，一般剂量每日超过 90mg/m^2 即为肾毒性危险因素。主要为肾小管损伤。急性损害一般见于用药后 10～15 天血尿素氮及肌酐增高，肌酐清除率降低，多为可逆性，反复高剂量治疗可致持久性轻至中度肾功能损害。故顺铂用药期间须给予水化 3 天，以预防肾毒性。

5. 严重的恶心、呕吐为顺铂主要的限制性毒性，双药联合消化道反应发生率极高。急性呕吐一般发生于给药后 1～2 小时，可持续一周左右。故需并用强效止吐剂，如 5-羟色胺 3（5-HT3）受体拮抗止吐剂。

6. 顺铂需避光使用，静滴时间不宜超过 24 小时。

处方⑦：多西他赛，75～100mg/m^2，静滴，第 1 天；顺铂，70～75mg/m^2，静滴，第 1 天；每 3 周 1 次。

【注意事项】

1. 多西他赛可引起严重超敏反应和严重体液潴留（尽管已

预防性给予地塞米松）。如发生严重超敏反应，应立即停止滴注并给予适当的治疗。

2. 为降低体液潴留的发生率及减轻体液潴留和超敏反应的严重程度，使用多西他赛前应口服皮质类固醇，如在使用本药前1日开始口服地塞米松（16mg/d，连用3日）。本药用于激素难治性转移性前列腺癌时，推荐于使用本药前12、3和1小时口服地塞米松8mg。

3. 本方案使用时必须给予止吐药，并补充适当的水分。

4. 如果出现严重超敏反应，应立即停止滴注，并给予积极治疗，且不应再次用药。如果出现轻微的超敏反应（如面部潮红、局部皮肤反应），不必停药。

5. 如果出现视力损害，应立即进行全面的眼科检查。如果诊断为黄斑囊样水肿，应立即停药，并给予适当的治疗。还应考虑以非紫杉烷类抗癌药替代本药。

📋 **处方⑧**：甲氨蝶呤，$30mg/m^2$，静脉滴注，第1天、第8天；长春碱，$6mg/m^2$，静脉滴注，第1天、第8天；顺铂，$70mg/m^2$，静脉滴注，第2天。每3周重复，共3个周期。

【注意事项】

1. 适用于不能使用阿霉素的患者。

2. 化疗前后检查血尿常规、肝肾功能、胸片、心电图、肌苷清除率。

3. 每天记录尿量，顺铂用药期间须给予水化3天，以预防肾毒性。

（李朝霞）

三、输尿管癌

（一）病情概述

输尿管癌发病率低，在泌尿系肿瘤中仅占 1% 左右，男女比例大约为 3∶1。发病年龄多在 50～70 岁，40 岁以前发病较少见，多见于输尿管下段，病理学上 90% 为上皮细胞性肿瘤，大多数为移行细胞癌或以移行细胞癌为主的混合癌。输尿管癌与结石、长期梗阻、炎症等刺激因素有关，吸烟及接触苯类化学物质也是该疾病的危险因素。

血尿为最常见初发症状，一般为间歇性无痛性肉眼血尿，有条形血块通过时可引起肾绞痛，有时输尿管癌患者也可表现为腰部钝痛，也许是由于肿瘤浸润或者上尿路梗阻扩张所引起。多数输尿管癌患者无明显的阳性体征。15% 患者就诊时无症状，由影像学检查偶然发现病灶才被确诊。查体时可触及腰腹部肿块或疼痛、肾区叩痛。晚期可出现消瘦、体重下降、贫血、下肢水肿及骨痛等转移症状。

（二）诊断与治疗

【诊断要点】

1. 临床表现　间歇性肉眼血尿伴长条状血块，60% 左右的病例有患侧腹部疼痛，血块堵塞可发生剧烈绞痛，可在腹部扪及肿大的肾脏。

2. 尿脱落细胞检查阳性或病理证实为肿瘤。

3. 影像学检查　静脉尿路造影、逆行造影：发现输尿管充盈缺损。B超为影像学检查的首选，可较早发现肾积水或输尿管扩张，且能显示输尿管腔内占位病变或膀胱肿物。CT增强扫描对输尿管癌诊断价值较大，阳性率高，且能判断腹膜后淋巴结肿大情况及其与周围组织的关系，有助于临床分期。MRI在肿瘤分期上较CT准确。对诊断不清的梗阻性肿瘤诊断有帮助。

4. 器械检查　①膀胱镜：可见患侧输尿管口喷血尿，因为20%的患者合并膀胱癌，故必须观察膀胱内有无肿瘤。并可做逆行造影检查，也可用带刷输尿管导管取组织做病理学检查，诊断阳性率达90%。②输尿管镜：可直接到达肿瘤部位，观察肿瘤形态、大小并取活检，86%～92%的患者可以确诊。

【鉴别诊断】

1. 输尿管息肉　多见于40岁以下的青壮年，病史长，血尿不明显，输尿管造影见充盈缺损，但表面光滑，呈长条形，范围较输尿管肿瘤大，多在2cm以上。部位多在近肾盂输尿管交界及输尿管膀胱交界处，反复从尿中找瘤细胞皆为阴性。

2. 输尿管结石　输尿管结石可引起上尿路梗阻。当为阴性结石时，尿路造影可发现输尿管内有充盈缺损，需要与输尿管肿瘤鉴别。输尿管结石多见于40岁以下的青壮年。特点为绞痛，肉眼血尿少见，多为间歇性镜下血尿，常与肾绞痛并存。逆行造影输尿管肿瘤局部扩张，呈杯口样改变，而结石无此变化。CT平扫结石呈高密度影，肿瘤呈软组织影。

3. 膀胱癌　位于输尿管口周围的膀胱癌，将输尿管口遮盖，需与下段输尿管癌突入膀胱鉴别。输尿管癌突入膀胱有两种情况：一是肿瘤有蒂，蒂在输尿管；二是肿瘤没有蒂，肿瘤在输尿管和膀胱各一部分。鉴别主要靠膀胱镜检查及尿路造影。

4. 输尿管狭窄　非肿瘤引起的输尿管狭窄无血尿史，尿路造影表现为单纯狭窄，而无充盈缺损。反复尿找瘤细胞均为阴性。

5. 输尿管内血块　血尿、输尿管内充盈缺损与输尿管瘤类似，但输尿管血块具有易变性，不同时间的两次造影检查可发现其位置、大小及形态发生改变。

【治疗原则】

目前临床上对输尿管癌的治疗以手术切除为主，术后予以化疗或免疫治疗。对于是否可行放射治疗学术界尚存在许多争议。

1. 单侧应做包括患侧肾、全长输尿管及膀胱袖套状切除。

2. 双侧时可保留一侧功能较好的肾。

3. 由于输尿管癌复发率较高，且有肿瘤种植及多中心生长的特点，术后应按照膀胱癌治疗原则做全身化疗、膀胱灌注化疗及定期膀胱镜复查。

【一般治疗】

1. 手术治疗　主要采取根治性肾输尿管切除术，保守性切除术及经尿道输尿管肾镜和经皮肾镜治疗等。输尿管切除伴膀胱袖状部分切除术仍是原发性输尿管癌的首选治疗方法，可采用传统开放手术或者腹腔镜手术。对于孤立肾（解剖性或功能性）、肾功能不良或双侧上尿路肿瘤的患者，应采用保守的手术方法，近年来对于低级、低期的原发性输尿管癌也倾向于采用保守手术方法，包括输尿管膀胱部分切除、输尿管膀胱再植术和经输尿管镜肿瘤电灼术等。

2. 化学和免疫治疗　化疗药物及 BCG 对浅表性膀胱肿瘤及原位癌有一定治疗作用，是否对输尿管癌有效果仍存在争议，可采用输尿管插管给药或利用双 J 管反流给药，为了保证药物与输尿管黏膜充分接触，可应用微泵持续给药 1～2 小时。可应用 MVAC 方案（甲氨蝶呤、长春碱、顺铂和多柔比星）行术后辅助化疗，但不良反应重。

3. 放射治疗　放射治疗对于输尿管癌的疗效不明确，临床上少用，有待进一步研究。

（三）药物处方

📋**处方①**：表柔比星 50～80mg，或丝裂霉素 20～60mg，或吡柔比星 30mg，或羟基喜树碱 10～20mg，加生理盐水或蒸馏水 20～40ml，患者排空尿液后通过导尿管灌入膀胱，并保留 0.5～2 小时（注：膀胱内保留时间需依据药物说明书）。每 15 分钟更换体位一次，尽量使药物接触膀胱的各个壁。术后 6 小时内灌注一次，而后每周一次，共 8 周，然后每月一次至一年。

【注意事项】

1. 所有非肌层浸润性膀胱癌患者术后 24 小时内，均进行辅助性膀胱灌注化疗，但术中有膀胱穿孔或术后明显血尿时不宜采用。

2. 低危非肌层浸润性膀胱癌术后即刻灌注后，肿瘤复发的概率很低，因此即刻灌注后可以不再继续进行膀胱灌注治疗。

3. 化疗前行血、尿常规检查。定期复查膀胱镜。

4. 化疗药物灌注前不要大量饮水，避免尿液将药物稀释。

5. 膀胱灌注化疗的主要副作用是化学性膀胱炎，程度与灌注剂量和频率相关。灌注期间出现严重的膀胱刺激症状时，应延迟或停止灌注治疗，以免继发膀胱挛缩。多数副作用在停止灌注后可以自行改善。

处方②：卡介苗 120mg，加生理盐水 50ml，膀胱灌注，每周 1 次，每 6 周为 1 个周期。

【注意事项】

1. BCG 适合于高危非肌层浸润性膀胱癌和膀胱原位癌的治疗，可以防止膀胱肿瘤的进展，一般采用常规剂量（120 ~ 150mg）。

2. BCG 用于预防非肌层浸润膀胱尿路上皮癌复发时，一般采用低剂量（60 ~ 75mg）。

3. BCG 灌注一般在 TUR-BT 术后 2 周开始，至少维持灌注 1 年，在 3、6、12、18、24、36 个月时重复 BCG 灌注，以保持和强化疗效。

4. 一般采用 6 周灌注诱导免疫应答，再加 3 周的灌注强化以维持良好的免疫反应。

5. BCG 膀胱灌注的主要副作用为膀胱刺激症状和全身流感样症状，少见的副作用包括结核败血症、前列腺炎、附睾炎、肝炎等。

6. 有膀胱炎或插管损伤尿路出血，则全身吸收结核杆菌感染的危险性将增加。必要时使用（单用或联用）异烟肼、利福平等抗结核药。

7. TUR-BT 术后膀胱有开放创面或有肉眼血尿等情况下，不能进行 BCG 膀胱灌注。

处方③：吉西他滨，800 ~ 1000mg/m^2，第 1 天、第 8 天、

第 15 天，静脉滴注；顺铂，70mg/m²，第 2 天，静脉滴注。每 3 ~ 4 周重复，共 2 ~ 6 个周期。

【注意事项】

1. 对于临床 T2 或 T3 期患者，膀胱切除术后病理若显示淋巴结阳性或为 pT3，术后可采用辅助化疗。

2. 吉西他滨 + 顺铂方案被认为是目前膀胱癌的标准一线治疗方案。

3. 化疗前后检查血常规、尿常规、肝肾功能、胸片、心电图、肌苷清除率。

4. 每天记录尿量，应用顺铂时保证尿量 > 3000ml/24h，可在输液最后静点 20% 甘露醇 250ml。如尿量 < 3000ml 可应用呋塞米。

处方④：甲氨蝶呤，30mg/m²，静脉滴注，第 1 天、第 15 天、第 22 天；长春碱，3mg/m²，第 2 天、第 15 天、第 22 天，静脉滴注；阿霉素，30mg/m²，静脉滴注，第 2 天；顺铂，70mg/m²，静脉滴注，第 2 天。每 4 周重复，共 2 ~ 6 个周期。

【注意事项】

1. 对于临床 T2 或 T3 期患者，膀胱切除术后病理若显示淋巴结阳性或为 pT3，术后可采用辅助化疗。

2. 此方案是传统上膀胱尿路上皮癌的标准一线治疗方案。但因为毒性的原因而限制了其广泛应用。

3. 化疗前后检查血常规、尿常规、肝肾功能、胸片、心电图、肌苷清除率。

4. 主要毒性反应有骨髓抑制，恶心，呕吐，外周神经炎（肢端麻木感、腹胀等），黏膜损害。

5. 由于此方案骨髓抑制明显，建议化疗后预防性使用粒细胞集落刺激因子，一般在化疗后第 6 天开始，可连续使用 5 ~ 10 天。

6. 合并水肿、胸、腹腔积液的患者可能出现甲氨蝶呤排出延迟，造成毒性增加。

7. 每天记录尿量，应用顺铂时保证尿量 > 3000ml/24h，可在输液最后静点 20% 甘露醇 250ml。如尿量 < 3000ml 可应用呋塞米。

8. 阿霉素的心脏毒性可表现为窦性心动过速、房室传导阻滞、充血性心力衰竭等。故建议常规监测心电图，对已有心功能损害的患者，应格外小心。尤其是累积剂量达到 450 ~ 500mg/m² 时，应对患者使用的有明显心脏毒性的药物的使用情况进行综合评估。

■ **处方⑤**：环磷酰胺，650mg/m²，第 1 天，静脉推注；阿霉素，50mg/m²，第 2 天，静脉推注；顺铂，100mg/m²，第 1 天，静脉滴注。每 3 周重复，共 4 ~ 6 个周期。

【注意事项】

1. 主要不良反应有恶心，呕吐，骨髓抑制，脱发等。

2. 顺铂使用前注意水化，静脉点滴补液（糖、盐均可）1000 ~ 1500ml，顺铂滴完后另外输液 1000 ~ 1500ml，可加用 20% 甘露醇 125 ~ 250ml 快速点滴，补液结束前推注呋塞米 20 ~ 40mg，保证全天尿量在 2000 ~ 2500ml 或以上。

3. 大量顺铂引起恶心、呕吐等消化道反应较重，且可造成肾功能损害，所以肾功能差、孤立肾患者慎用。

4. 建议化疗前使用 5-羟色胺受体拮抗药预防性止呕，亦可联用甲氧氯普胺（胃复安）、地塞米松、氯丙嗪等。对于由顺铂引起的迟发性呕吐亦可使用5-羟色胺受体拮抗剂，甲氧氯普胺等，地塞米松可取得较好效果，呕吐严重者应注意水、电解质平衡紊乱及营养支持。

处方⑥：紫杉醇，135~150mg/m^2；顺铂，70~75mg/m^2。静脉滴注，每3周1次。

【注意事项】

1. 为了预防紫杉醇过敏反应，在紫杉醇治疗前12小时口服地塞米松10mg，治疗前6小时再口服地塞米松10mg，治疗前30~60分钟给予苯海拉明肌注20mg，静注西咪替丁300mg或雷尼替丁50mg。用药期间监测心率、血压、呼吸等生命体征。

2. 骨髓抑制为主要剂量限制性毒性，表现为中性粒细胞减少，血小板降低少见，一般发生在用药后8~10日。严重中性粒细胞发生率为47%，严重的血小板降低发生率为5%。贫血较常见。

3. 周围神经病变发生率大于60%，最常见的表现为轻度麻木和感觉异常，严重的神经毒性发生率为6%。

4. 累积性及剂量相关性肾功不良是顺铂的主要限制性毒性，一般剂量每日超过90mg/m^{2}即为肾毒性危险因素。主要为肾小管损伤。急性损害一般见于用药后10~15天血尿素氮及肌酐增高，肌酐清除率降低，多为可逆性，反复高剂量治疗可致持久性轻至中度肾功能损害。故顺铂用药期间须给予水化3天，以预防肾脏毒性。

5. 严重的恶心、呕吐为顺铂主要的限制性毒性，双药联合消化道反应发生率极高。急性呕吐一般发生于给药后1~2小时，可持续一周左右。故需并用强效止吐剂，如5-羟色胺3（5-

HT3）受体拮抗止吐剂。

6. 顺铂需避光使用，静滴时间不宜超过 24 小时。

📋**处方⑦**：多西他赛，75～100mg/m²，静滴，第 1 天；顺铂，70～75mg/m²，静滴，第 1 天；每 3 周 1 次。

【注意事项】

1. 多西他赛可引起严重超敏反应和严重体液潴留（尽管已预防性给予地塞米松）。如果发生严重超敏反应，应立即停止滴注并给予适当的治疗。

2. 为降低体液潴留的发生率及减轻体液潴留和超敏反应的严重程度，使用多西他赛前应口服皮质类固醇，如在使用本药前 1 日开始口服地塞米松（16mg/d，连用 3 日）。本药用于激素难治性转移性前列腺癌时，推荐于使用本药前 12、3 和 1 小时口服地塞米松 8mg。

3. 本方案使用时必须给予止吐药，并补充适当的水分。

4. 如出现严重超敏反应，应立即停止滴注，并给予积极治疗，且不应再次用药。如出现轻微的超敏反应（如面部潮红、局部皮肤反应），不必停药。

5. 如出现视力损害，应立即进行全面的眼科检查。如果诊断为黄斑囊样水肿，应立即停药，并给予适当的治疗。还应考虑以非紫杉烷类抗癌药替代本药。

📋**处方⑧**：甲氨蝶呤，30mg/m²，静脉滴注，第 1 天、第 8 天；长春碱，6mg/m²，静脉滴注，第 1 天、第 8 天；顺铂，70mg/m²，静脉滴注，第 2 天。每 3 周重复，共 3 个周期。

（李朝霞）

四、前列腺癌

（一）病情概述

前列腺癌是发生于男性前列腺组织中的恶性肿瘤，95%以上是腺癌，其发展通常遵循一定的顺序：局限于前列腺内→侵犯前列腺包膜→突破前列腺包膜→侵犯精囊腺→转移至邻近区域淋巴结→转移至骨骼和其他脏器。前列腺癌的确切病因至今尚未明确，可能与基因的改变相关。在少数情况下，前列腺癌可能具有遗传性。

前列腺癌在早期阶段可完全没有症状，当肿瘤发展使前列腺增大到一定体积，以及膀胱颈部发生梗阻时才出现症状。此时的梗阻症状与前列腺增生无明显差别，表现为尿频、尿急、尿流缓慢、排尿困难、排尿不尽，甚至发生尿潴留等症状。但在症状的变化过程中，值得注意的是前列腺癌病情进展较快，而前列腺增生很缓慢。前列腺癌血尿不常见，一般仅见于前列腺导管癌或移行细胞癌。

在临床工作中，前列腺癌患者往往是因其他部位转移灶引起的不适而就诊，在体格检查或特殊检查时确诊的。其症状因转移的部位不同而不同。当肿瘤压迫或发生周围淋巴结转移造成淋巴管阻塞或压迫血管时，或因癌相关性血液高凝状态而发生下肢深静脉血栓时，可出现下肢水肿。骨转移可为多发性的，一般以腰骶部和骨盆多见，表现为持续性骨痛、下肢活动障碍、易疲劳，严重者可出现下肢瘫痪。当肿瘤侵犯或压迫周围神经或脊髓时，可出现局部神经疼痛，如会阴部疼痛或神经功能障碍。有肺转移时可有气短等肺部症状。直肠受累时可有大便困难、肛门坠胀感。其他还有贫血等。

（二）诊断与治疗

【诊断要点】

1. 前列腺癌的症状　早期前列腺癌通常没有症状，但肿瘤侵犯或阻塞尿道、膀胱颈时，则会发生类似下尿路梗阻或刺激症状，严重者可能出现急性尿潴留、血尿、尿失禁。骨转移时会引起骨骼疼痛、病理性骨折、贫血、脊髓压迫导致下肢瘫痪等。

2. 前列腺系统性穿刺活检　是诊断前列腺癌最可靠的检查。

3. 由前列腺直肠指检或血清前列腺特异性抗原（PSA）检查或经直肠前列腺超声波（TRUS）检查后，可疑前列腺癌需进行前列腺活检（10～12针）。

4. PSA 结果的判定　血清总 PSA（tPSA）>4.0ng/ml 为异常。游离 PSA（free PSA，fPSA）和 tPSA 作为常规同时检测。fPSA/tPSA >0.16 为正常值。

5. CT 扫描　显示肿瘤及其对邻近组织和器官的侵犯、盆腔内转移性淋巴结肿大，协助进行肿瘤的临床分期。

6. MRI　扫描前列腺为倒锥形结构，底部贴着膀胱下壁，左右对称，因此观察前列腺最佳位置是横轴位。前列腺包括周围带、中样带、移行带。在 T1 加权像，前列腺为一均匀中等信号结构，T2 加权像，前列腺结构显示较好，前列腺癌在 T2 加权像表现为周围带内低信号缺损区，当肿瘤局限在前列腺内时，前列腺外缘完整，与周围静脉丛界限清晰，DWI 上显示为较高信号。

7. 全身核素骨显像检查　比常规 X 线提前 3~6 个月发现骨转移灶。

【鉴别诊断】

前列腺癌最主要需与前列腺增生、前列腺炎相鉴别。

1. 前列腺增生　前列腺增生和前列腺癌是两种不同性质的疾病，虽然都发生于前列腺，但在一般情况下，前列腺增生本身是不会转变为前列腺癌的。

2. 前列腺炎　前列腺炎多发于青中年男性，而前列腺癌多见于老年男性。前列腺炎在急性发作的时候可伴有发热和排尿灼热疼痛的症状，同时也可引起血清 PSA 暂时性升高，但通常在抗炎治疗后，这些炎症症状很快消退，而 PSA 在短时间内也可迅速下降至正常水平。

【治疗原则】

1. 主动监测　主动监测是指主动监测前列腺癌的进程，在出现肿瘤进展或临床症状明显时给予治疗。

2. 前列腺癌根治性手术治疗　根治性前列腺切除术（简称根治术）是治愈局限性前列腺癌最有效的方法之一。主要术式有传统的开放性经会阴、经耻骨后前列腺根治性切除术及近年发展的腹腔镜前列腺根治术和机器人辅助腹腔镜前列腺根治术。

3. 前列腺癌外放射治疗　外放射治疗是前列腺癌患者最重要的治疗方法之一，具有疗效好、适应证广、并发症少等优点，适用于各期前列腺癌患者。

4. 前列腺癌内分泌治疗 雄激素去除主要通过以下途径：①抑制睾酮分泌：手术去势或药物去势；②阻断雄激素与受体结合：应用抗雄激素药物竞争性阻断雄激素与前列腺细胞上雄激素受体的结合。两者联合应用可达到最大限度雄激素阻断的目的。手术去势、药物去势或雌激素这三种治疗方式的患者肿瘤相关的生存率、无进展生存率基本相同。

5. 转移性前列腺癌化疗 转移性去势抵抗性前列腺癌和高肿瘤负荷且身体状况适合化疗的转移性激素敏感性前列腺癌患者，在雄激素剥夺治疗基础上联合使用以多西他赛为基础的化疗。

【一般治疗】

1. 手术治疗 根治性前列腺切除术是治疗局限性前列腺癌最有效的方法，有三种主要术式，即传统的经会阴、经耻骨后及近年发展的腹腔镜前列腺癌根治术。

2. 局部治疗 前列腺癌的局部治疗，除根治性前列腺癌手术、放射线外照射以及近距离内照射等成熟的方法外，还包括：前列腺癌的冷冻治疗、高能聚焦超声和组织内肿瘤射频消融等试验性局部治疗。和根治性前列腺癌手术和放疗相比较，其对临床局限性前列腺癌的治疗效果，还需要更多的长期临床研究加以评估和提高。

3. 放射治疗

（1）外放射治疗：前列腺癌患者的放射治疗具有疗效好、适应证广、并发症少等优点，适用于各期患者。早期患者（T1-2 N0M0）行根治性放射治疗。局部晚期前列腺癌（T3-4 N0M0）治疗原则以辅助性放疗和内分泌治疗为主。转移性癌可行姑息性放疗，以减轻症状、改善生活质量。主要用直线加速器，针对盆腔淋巴结阴性者，可行前列腺局部及盆腔淋巴结放疗，而对盆腔淋巴结阳性者，需加照腹主动脉旁淋巴结，分次照射剂量 1.8~2.0Gy，总剂量达 65~70Gy。近年三维适形放疗（3D-CRT）和调强放疗（IMRT）等技术逐渐应用于前列腺癌治疗并成为放疗的主流技术。放疗可能出现泌尿系统和肠道系统副作用及性功能障碍。

（2）近距离治疗：近距离治疗包括腔内照射、组织间照射等，是将放射源密封后直接放入被治疗的组织内或放入人体的天然腔内进行照射。前列腺癌近距离治疗包括短暂插植治疗和永久粒子种植治疗。后者也即放射性粒子的组织间种植治疗，较常用，其目的在于通过三维治疗计划系统的准确定位，将放射性粒子植入到前列腺内，提高前列腺的局部剂量，而减少直肠和膀胱的放射剂量。永久粒子种植治疗常用 125 碘（^{125}I）和 103 钯（^{103}Pd），半衰期分别为 60 天和 17 天。短暂插植治疗常用 192 铱（^{192}Ir）。

（3）放疗联合内分泌治疗：雄激素剥夺治疗通常在放疗时给予，此后持续 2 年。也可在放疗前 2 个月使用，目的是减少肿瘤大小和放疗的靶体积。

（4）辅助性放疗：有 PSA 升高、复发风险的患者，前列腺癌根治术后应立即给予放疗，可减少 50% PSA 升高复发，但生存数据不成熟。

（5）挽救性放疗：前列腺癌根治术后 PSA 升高的患者和有局部复发高风险的患者，可考虑挽救性放疗。建议尚缺乏数据支持。

（6）外照射放疗联合近距离放疗：在 T3 期肿瘤中有 79% 的无复发生存，仍需要进一步研究。

（7）局部治疗后 PSA 升高的治疗：局部治疗后 PSA 升高的患者没有标准治疗，鼓励参加临床试验。

4. 内分泌治疗　内分泌治疗的目的是降低体内雄激素浓度、抑制肾上腺来源雄激素的合成、抑制睾酮转化为双氢睾酮或阻断雄激素与其受体的结合，以抑制或控制前列腺癌细胞的生长。

（1）促性腺激素释放激素类似物或促黄体激素释放激素类似物的应用：临床常用药物有醋酸亮丙瑞林、布斯瑞林、醋酸戈舍瑞林。

（2）抗雄激素药物：若促黄体激素释放激素类似物去势治疗失败，主要标志 PSA 升高，可加用二线药物，即抗雄激素制剂。即使这样，对晚期疾病的控制也只在 2～3 个月。抗雄激素药物主要有两大类：一类是类固醇药物，其代表为醋酸甲地孕酮；另一类是非类固醇药物，主要有比卡鲁胺和氟他胺。

（3）雌激素类药物：口服治疗有效，抑制垂体前叶释放黄体激素，进而抑制睾丸产生雄激素。药物包括己烯雌酚、炔雌醇等。因有潜在心脏毒性和血栓性静脉炎的危险，现较少应用。

5. 化学治疗　用于治疗那些对内分泌治疗抵抗的转移性前列腺癌，以期延缓肿瘤生长，延长患者的生命。多西他赛能有效延长内分泌治疗抵抗性前列腺癌患者的生存时间；而卡巴他赛可以进一步延长那些多西他赛治疗失败的患者的生存时间。阿比特龙是其中最具临床应用价值的新药，对于内分泌治疗抵抗性前列腺癌的有效率颇高。

6. 前列腺癌骨转移的治疗　骨转移在前列腺癌患者非常常

见。对于激素敏感性前列腺癌，双膦酸盐类药物如帕米膦酸二钠结合内分泌治疗可达到较好的效果。对于激素抗拒性前列腺癌，可根据转移部位、转移灶的多少，在化疗和（或）放疗的同时给予双膦酸盐类药物治疗。另外，应用放射性核素^{89}Sr可在一定程度上减轻骨转移引起的疼痛，缓解病情的发展。

（三）药物处方

▢ **处方①**：醋酸亮丙瑞林（利普安），7.5mg，皮下注射，每月1次。

【注意事项】

1. 初次注射时，睾酮一过性升高，所以在注射前2周或注射当日开始给予比卡鲁胺抗雄激素治疗至注射后2周，以对抗睾酮一过性升高所导致的病情加剧。

2. 主要不良反应包括：潮热、多汗、乳房发育、疲劳等，药物去势和手术去势均有出现，但症状均为轻度，经对症处理后多能缓解。

3. 已有全身骨转移并有脊髓压迫症状的患者，要慎用或最好不用，可选择双侧睾丸切除去势的方法来迅速降低体内睾酮浓度。

4. 不宜在手术去势后应用。

5. 治疗期间禁止近期或同时使用含雌激素的药物。

▢ **处方②**：醋酸戈舍瑞林：皮下注射，每月1次，每次3.6mg，或每3个月1次，每次10.8mg。

【注意事项】

1. 初次注射时，睾酮一过性升高，所以在注射前2周或注射当日开始给予比卡鲁胺抗雄激素治疗至注射后 2 周，以对抗睾酮一过性升高所导致的病情加剧。

2. 主要不良反应包括：潮热、多汗、乳房发育、疲劳等，药物去势和手术去势均有出现，但症状均为轻度，经对症处理后多能缓解。

3. 已有全身骨转移并有脊髓压迫症状的患者，要慎用或最好不用，可选择双侧睾丸切除去势的方法来迅速降低体内睾酮浓度。

4. 注射部位局部反应为药物去势所特有，这可能与药物微球的局部刺激有关。采用更小的针头注射，患者治疗的不适感更少。

5. 不宜在手术去势后应用。

6. 治疗期间禁止近期或同时使用含雌激素的药物。

📋 **处方③**：醋酸甲地孕酮，160mg，口服，每天 1 次；3 个月后改为 40mg，口服，每天 1 次。

【注意事项】

1. 主要不良反应有体重增加，乳房胀痛、热潮红、胃肠道反应、肝功能异常、精神抑郁、骨质疏松、心血管不良反应。

2. 未控制的糖尿病、高血压和有抑郁史，伴有可能因体液潴留而导致恶化的疾病的患者慎用。

3. 伴有严重血栓性静脉炎、血栓栓塞性疾病、严重肝功能损害和因骨转移产生高钙血症患者禁用。

4. 定期检查肝功能和红细胞计数。

📋 **处方④**：比卡鲁胺，50mg，口服，每日 1 次。

【注意事项】

1. 抗雄激素药物单独疗法适应于治疗局部晚期、无远处转移的患者。

2. 服药期间患者性能力和体能有明显提高，心血管和骨质疏松发生率比较低。

3. 定期检查肝功能，中、重度肝功能损害患者慎用。

处方⑤：氟他胺，250mg，口服，每日3次。

【注意事项】

1. 抗雄激素药物单独疗法适应于治疗局部晚期、无远处转移的患者。

2. 服药期间患者性能力和体能有明显提高，心血管和骨质疏松发生率比较低。

3. 定期检查肝功能，中、重度肝功能损害患者慎用。

处方⑥：己烯雌酚，每日3~5mg，7~12天后改为每日1~3mg维持量。

【注意事项】

1. 主要的副作用为消化道刺激症状、男性乳房女性化、性欲丧失、血栓形成。

2. 心血管方面的不良反应发生率很高，目前临床上已很少应用雌激素类药物。

处方⑦：多西他赛，75mg/m²，第1天，静脉滴注；泼尼松，5mg，口服，每天2次，第1天~第21天。21天为1个周期，共10个周期。

【注意事项】

1. 化疗前，应询问有无药物过敏史。

2. 化疗预处理：患者在接受每个周期多西他赛治疗前 12、3、1 小时，口服地塞米松 7.5～9.0mg。其他预处理包括止吐药物等。

3. 对所有多西他赛治疗的患者应密切监测血常规。化疗前应常规行血常规检查，只有当 ANC≥1.5×10^9/L 时才能接受多西他赛治疗。用药后 1 周内复查血常规，之后每 3～5 天复查，以便早期发现中性粒细胞减少症。

4. 接受多西他赛治疗的患者，推荐每个治疗周期检测 1 次 PSA；即使没有临床症状也要定期（每 2～4 个月）进行胸腔、腹腔和盆腔 CT 扫描；建议每 2～4 个月行 1 次骨扫描。

处方⑧：米托蒽醌，12mg/m²，第 1 天，静脉滴注；泼尼松，5mg，口服，每天 2 次；第 1 天～第 21 天。21 天为 1 个周期，共 10 个周期。

【注意事项】

1. 作为不能耐受多西他赛者的去势抵抗性前列腺癌的临床替代用药。

2. 可提高生活质量，特别是减轻疼痛。

3. 骨髓抑制是剂量限制性毒性，应注意监测血常规。有骨髓抑制者禁用。

4. 有心功能不全患者慎用。

5. 用药时避免药液外溢。

处方⑨：醋酸阿比特龙，1000mg，空腹口服，每天 1 次；泼尼松龙，5mg，口服，每天 2 次。3 周为 1 个周期，连续治疗 10 个周期。

【注意事项】

1. 醋酸阿比特龙是一种新型的选择性细胞色素 P 450 17-α 脱羟基酶（CYP-17）抑制剂，可抑制睾丸和身体其他部位的雄激素合成。

2. 阿比特龙的抑制作用可能会导致肾上腺增加盐皮质激素的生成，造成血压升高、低钾血症和钠水潴留等不良反应。因此，在治疗过程中需定期监测患者血压和电解质指标。

3. 阿比特龙联合泼尼松用于化疗后无效的去势抵抗性前列腺癌。

4. 阿比特龙联合泼尼松也可用于化疗前的去势抵抗性前列腺癌治疗。

（李朝霞）

五、阴　茎　癌

（一）病情概述

阴茎癌是一种比较少见的恶性肿瘤。社会和文化习俗是影响阴茎癌发生的重要因素。阴茎癌多数发生于 40～60 岁、包茎或包皮过长的患者，新生儿行包皮环切术能有效防止此病。人类乳头瘤病毒（HPV）感染与阴茎癌发病密切相关。除此之外，吸烟、外生殖器疣、阴茎皮疹、阴茎裂伤、性伙伴数量与阴茎癌的发病可能也有一定的关系。病理上以鳞癌为主，基底细胞癌和腺癌少见。

临床表现开始为硬块或红斑，突起小肿物或经久不愈的溃疡，由于包皮垢掩盖未引起足够重视，以后有血性分泌物自包皮口流出，肿瘤可突出包皮口或穿破包皮呈菜花样，表面坏死，渗出物有恶臭。除晚期病例外，阴茎癌很少侵犯尿道海绵体，亦不影响排尿。淋巴转移极常见，可转移至腹股沟、股部、髂淋巴结等。癌侵入海绵体即易有血行扩散，可转移到肺、肝、骨、脑等。

（二）诊断与治疗

【诊断要点】

1. 阴茎癌多见于 40～60 岁有包茎或包皮过长者。阴茎癌可发生于阴茎的任何部位，但常见于阴茎头、包皮或二者均侵犯、冠状沟、阴茎体。临床表现多为阴茎头部丘疹、溃疡、疣状物或菜花样肿块。继而糜烂、出血、有恶臭分泌物等。

2. 分期 阴茎癌的准确分期与治疗决策和判断预后有直接关系。目前存在多种分期系统，如 Jackson 分期 （1966）、Murrel 及 Williama 分期、TNM 分期。

3. 阴茎癌的诊断检查开始于阴茎直接检查、阴茎的触诊和腹股沟淋巴结的检查。查体时应记录肿瘤大小、位置、活动度、是否侵犯海绵体，同时应注意阴茎根部及阴囊有无肿瘤侵犯。直肠指诊和双合诊能帮助提供会阴体侵犯和盆腔肿块的信息。

4. 活体组织检查 在采取初始治疗之前，需要对原发肿瘤及可触及的淋巴结进行活检，除获取病理诊断外，尚可明确肿瘤浸润深度、有无侵犯血管、组织学分级等信息。

5. 影像学检查　影像学检查可以帮助更好地确定肿瘤范围，肿瘤分期首选超声和增强磁共振成像。淋巴结状态可以用超声、CT、MRI 和淋巴结活检来评估。

【鉴别诊断】

诊断本病，一般多无困难。当病变仅有硬结尚未破溃，如有包皮覆盖，则应行包皮环切将病变部位暴露，局部活组织病理检查，可明确诊断。有几种阴茎头部硬结病须与早期阴茎癌相鉴别。

1. 阴茎结核　常为多发，不易溃破，对抗结核药物治疗有效。

2. 阴茎角化症　硬结随长大而脱屑，但不溃破。

3. Bowen 病　实际上是阴茎原位癌的一种类型，尚未发生局部浸润。以上病变行活组织病理检查均能明确诊断。

【治疗原则】

1. 主要治疗方法有手术、放疗、激光治疗、冷冻治疗、化疗、中医中药治疗等。治疗方法的选择取决于原发肿瘤侵犯范围和淋巴结转移。

2. 对于肿瘤较小、分期早和高分化的阴茎癌可行保留阴茎治疗，如器官保留性手术、放射治疗或激光治疗。较晚期的肿瘤采用阴茎部分或阴茎全部切除。对腹股沟淋巴结有明确转移的患者必需行腹股沟淋巴结清扫术。

3. 化疗仅为姑息性或辅助治性治疗。

【一般治疗】

1. 原发病灶的治疗　阴茎癌治疗前必须做出准确的肿瘤分期及分级，明确肿瘤的浸润范围和所属淋巴结是否转移，然后选择适宜的治疗方法。原发灶为局限于包皮的早期小肿瘤，以及深部没有浸润、无淋巴结转移的 T 期以前的肿瘤。癌前病变包括原位癌，可以由激光治疗，局部放疗，或局部切除治疗。低级别的小肿瘤，特别是阴茎体的原位癌可以用莫氏显微手术治疗。包皮的小病变可以用包皮环切术或保留阴茎头的手术切除。大病变需要行阴茎部分切除术或阴茎全切。切除手术后的部分患者还可以行重建手术。

2. 淋巴结的处理　区域淋巴结有无转移、能否根治切除是影响生存率的决定因素。推荐对于下列情况之一者：阴茎癌为低分化、阴茎癌 G3 级及以上、T2 期及以上、肿瘤伴有血管及淋巴管浸润者，需进行预防性的腹股沟淋巴结清扫，根据阴茎淋巴交叉引流的特点，需行双侧清扫。合并≥2 个阳性腹股沟淋巴结的患者，还须加行盆腔淋巴结清扫。

3. 远处转移灶的手术治疗　阴茎癌的远处转移并不常见，通常发生在疾病晚期，原发灶切除之后。通常转移的部位包括肺、肝、骨、脑及纵隔。通常采用手术治疗远处转移灶，同时可结合放疗。

4. 化学治疗及靶向治疗　化疗在三种情况下可能是有益的，在明显的转移存在时，在新辅助治疗中促使不可切除的病变可切除，或病理证实淋巴结转移时。最近，有文献报道晚期的患者化疗后复发，可以用靶向药物治疗如索拉非尼和舒尼替尼和帕尼单抗。

（1）辅助化疗：辅助化疗应用范围较广，常用的药物有：顺铂、5-氟尿嘧啶、长春新碱、甲氨蝶呤、博来霉素。目前多强调联合用药，如顺铂＋5-氟尿嘧啶，长春新碱＋甲氨蝶呤＋

博来霉素。伴有区域淋巴结转移的根治性切除术后进行辅助化疗。

（2）伴有腹股沟淋巴结转移的新辅助化疗：联合应用顺铂和 5-氟尿嘧啶 3~4 个疗程的化疗，化疗后有 42.8% 的患者可行根治性切除术。

（3）晚期阴茎癌的化疗：晚期阴茎癌的化疗多采用联合用药，常用顺铂 +5-氟尿嘧啶，顺铂 + 甲氨蝶呤 + 博来霉素。

5. 放射治疗：阴茎癌的放射治疗是保存器官和功能的重要治疗途径。

（1）原位肿瘤外放射治疗及近距离放射治疗：有效率分别达到 56% 及 70%。虽然局部控制失败率分别为 40% 及 16%，但随后进行的根治性切除术也可以达到局部控制的目的。

（2）根治性放射治疗：对于一般情况良好，局部病灶直径在 2cm 左右，表浅、外生型，无浸润或轻度浸润，无淋巴结转移或无远处转移者，可选择根治性放射治疗。

（3）姑息性放射治疗：原发灶直径大于 5cm，肿瘤已达阴茎根部，有深层浸润及邻近组织受累，双侧腹股沟淋巴结转移且已固定、皮肤红肿、但尚未溃烂，可行姑息性放射治疗。

（4）术前放疗：适用于淋巴结≥4cm，或淋巴结固定患者。

（5）辅助放疗：辅助放疗多用于有淋巴结转移的患者，以降低术后局部复发率。

（三）药物处方

📅 **处方①**：顺铂，20mg/m²，静脉滴注，第 1 天~第 5 天；氟尿嘧啶，500mg/m²，静脉滴注，第 1 天~第 5 天。每 3~4

周，重复一次。

【注意事项】

1. 该方案的不良反应主要为胃肠道毒性，包括恶心、呕吐及口腔炎，胃肠黏膜的损伤，必须应用止吐药物，如 5-HT3 受体拮抗剂。

2. 5-FU 在临床应用中，个体耐受性的差异较大，如果患者在第一疗程的口腔黏膜炎及腹泻明显，下一疗程的 5-FU 需减量。

3. 为减少肾毒性，当顺铂剂量≥50mg/m² 时，治疗同时需水化利尿。用顺铂后 4 小时内每小时尿量应超过 150～200ml，不足者加快输液或用甘露醇 125ml。用药后第一天仍应输液 1500～2000ml。

处方②：顺铂，20mg/m²，静脉滴注，第 1 天～第 5 天；甲氨蝶呤，30mg/m²，第 1 天、第 8 天，静脉滴注；博来霉素，30mg，第 2 天、第 9 天、第 16 天，肌内注射。每 3 周重复 1 次。

【注意事项】

1. 博来霉素可导致肺炎样症状及肺间质纤维化，表现为呼吸困难、咳嗽、肺间质水肿等。老年患者、肺部经过放射治疗者及肺功能不良者慎用。

2. 博来霉素用药 3～5 小时后可出现发热，甚至高热，体温可自行下降，以后用药前可口服吲哚美辛 25mg。

3. 首次使用博来霉素，应先肌内注射 1/3 剂量，如无反应，再注射其余剂量。

4. 顺铂的用量较大，要采用水化、利尿措施以保护肾功能。

5. 甲氨蝶呤联合多药化疗后的药物要通过肾脏排出体外，

甲氨蝶呤未溶解吸收的残余药物的毒性会引起肾功能损害，造成尿路堵塞、感染，出现血尿、蛋白尿等症状，要定时水化、碱化尿液，保持一定的排泄尿量。

6. 甲氨蝶呤联合多药会引起患者出现恶心、呕吐、腹痛腹泻等消化道反应。

7. 联合多药引起患者口腔黏膜炎比较常见。

处方③：索拉非尼，400mg，口服，每日 2 次。

【注意事项】

1. 索拉非尼的主要不良反应：约 30% 以上的患者出现腹泻、皮疹、乏力和手足综合征。约 21% 的患者因不良反应需中断用药，1%~2% 的患者可出现严重高血压、肺炎及心肌缺血等严重不良事件。

2. 索拉非尼治疗肾癌，患者肿瘤体积缩小比例较小，主要是以稳定肿瘤为主。

3. 推荐索拉非尼为转移性肾癌的一线和二线药物。

处方④：舒尼替尼，50mg，每日 1 次，连用 4 周，停 2 周。每 6 周为一周期。

【注意事项】

1. 舒尼替尼的主要不良反应为腹泻、乏力、高血压、口腔黏膜炎、手足综合征、Ⅲ度中性粒细胞减少等。

2. 舒尼替尼不宜用于充血性心力衰竭的患者，对于 12 个月内曾因心脏疾病而接受治疗的患者应慎用。

（李朝霞）

六、睾丸精原细胞瘤

（一）病情概述

精原细胞瘤起源于睾丸原始生殖细胞，为睾丸最常见的肿瘤，多发生于中年以后，常为单侧性，右侧略多于左侧。发生于隐睾的概率较正常位睾丸高几十倍。该瘤为低度恶性。肉眼观，睾丸肿大，有时可达正常体积的 10 倍，少数病例睾丸大小正常。肿瘤体积大小不一，小者仅数毫米，大者可达十余厘米，通常直径为 3~5cm。

临床上常见症状有阴囊无痛性、进行性肿大，有重或下坠感。部分起病急、进展快伴有畏寒、发热及局部红肿。瘤内出血会产生剧痛和触痛。隐睾患者表现为盆腔内或腹股沟区逐渐增大的肿块。盆腔原发病灶侵犯邻近器官和结构时，会产生特有的临床症状和体征，如下肢水肿、尿频、尿急和尿痛等。远处转移可引起背痛、腰痛、腹内肿块、锁骨上淋巴结肿大等相应的症状。

（二）诊断与治疗

【诊断要点】

1. **症状与体征**　对于伴有和不伴有局部和全身症状的睾丸肿瘤患者均应进行局部和全身相关部位体格检查。

2. **影像学检查**　睾丸肿瘤患者常规行 B 超、胸部 X 线、腹部/盆腔 CT 检查，怀疑有转移患者进行相应部位的 CT 检查。有条件地区必要时也可采用 MRI 和 PET 检查。

3. 血清肿瘤标志物　睾丸肿瘤患者常规行血清 AFP、HCG 检查。对于考虑有转移的患者进行乳酸脱氢酶（LDH）检查。胎盘碱性磷酸酶（PALP）可以作为精原细胞瘤检测的一个参考指标。

4. 根治性睾丸切除术　睾丸生殖细胞肿瘤患者均应行腹股沟探查及根治性睾丸切除术，可疑患者在行腹股沟探查术时可进行术中冰冻活检。保留睾丸组织手术必须在与患者及家属充分沟通后在严格适应证下进行，且目前尚处于探索阶段。经阴囊活检一般不予以推荐。

【鉴别诊断】

1. 睾丸畸胎瘤　相对少见，仅占睾丸生殖细胞肿瘤的 1%。儿童多见，特征性的表现为肿瘤内可见到脂肪成分或钙化，血清学检查中 AFP、β-HCG 水平升高对诊断也有一定的帮助。

2. 内胚窦瘤、胚胎癌　均为少见的高度恶性生殖细胞肿瘤。睾丸内胚窦瘤是小儿睾丸肿瘤中最常见的恶性肿瘤，其发病可能与隐睾、遗传、外伤及感染有关，AFP 明显升高，通常大于1000mg/L。由于肿瘤坏死明显，因此 MRI 增强扫描表现为明显的不均匀强化。胚胎癌属于非精原细胞肿瘤，恶性程度高，常侵犯周围包膜，体积较小时即可发生远处转移；增强扫描呈结节状或斑片状明显不均匀强化，AFP 及 β-HCG1 项或 2 项同时升高。

3. 睾丸原发淋巴瘤多发生在 50 岁以上患者，85% 的患者超过 60 岁，是老年男性最常见的睾丸肿瘤，MRI 表现有助于鉴别。

【治疗原则】

1. 所有睾丸恶性肿瘤都应经腹股沟高位睾丸切除术。

2. 精原细胞瘤的术后治疗主要取决于肿瘤的临床分期。

3. 放射治疗是Ⅰ期和ⅡA-B期的标准治疗，腹腔大肿块（ⅡC）和Ⅲ–Ⅳ期以化疗为主要治疗手段。

【一般治疗】

1. Ⅰ期精原细胞瘤的治疗

（1）Ⅰ期精原细胞瘤在行根治性睾丸切除术后推荐进行主动脉旁区域或联合同侧髂腹股沟区域的中等剂量（20～24Gy）辅助放疗，不推荐预防性纵隔照射。

（2）单周期卡铂辅助化疗（AUC=7）相比辅助放疗亦是合理的选择。

（3）对于随访依从性好、有相应经济能力的Ⅰ期精原细胞瘤患者，如果患者同意，可在根治性睾丸切除术后进行严密监测。

2. ⅡA/ⅡB期精原细胞瘤的治疗　ⅡA/ⅡB期精原细胞瘤的标准治疗是放射治疗。ⅡA期和ⅡB期的放射剂量分别是30Gy和36Gy。对于不愿意接受放疗的ⅡB期患者可以实施3个周期BEP方案或4个周期的EP方案化疗。

3. ⅡC期和Ⅲ期精原细胞瘤的治疗　ⅡC期有巨大腹膜后淋巴结转移，则按预后好的精原细胞瘤行化疗。化疗后根据影像学检查是否有肿瘤残存，分别采取观察随访、手术切除/活检或放射治疗。Ⅲ期精原细胞瘤患者则根据预后分级行化疗。

4. Ⅰ期和ⅡA、ⅡB期的放疗后复发　可按预后好的非精原细胞瘤给予3周期BEP或4周期EP方案化疗。中等预后的患者（有肺以外内脏转移）给予4周期BEP或参加临床试验。化疗后，如果残存病灶大于3cm可考虑手术或放疗或随访观察。

5. 精原细胞瘤复发病灶的挽救性治疗

（1）化学治疗：睾丸肿瘤复发病灶的挽救性化学治疗常采用顺铂或卡铂加用一线方案中未用过的药物。

（2）放射治疗：由于精原细胞瘤对放射线高度敏感，因此对于睾丸原位，或者 <3cm 复发病灶直接予以 35Gy 照射 4～5 周，62.5%～85% 能获得长期缓解；而对于体积 >3cm 的复发病灶则以化学治疗为主，辅以放射治疗控制局部转移病灶。

（三）药物处方

📋 **处方①**：顺铂，20mg/m²，静脉滴注，第 1 天～第 5 天；依托泊苷，100mg/m²，静脉滴注，第 1 天～第 5 天；博来霉素，30mg，肌内注射，第 2 天、第 9 天、第 16 天。每 3 周重复 1 次。

【注意事项】

1. 博来霉素可导致肺炎样症状及肺间质纤维化，表现为呼吸困难、咳嗽、肺间质水肿等。老年患者、肺部经过放射治疗者及肺功能不良者慎用。

2. 博来霉素用药后 3～5 小时后可出现发热，甚至高热，体温可自行下降，以后用药前可口服吲哚美辛 25mg。

3. 顺铂的用量较大，要采用水化、利尿措施以保护肾功能。

📋 **处方②**：顺铂，20mg/m²，静脉滴注，第 1 天～第 5 天；依托泊苷，100mg/m²，静脉滴注，第 1 天～第 5 天。每 3 周重复 1 次。

【注意事项】

1. 主要毒副作用为骨髓抑制、恶心和呕吐。

2. 顺铂的用量较大，应采用水化、利尿措施以保护肾功能。水化：在顺铂使用当天及顺铂使用后第 2 天、第 3 天均应给予

2000ml 以上的静脉补液。顺铂使用当天应先给予 1000ml 补液后再给顺铂化疗。利尿：顺铂滴注前给予 20% 的甘露醇 250ml 静脉点滴，顺铂滴注结束后给予呋塞米 20mg。并记录 24 小时的尿量和尿常规。

3. 化疗前常规给予 5HT3 受体拮抗剂的同时加用地塞米松，以加强止吐作用。

📋 **处方③**：顺铂，20mg/m²，静脉滴注，第 1 天～第 5 天；长春花碱 10mg 或长春新碱 2mg，静脉滴注，第 2 天；博来霉素，30mg，第 2 天、第 9 天、第 16 天，静脉滴注（第 9 天、第 16 天可肌注）或平阳霉素 16mg，静脉滴注，第 2 天、第 9 天、第 16 天。每 3 周重复 1 次。

【注意事项】

1. 长春花碱的血液毒性是剂量限制性毒性，停药后可恢复。该药可出现指（趾）尖麻木、四肢疼痛、肌肉震颤、腱反射消失等周围神经毒性。局部刺激性强，注射血管可出现血栓性静脉炎，漏出血管外可引起局部组织坏死。建议深静脉置管。

2. 应用顺铂前 3 天应采用水化、利尿措施以保护肾功能。

3. 博来霉素可导致肺炎样症状及肺间质纤维化，表现为呼吸困难、咳嗽、肺间质水肿等。老年患者、肺部经过放射治疗者及肺功能不良者慎用。

4. 博来霉素用药后 3～5 小时后可出现发热，甚至高热，体温可自行下降，以后用药前可口服吲哚美辛 25mg。

5. 用药期间检测肝肾功能，罕见心脏和肺毒性。

📋 **处方④**：挽救性治疗方案：依托泊苷，75mg/m²，静脉滴注，第1天～第5天，或长春花碱0.11mg/kg，静脉滴注，第1天、第2天；异环磷酰胺，1.2g/m²，静脉滴注，第1天～第5天；顺铂20mg/m²静脉滴注第1天～第5天。每3周重复一次。

【注意事项】

1. 骨髓抑制常见，包括白细胞及血小板减少，多发生在用药后7～14天，20天左右后恢复正常。

2. 常出现食欲减退、恶心、呕吐、口腔炎等消化道反应，脱发亦常见。

3. 依托泊苷静脉滴注需 >30分钟，否则可能出现低血压、喉痉挛等过敏反应。

4. 异环磷酰胺可致出血性膀胱炎，表现为排尿困难、尿频和尿痛，可在给药后几小时或几周内出现，通常在停药后几天内消失。可在用药同时给予美斯钠解救。

5. 异环磷酰胺中枢神经系统毒性与剂量相关，通常表现为焦虑不安、神情慌乱、幻觉和乏力等。少见晕厥、癫痫样发作甚至昏迷。

6. 用药期间检测肝肾功能，罕见心脏和肺毒性。

📋 **处方⑤**：挽救性治疗方案：紫杉醇，250mg/m²，第1天，持续24小时输注；异环磷酰胺，1.5g/m²，静脉滴注，第2天～第5天；顺铂，25mg/m²，静脉滴注，第2天～第5天，每4周重复1次。

【注意事项】

1. 为了预防紫杉醇过敏反应，在紫杉醇治疗前12小时口服地塞米松10mg，治疗前6小时再口服地塞米松10mg，治疗前30～60分钟给予苯海拉明肌注20mg，静注西咪替丁300mg或雷尼替丁50mg。用药期间监测心率、血压、呼吸等生命体征。

2. 异环磷酰胺可致出血性膀胱炎，表现为排尿困难、尿频和尿痛，可在给药后几小时或几周内出现，通常在停药后几天内消失。可在用药同时给予美斯钠解救。

3. 异环磷酰胺中枢神经系统毒性与剂量相关，通常表现为焦虑不安，神情慌乱、幻觉和乏力等。少见晕厥、癫痫样发作甚至昏迷。

4. 应用顺铂前3天应采用水化、利尿措施以保护肾功能。

📋 **处方⑥**：挽救性治疗方案：长春花碱，$0.11mg/m^2$，静脉滴注，第1天、第2天；异环磷酰胺$1.2g/m^2$，静脉滴注，第2天～第5天；顺铂，$20mg/m^2$，静脉滴注，第1天～第5天。每3周重复一次。

【注意事项】

1. 长春花碱的血液毒性是剂量限制性毒性，停药后可恢复。该药可出现指（趾）尖麻木、四肢疼痛、肌肉震颤、腱反射消失等周围神经毒性。局部刺激性强，注射血管可出现血栓性静脉炎，漏出血管外可引起局部组织坏死。建议深静脉置管。

2. 异环磷酰胺可致出血性膀胱炎，表现为排尿困难、尿频和尿痛，可在给药后几小时或几周内出现，通常在停药后几天内消失。可在用药同时给予美斯钠解救。

3. 异环磷酰胺中枢神经系统毒性与剂量相关，通常表现为焦虑不安、神情慌乱、幻觉和乏力等。少见晕厥、癫痫样发作甚至昏迷。

4. 用药期间检测肝肾功能，罕见心脏和肺毒性。

（李朝霞）

第五章

妇科肿瘤

一、葡 萄 胎

（一）病情概述

葡萄胎是妊娠滋养细胞疾病的一种，指妊娠后胎盘绒毛滋养细胞异常增生，间质高度水肿，形成大小不一相连成串的半透明水泡，形如葡萄，亦称水泡状胎块。根据妊娠组织中有无胎儿或胚胎成分，分为部分性葡萄胎和完全性葡萄胎两种类型，大多数为完全性葡萄胎。葡萄胎虽为良性疾病，但仍有持续及恶变的潜在风险。葡萄胎发生率有明显的地域差异，在东南亚国家、印度及非洲多见，欧美国家发生率低，我国以长江以南及沿海各地较高，其中江西、浙江为高发区，我国葡萄胎发生率约为 1∶1238 次妊娠（0.81%）。

葡萄胎发病相关因素主要包括：①营养不良：如缺乏动物脂肪、叶酸、胡萝卜素及维生素 A 等。②病毒感染：可能与人乳头瘤病毒（HPV-18 型）感染有关。③内分泌失调及卵子异常：多见于 20 岁以下及 40 岁以上女性，卵巢功能不稳定或衰退，雌激素分泌不足，导致内分泌紊乱及卵子发育异常。④既往妊娠史：既往出现 1 次及 2 次葡萄胎妊娠史者，再次出现葡萄胎的发生率为 1% 和 15%~20%。⑤染色体异常：完全性葡萄胎染色体核型为二倍体，部分性葡萄胎染色体核型为三倍体。⑥其他，如种族、遗传、气候环境、社会经济因素等。

葡萄胎的常见临床症状包括：①停经后阴道流血：为最常见症状，约97%患者在停经8～12周后发生不规则阴道流血，多为少量断续出血，后逐渐增多，可反复出现大量流血，有时可排出水泡样组织，出血量多时可出现失血性休克甚至死亡。②腹痛：可因子宫迅速增大、宫内出血而引起腹部胀痛，或葡萄胎排出刺激子宫收缩出现疼痛。③子宫异常增大、变软：多由滋养细胞水泡状变化或子宫腔内积血所致，约有2/3完全性葡萄胎患者子宫大于停经月份，无胎体感。部分性葡萄胎患者子宫大小多与停经月份相符或小于停经月份。④妊娠呕吐及妊高症征象：较正常妊娠发生早，症状重，持续时间长。⑤卵巢黄素化囊肿：多见于完全性葡萄胎患者，大量绒毛膜促性腺激素（HCG）刺激卵泡内膜细胞发生黄素化而形成囊肿，常为双侧，若发生扭转或破裂，可出现急性腹痛，葡萄胎清除后可自行消退。⑥甲状腺功能亢进：约7%的患者可出现轻度甲状腺功能亢进表现，如心动过速、震颤等，葡萄胎清除后症状迅速消失。

（二）诊断与治疗

【诊断要点】

结合临床症状、HCG测定及超声检查可进行诊断。

1. 症状　对于停经后不规则阴道流血、子宫异常增大变软、子宫5月妊娠大小时无胎体胎心胎动、孕28周前的先兆子痫、双侧附件囊肿者均应怀疑葡萄胎，若在阴道排出物中见到水泡状组织，基本可以确定为葡萄胎。

2. 实验室检查　血清及尿液中HCG水平远远高于正常妊娠时相应月份值，常高于1000mU/mL，且持续不降。HCG在葡萄胎排空后稳定下降，平均 9 周可降至正常。HCG 可作为葡萄胎的辅助诊断及随访指标。

3. 影像学检查　超声检查可发现子宫大于相应孕周，宫腔内无妊娠囊或胎心搏动，呈粗点状或落雪状图像，如有出血则可见不规则液性暗区，落雪样回声为葡萄胎的特异性影像特征。

4. 病理组织学检查　为葡萄胎确诊方法，所有刮宫物均应送组织学检查。其镜下病理学特点包括：弥漫性滋养细胞增生，绒毛间质水肿，间质血管稀少或消失。根据滋养细胞增生程度不同分为Ⅰ～Ⅲ级。

【鉴别诊断】

葡萄胎应与流产、羊水过多、双胎妊娠、子宫肌瘤合并妊娠相鉴别。

1. 流产　流产有停经后阴道流血症状，但流产患者子宫大小正常，血或尿 HCG 水平在正常范围，超声检查可鉴别。

2. 羊水过多　子宫迅速增大多发生于妊娠后期，但发生在中期妊娠者需与葡萄胎鉴别，羊水过多时无阴道流血，血或尿 HCG 在正常范围，超声检查可鉴别。

3. 双胎妊娠　子宫较同孕期单胎妊娠大，血或尿 HCG 水平稍高，易与葡萄胎混淆，但双胎妊娠无阴道流血，超声检查可鉴别。

4. 子宫肌瘤合并妊娠　子宫大于停经期，盆腔检查可发现子宫不对称性增大或肌瘤突起，血或尿 HCG 在正常范围，超声检查除可见胎心胎动外，有时可见实质性部分。

【治疗原则】

1. 葡萄胎一经确诊，应迅速清除宫腔内容物。

2. 清宫前应行全身检查，对于存在感染、严重贫血、休克、电解质紊乱、子痫前期、甲亢等全身症状的患者，必要时应先对症处理再手术。

3. 清除葡萄胎时应注意预防出血过多、子宫穿孔及感染，尽可能减少以后恶变的机会。

4. 对存在高危因素的患者应进行预防性化疗。

5. 术后随访极为重要，共随访 2 年。

【一般治疗】

1. **手术治疗**　一般采用吸刮术。术前应做好输液、输血准备。术中充分扩张宫颈管，吸宫时选用大号吸管，尽可能一次吸净，待大部分葡萄胎组织吸出，子宫体积明显缩小后，改用刮匙自宫壁轻刮 2~3 周。无吸宫设备者，可用卵圆钳钳夹葡萄胎。为减少子宫出血及避免子宫穿孔，可在充分扩张宫颈管及开始吸宫后静脉滴注缩宫素。对于子宫大于孕 12 周者，在第一次清宫后 5~7 天后行第 2 次刮宫，每次刮出物均应送病检。术后应用抗生素预防感染。葡萄胎完全清除后应规律随访，第一个 3 个月每周测定 HCG 水平 1 次，第二个 3 个月改为每半月测定 1 次，后改为每月测定 1 次持续半年，第二年起每半年测定 1 次，共随访 2 年。

对于无生育要求大于 40 岁的高危患者可行预防性子宫切除术。卵巢黄素囊肿在葡萄胎排出后均能自然消失，一般无需特殊处理，但如发生蒂扭转，采取不同卧位均不能缓解则需尽早剖腹探查。

2. **化学治疗**　葡萄胎恶变率为 10%~25%，对存在高危因素的患者应进行预防性化疗。高危因素包括：①年龄 >40 岁；

②HCG 持续不下降或下降后又升高者；③滋养细胞高度增生伴不典型增生；④出现可疑转移灶者；⑤刮出的葡萄组织以小葡萄为主；⑥无条件随访者。预防性化疗常用药物有甲氨蝶呤、放线菌素 D、5-氟尿嘧啶，一般多采用单药，用量同治疗滋养细胞肿瘤的用药量，不可减量，化疗尽可能在清宫前 3 天开始，使用 1~2 个疗程。

（三）药物处方

处方①：5-氟尿嘧啶方案：5-氟尿嘧啶，28~30mg/（m^2·d），静脉滴注 8 小时，8~10 天为 1 疗程，疗程间隔 2 周，共 1~2 疗程。

【注意事项】

1. 5-氟尿嘧啶的常见不良反应有骨髓抑制、消化道反应、神经毒性、脱发、心脏毒性等。

2. 5-氟尿嘧啶加入 5% 葡萄糖注射液 500ml 中缓慢均速静滴，滴注速度不宜过快，以免患者反应较大。

3. 用药半疗程时重测体重修正用药剂量。

4. 给药前后注意监测血常规及肝肾功能的变化。

处方②：甲氨蝶呤 – 四氢叶酸方案：甲氨蝶呤，1~2mg/（kg·d），深部肌内注射，第 1 天、第 3 天、第 5 天、第 7 天隔日用药 1 次，在甲氨蝶呤给药 24 小时后，第 2 天、第 4 天、第 6 天、第 8 天按 0.1~0.2mg/（kg·d）肌内注射四氢叶酸，8 天为 1 疗程，疗程间隔 12~14 天，共 1 疗程。

【注意事项】

1. 甲氨蝶呤主要毒性反应包括骨髓抑制、胃肠道反应、脱发、皮疹、超敏反应、肝肾功能损害、神经毒性、肺纤维化等。

2. 甲氨蝶呤会引起肾功能损伤而导致急性肾衰竭,用药期间需密切监测肾功能,给予足够水化、碱化尿液并测定甲氨蝶呤浓度。肾功能损害患者禁用。

3. 给药前后注意监测血常规及肝肾功能的变化。

处方③:放线菌素 D 方案:放线菌素 D,$10 \sim 13 \mu g/(kg \cdot d)$,静脉滴注,5 天为 1 疗程,疗程间隔 12 ~ 14 天,共 1 ~ 2 疗程。

【注意事项】

1. 放线菌素 D 主要剂量限制性毒性为骨髓抑制,其他常见不良反应有胃肠道反应、脱发、肝肾功能损害、皮疹等。

2. 放线菌素 D 加入 5% 葡萄糖注射液 500ml 中缓慢均速静滴。

3. 给药前后注意监测血常规及肝肾功能的变化。

(李 慧)

二、外 阴 癌

(一) 病情概述

外阴癌指源于外阴部皮肤、黏膜及其附属器官和前庭大腺等的肿瘤。外阴癌较少见,约占女性生殖系统恶性肿瘤的 5%,平均发病年龄为 60 ~ 70 岁。外阴癌以鳞状细胞癌多见,占 85%~90%,还包括外阴 Paget 病、基底细胞癌、疣状癌、肉瘤、组织细胞增多症和恶性黑色素瘤及其他少见病理类型。

外阴癌相关的发病因素包括：①性传播疾病：如单纯疱疹病毒Ⅱ型（HSV-2）感染、人乳头状瘤病毒（HPV）感染、尖锐湿疣、淋病、梅毒和滴虫等。②饮食结构及生活习惯改变使机体体质酸化，机体免疫功能低下等。③外阴营养不良，也称外阴白斑，是外阴鳞状细胞癌的癌前病变。④吸烟被认为与外阴表皮内肿瘤有一定关系。⑤其他，如外阴卫生不良、内分泌失调、过早绝经等。

大多数外阴癌患者，在病变初起时常伴有外阴瘙痒或烧灼感，部分患者伴有外阴白斑，局部出现硬结，逐渐发展成不规则的乳头状或菜花样肿块，或形成质硬的溃疡，经久不愈。晚期肿瘤向深部浸润，常伴有继发感染、疼痛及恶臭的脓血性分泌物。当肿瘤邻近或侵犯尿道时，可出现尿频、尿痛、排尿烧灼感、血尿和排尿困难等症状。病灶还可扩大累及肛门、直肠，出现便秘、血便等症状。外阴癌早期淋巴结转移发生率高，腹股沟淋巴结是最常见的转移部位，一侧或双侧腹股沟可触及质硬且固定的肿大淋巴结。

（二）诊断与治疗

【诊断要点】

应结合症状、影像学检查及组织病理学检查进行诊断。

1. 症状　对于外阴长期瘙痒、外阴肿物、经久不愈的溃疡、丘疹样疣，或白色病变经治疗效果不明显时应怀疑外阴癌。

2. 影像学检查　对于病灶较大的肿瘤，盆腔和腹股沟区的CT或MRI检查有助于明确相应部位是否有增大的淋巴结、转移灶或骨质破坏。

3. 阴道镜检查　因鳞状上皮病变常累及阴道及宫颈，故需行阴道镜检查排除有无上述部位累及。

4. 细胞组织病理学　为确诊外阴癌的主要诊断依据，对可疑病灶均应行涂片细胞学检查或活体组织检查。对无明显病灶如广泛糜烂灶，为避免取材不准确而发生误诊，可用 1% 甲苯胺蓝进行外阴染色，2 分钟后用 1% 醋酸脱色，在蓝染部位取活检，可获得较准确的诊断结果。对有合并坏死的病灶取材应有足够的深度，避免误取坏死组织。必要时应做多次、多处活检。

【鉴别诊断】

外阴癌应与外阴良性病变如尖锐湿疣、乳头状瘤、外阴白斑、慢性溃疡、神经性皮炎、外阴结核、外阴色素脱失病等疾病相鉴别。

1. 外阴白斑　该病病灶较广泛，且变化多样，可有角化增厚、变硬、萎缩、色素沉着、呈灰白色等临床表现，外阴瘙痒可反复发作，有时可与外阴表皮内肿瘤和浸润癌并存，通过病理活检可鉴别。

2. 外阴溃疡　发病急、浅表，一般局部有炎症表现，久治不愈，可行活检鉴别。

3. 外阴乳头状瘤　单纯性乳头状瘤多散布在大阴唇，初为扁平结节，增大后呈菜花样，可有蒂，另一种为尖锐湿疣，由病毒所致乳头状赘生物，散布在外阴及肛门周围，可聚合成菜花样肿物，通过病理活检可鉴别。

4. 外阴湿疣　本病常发生于年轻妇女，是一种质较软且无溃疡的乳头状赘生物，常向外生长，有时带蒂，可传染，与其他性病可并存，通过病理活检可鉴别。

5. 外阴结核 外阴结核患者常伴有低热、盗汗、消瘦等全身结核病症状及结核病病史，外阴皮肤可见经久不愈的溃疡，形似溃疡状外阴癌。

6. 外阴色素脱失病 包括白癜风、放射后或创伤后的瘢痕。此类疾病均因细胞代谢改变，引起色素缺失所致。白癜风为全身性疾病，可在身体其他部位同时发现皮肤病变，病变边界清晰，无表皮增厚及瘙痒，放射或创伤后瘢痕均有病史可询。

【治疗原则】

1. 外阴癌的治疗强调个体化及综合治疗，综合治疗原则以手术治疗为主，放射治疗或全身化疗为辅。

2. 早期患者以手术为主，在不降低生存率的前提下，对早期患者缩小手术范围，最大限度地保留外阴生理结构。

3. 局部晚期患者可行手术联合局部放疗。

4. 晚期或转移性患者应减少手术创伤，提高生活质量，可行姑息放化疗、对症及支持治疗。

5. 外阴癌的预后与癌灶大小、部位、分期、肿瘤分化、腹腔淋巴结转移情况密切相关。无腹腔淋巴结转移的患者术后 5 年生存率可达 90% 左右，有腹腔淋巴结转移的患者术后 5 年生存率为 50%~60%。

6. 治疗后前 2 年每 3~6 个月随访 1 次，第 3~5 年每 6~12 个月随访 1 次，以后每年随访 1 次。

【一般治疗】

1. 手术治疗 手术是外阴癌的首选治疗方法。外阴癌手术原则应根据外阴癌的分期、病灶浸润范围及程度而异，常规应包括外阴根治性切除及双侧腹股沟淋巴结清除，对于股管淋巴结阳性的患者应行盆腔淋巴结清除。对于Ⅰ期患者，如原发癌灶基底浸润深度≤1mm，行局部扩大切除术；如原发癌灶基底浸润深度在1~2mm，无淋巴管侵犯和组织分化好者，行局部广泛切除术或改良广泛外阴切除术和腹股沟淋巴结清除术，如原发癌灶基底浸润深度超过2mm，淋巴管受累或癌灶组织分化差者，行外阴癌联合根治术。Ⅱ~ⅣA期患者均应行标准的外阴癌联合根治术。对于癌灶侵犯尿道口者，可将前段部分尿道与外阴一并切除。癌灶犯及阴道前下壁、尿道中后段或膀胱颈者，在行外阴癌联合根治术时，应行全尿道或膀胱颈的切除及部分阴道切除和尿道重建术。癌灶侵犯阴道下后壁、肛管式直肠者，应考虑在外阴癌联合根治术的同时，行部分阴道后壁、肛管或直肠切除和人工肛门重建术。

2. 放射治疗　外阴癌对放射线虽敏感，但外阴正常组织对放射线耐受较差，故选用放疗较慎重。对晚期癌灶较大、浸润较广泛者，术前先行放射治疗，可争取手术切除以达到姑息治疗或治愈的目的。外阴黑色素瘤术前放疗可降低肿瘤活性，消灭卫星灶。术后放疗用于淋巴结阳性、切缘有癌、术后残余病灶等情况，减少术后复发率。此外，有手术禁忌证、晚期不宜手术或复发病灶者也可行姑息性放射治疗。近年来，3D适形或适形调强放疗技术应用较多，照射范围应结合临床及影像学检查以确保足够的肿瘤覆盖区域及合适的淋巴结靶区，具体放疗剂量应根据原发病变及残余病灶的范围确定，剂量范围从辅助放疗的45~50.4Gy/1.8Gy到根治性放疗的59.4~64.8Gy/1.8Gy不等，部分大病灶可增至70Gy，采用每周5次，每天1次。

3. 同步放化疗　对于发生近端转移的外阴癌患者，如转移到肛门直肠、尿道以及膀胱等部位，推荐进行同步放化疗。化疗推荐药物有单药顺铂、顺铂＋氟尿嘧啶、氟尿嘧啶＋丝裂霉素 C 等。

4. 化学治疗　对于不能手术切除的晚期和复发病例、肉瘤、黑色素瘤及肿瘤较大且分化较差的患者，可行全身化疗。外阴鳞癌常用的化疗方案可选用顺铂单药、卡铂单药、氟尿嘧啶＋顺铂、顺铂＋长春瑞滨、顺铂/卡铂＋紫杉醇、紫杉醇单药、埃罗替尼（Erlotinib，2B 级证据）、顺铂＋吉西他滨（2B 级证据）及帕姆单抗（MSI-H 及 dMMR 肿瘤的二线治疗，2B 级证据）。外阴腺癌常用化疗方案有：顺铂、卡铂和环磷酰胺。外阴肉瘤常用化疗方案有：VAC（长春新碱＋放线菌素 D ＋环磷酰胺）、CYVADIC（阿霉素＋长春新碱＋达卡巴嗪）。

（三）药物处方

📑 **处方①**：顺铂＋5-氟尿嘧啶（PF 方案）：顺铂，50 ～ 70mg/m²，静脉滴注，第 1 天；5-氟尿嘧啶，300 ～ 500mg/m²，静脉滴注 6 ～ 8 小时，第 1 天～第 4 天。每 3 周重复，共 4 ～ 6 周期。

【注意事项】

1. 为外阴鳞状细胞癌最有效的化疗方案，可用于同步放化疗、术后化疗、晚期及复发患者。

2. 5-氟尿嘧啶常见不良反应有骨髓抑制、消化道反应、神经毒性、脱发、心脏毒性等。

3. 顺铂的主要毒性有严重的胃肠道反应如重度恶心、呕吐，肾毒性，末梢神经和听神经毒性以及轻度血液学毒性等。肾和神经毒性是顺铂的剂量限制性毒性，有肾功能不全或末梢神经炎病变者应慎用或禁用。

4. 为减少肾毒性，当顺铂剂量≥50mg/m² 时，治疗同时需水化利尿。使用顺铂后 4 小时内每小时尿量应超过 150～200ml，不足者加快输液或用甘露醇 125ml。用药后第一天仍应输液 1500～2000ml。给顺铂前后注意肾功能变化。

5. 由于顺铂的累积毒性，总剂量不应超过 800～880mg/m²。

6. 可用 5-羟色胺受体拮抗剂缓解顺铂的胃肠反应。

7. 给药前后注意监测血常规及肝肾功能的变化。

▣ 处方②：紫杉醇＋顺铂（TP 方案）：紫杉醇，135～175mg/m²，静脉滴注，第 1 天；顺铂 50～70mg/m²，静脉滴注，第 2 天。每 3 周重复，共 4～6 周期。

【注意事项】

1. 主要适用于晚期、复发外阴鳞状细胞癌患者。

2. 紫杉醇主要的剂量限制毒性是末梢神经炎，如肌肉痛、关节痛等，并有过敏反应、中度血液学毒性、脱发、胃肠反应等。

3. 3% 患者使用紫杉醇出现过敏反应，有过敏史者慎用。为预防过敏反应，于用药前 12 小时及 6 小时，分别口服地塞米松（0.75mg/片）每次 5 片，用药前半小时肌注苯海拉明 40mg，静脉注射西咪替丁 300mg。用紫杉醇前 15 分钟及后每 15 分钟测量血压、脉搏各 1 次至 1 小时，观察过敏反应。

4. 治疗期间给予 B 族维生素减轻末梢神经炎。

5. 可用镇痛药缓解肌肉、关节痛症状。

6. 紫杉醇需采用高分子聚乙烯输血器或特制输液器输入，不能用聚丙烯塑料袋，以免药物变质。

7. 顺铂的主要毒性有严重的胃肠道反应如重度恶心、呕吐，肾毒性，末梢神经和听神经毒性以及轻度血液学毒性等。肾和神经毒性是顺铂的剂量限制性毒性，有肾功能不全或末梢神经炎病变者应慎用或禁用。

8. 为减少肾毒性，当顺铂剂量 ≥50mg/m^2 时，治疗同时需水化利尿。用顺铂后 4 小时内每小时尿量应超过 150～200ml，不足者加快输液或用甘露醇 125ml。用药后第一天仍应输液 1500～2000ml。给顺铂前后注意肾功能变化。

9. 由于顺铂的累积毒性，总剂量不应超过 800～880mg/m^2。

10. 可用 5-羟色胺受体拮抗剂缓解顺铂的胃肠反应。

11. 给药前后注意监测血常规及肝肾功能的变化。

📋 **处方③**：紫杉醇 + 卡铂（TC 方案）：紫杉醇，130～175mg/m^2，静脉滴注 3 小时，第 1 天；卡铂，AUC4～7，静脉滴注 3 小时，第 2 天。每 3 周重复，共 4～6 周期。

【注意事项】

1. 主要适用于晚期、复发外阴鳞状细胞癌患者。

2. 紫杉醇主要的剂量限制毒性是末梢神经炎，如肌肉痛、关节痛等，并有过敏反应、中度血液学毒性、脱发、胃肠反应等。

3. 3% 患者使用紫杉醇出现过敏反应，有过敏史者慎用。为预防过敏反应，于用药前 12 小时及 6 小时，分别口服地塞米松（0.75mg/片）每次 5 片，用药前半小时肌注苯海拉明 40mg，静脉注射西咪替丁 300mg。用紫杉醇前 15 分钟及后每 15 分钟测量血压、脉搏各 1 次至 1 小时，观察过敏反应。

4. 治疗期间给予 B 族维生素减轻末梢神经炎。

5. 可用镇痛药缓解肌肉、关节痛症状。

6. 紫杉醇需采用高分子聚乙烯输血器或特制输液器输入，不能用聚丙烯塑料袋，以免药物变质。

7. 卡铂的毒性主要是明显的骨髓抑制，轻度胃肠道反应，基本无肾和神经毒性。

8. 给药前后注意监测血常规及肝肾功能的变化。

处方④：顺铂（DDP）周疗方案：顺铂，$30 \sim 40mg/m^2$，静脉滴注，放疗第 1 天、第 8 天、第 15 天、第 22 天、第 29 天、第 36 天。

【注意事项】

1. 放疗期间增敏化疗方案，临床实际应用时，应结合患者的一般状况及耐受情况对剂量进行适当调整。

2. 顺铂的主要毒性有严重的胃肠道反应如重度恶心、呕吐，肾毒性，末梢神经和听神经毒性以及轻度血液学毒性等。肾和神经毒性是顺铂的剂量限制性毒性，有肾功能不全或末梢神经炎病变者应慎用或禁用。

3. 为减少肾毒性，当顺铂剂量 $\geqslant 50mg/m^2$ 时，治疗同时需水化利尿。用顺铂后 4 小时内每小时尿量应超过 $150 \sim 200ml$，不足者加快输液或用甘露醇 125ml。用药后第一天仍应输液 $1500 \sim 2000ml$。给予顺铂前后注意肾功能变化。

4. 由于顺铂的累积毒性，总剂量不应超过 $800 \sim 880mg/m^2$。

5. 可用 5-羟色胺受体拮抗剂缓解顺铂的胃肠反应。

6. 给药前后注意监测血常规及肝肾功能的变化。

（李 慧）

三、子宫颈癌

（一）病情概述

　　子宫颈癌是女性最常见的恶性生殖道肿瘤之一，近年来发病率及死亡率均呈明显下降趋势。我国宫颈癌好发于两个年龄段，40~50岁最多，60~70岁为另一高峰，近年来发病年龄有年轻化趋势。宫颈癌主要包括宫颈鳞状细胞癌、腺癌、腺鳞癌及其他少见病理类型，其中鳞状细胞癌约占80%，腺癌约占20%。

　　高危型乳头状瘤病毒（HPV）持续感染是宫颈癌的首要病因，目前已发现并鉴定出100多种不同亚型的HPV，高危型如HPV16、18、31、33、35、39、45、51、52、56、58、59、68型被证实与宫颈癌的发生相关，尤其是HPV16和18型关系最为密切，2006年美国食品药品监督管理局批准了HPV疫苗上市，对宫颈癌的预防起重要作用。其他相关的致病因素包括：性生活混乱，性卫生不良，经期卫生不良，早婚早育，多产多育，吸烟，宫颈裂伤、糜烂及慢性炎症长期刺激，维生素及微量元素缺乏等。

　　早期宫颈癌常无明显症状及体征，多在普查时被发现。宫颈癌患者最早出现的症状主要是阴道出血及阴道分泌物增多。阴道出血可表现为接触性出血、不规则阴道出血及绝经后出血，出血量可多可少，根据病灶大小、病理类型及损伤血管大小而异。阴道分泌物可为血性或脓血性，有腥臭味，继发感染呈恶臭或脓性。晚期因肿瘤侵犯相关脏器出现一系列继发性症状，如侵犯盆壁组织可出现疼痛，侵及膀胱可出现尿频、尿急、尿痛及尿瘘等症状，侵及直肠则表现为排便困难、里急后重、肛门坠胀感、便血及直肠阴道瘘等症状。终末期常出现恶病质、消瘦、贫血、发热、全身衰竭等症状。

（二）诊断与治疗

【诊断要点】

应根据症状、体征、妇科查体、影像学检查及组织病理学检查进行诊断。

1. 症状　早期常无症状，随着病情进展，可出现阴道出血、阴道分泌物增多、疼痛、泌尿系统及排便习惯等临床表现改变。

2. 体征　一般体征可有贫血貌、浅表淋巴结肿大等。妇科检查可发现宫颈肿物，表现为外生型、宫颈内生型、溃疡型或颈管型。

3. HPV检测　是宫颈癌癌前病变及宫颈癌发病的必要因素。高危型HPV检测可用于诊断及病情监测。

4. 实验室检查　SCC是宫颈鳞状细胞癌的主要标志物，可用于诊断及监测病情。CA125、CEA、CA199对宫颈腺癌的诊断具有参考意义。NSE对宫颈神经内分泌瘤的诊断具有参考意义。

5. 影像学检查　彩超检查经济、无创，可短期重复检查，便于观察随诊，有助于检出局部肿大淋巴结及是否有腹腔积液。宫颈浸润癌超声检查一般呈低回声，边界欠清晰。CT检查具有较高的分辨率，宫颈癌的 CT 表现为宫颈增大，有软组织肿块影，外侧缘不整或模糊，增强扫描时有强化，但密度低于正常宫颈组织，若有坏死其内可见不强化区。侵及邻近器官时表现为脂肪界限消失，受累器官出现软组织肿块。MRI 具有良好的软组织分辨力，在诊断肿瘤大小、间质浸润深度、阴道和宫旁扩散范围和淋巴结状态方面具有价值。宫颈癌 MRI 表现为 T1WI 呈低信号，T2WI 呈中、高信号，与低信号的子宫颈间质环对比清晰，间质环中断提示宫旁组织受侵，肿瘤包绕髂血管或侵犯盆壁肌肉提示盆壁受侵。PET-CT 可通过局部糖代谢增高判断原发灶及转移灶的位置。

6. **细胞组织病理学**　宫颈/阴道细胞学涂片检查无损伤，简单易行，可多次重复，是筛查宫颈上皮内瘤变和早期宫颈癌的最好方法。有传统的巴氏涂片和现代的液基细胞学制片方法，后者因敏感性及特异性高近年来应用较多。阴道镜可在直视下发现宫颈癌前病变及小病灶，对于细胞学检查异常者，应在阴道镜观察下取材活检，宫颈活组织病理学检查是宫颈癌诊断的金标准。对于细胞学多次阳性，而阴道镜检查和宫颈活检阴性或活检为高级别上皮内瘤变但不排除浸润癌者应行诊断性宫颈锥形切除术。

【鉴别诊断】

宫颈癌必须与以下疾病相鉴别：宫颈良性疾病，如宫颈柱状上皮异位、宫颈息肉、宫颈子宫内膜异位症、宫颈结核性溃疡等；宫颈良性肿瘤和其他原发性恶性肿瘤，如宫颈肌瘤、宫颈乳头状瘤、宫颈黑色素瘤（尤其无色素者）及非上皮性恶性肿瘤如肉瘤及淋巴瘤等；转移性宫颈肿瘤，如子宫内膜癌、输卵管癌、阴道癌及其他远处转移至宫颈的肿瘤。

1. 子宫颈糜烂 该病可表现为月经间期出血或接触性出血、阴道分泌物增多,妇科查体时宫颈外口周围可见鲜红色小颗粒,擦拭后也可出血,故难与早期宫颈癌鉴别,可做阴道脱落细胞学检查或活体组织检查明确诊断。

2. 宫颈湿疣 表现为宫颈赘生物,表面多凹凸不平,有时融合成菜花状,活体组织检查可鉴别。

3. 老年性子宫内膜炎合并宫腔积脓 常表现阴道排液增多,可呈浆液性、脓性或脓血性,子宫正常大小或增大变软,扩张宫颈管后即见脓液流出,宫颈管刮出物可见炎性细胞,无癌细胞,病理检查即可鉴别,但需警惕两者有并存的可能。

4. 功能失调性子宫出血 常在更年期发生,以经量增多、经期延长及不规则阴道流血为主要临床表现,妇科查体常无异常,诊断性刮宫和组织检查可明确诊断。

5. 原发性输卵管癌 表现为阴道排液、阴道流血和下腹痛,阴道涂片可见癌细胞,子宫内膜活检阴性,宫旁可扪及肿物,如因包块小触诊不明显者,可通过腹腔镜检查确诊。

6. 子宫内膜癌 有阴道不规则出血、阴道分泌物增多等临床表现,累及宫颈时,宫颈管内可见癌组织堵塞,确诊须作分段刮宫送病理检查。

【治疗原则】

1. 早期宫颈癌 (Ⅰ~ⅡA 期) 以手术治疗为主。

2. 局部晚期宫颈癌 (Ⅰ B2 ~ ⅡA2 期) 可选择铂类为基础的同步放化疗或根治性手术,两者疗效相当,但临床往往采用根治性子宫切除术 + 盆腔淋巴结切除术。

3. 中晚期宫颈癌（ⅡB ~ Ⅳ期）　ⅡB ~ ⅣA 期患者选择铂类为基础的同步放化疗，ⅣB 期患者以铂类基础的姑息性全身化疗为主，可辅以个体化放疗控制局部病变。

【一般治疗】

1. **手术治疗**　对于早期宫颈癌（Ⅰ ~ ⅡA 期）患者：Ⅰ A1 期可行宫颈锥切术或全子宫切除术。Ⅰ A2 期不要求保留生育功能的患者可行改良型广泛性子宫切除术，要求保留生育功能的患者可选择行宫颈锥切术或根治性宫颈切除术。对于肿瘤最大径小于 2cm 且要求保留生育功能的 Ⅰ B1 期患者，可选择行根治性宫颈切除术，余早期宫颈癌患者行广泛性子宫切除术。对于Ⅰ B2、ⅡA2 期局部晚期患者，可选择根治性手术。对于 Ⅰ A2 期以上宫颈癌，手术范围应包括盆腔淋巴结清扫术 ± 腹主动脉旁淋巴结取样术，术后有不良预后因素（局部肿瘤大于 4cm、深肌层浸润、淋巴脉管受累、腹膜后淋巴结转移、切缘阳性、宫旁转移）者，需辅助放疗或铂类为基础的同步放化疗。

2. **放射治疗**　宫颈癌对放疗较敏感，早期宫颈癌放疗疗效与手术相当，Ⅲ期宫颈癌放疗 5 年生存率可达 30% ~ 50%，Ⅳ期宫颈癌放疗亦能达到良好的姑息作用，对减轻症状、延长生命效果较好。放疗分为腔内放疗和体外放疗，目前多采用曼彻斯特法，以 A 点（位于宫腔放射源末端即相当于宫口部位上方 2cm 旁开 2cm）、B 点（A 点同一水平外侧 3cm）为放疗剂量参考点，具体应用根据宫颈病变的不同病理类型、阴道及宫旁浸润及盆腔解剖情况等综合考虑。对于 Ⅰ A2 期宫颈癌，可采用体外放疗加腔内放疗，A 点总剂量 75 ~ 80Gy。对于 Ⅰ B1 期，可采用体外放疗加腔内放疗，A 点总剂量 80 ~ 85Gy。对于 IB2 ~ ⅣA

期，可采用体外放疗加腔内放疗加同步化疗，A 点总剂量大于 85Gy，总疗程控制在 7~8 周。

3. 同步放化疗　根治性外照射加腔内放疗同步铂类为基础的同步放化疗是治疗中晚期宫颈癌的金标准，与单纯放疗相比，可显著改善患者的生存，使死亡风险下降 30%~50%。同步化疗主要是提高放疗的敏感性，常用药物有单药顺铂、顺铂+氟尿嘧啶。

4. 化学治疗　对于局部晚期宫颈癌，术前新辅助化疗可提高手术切除率、降低术后病理危险因素及局部复发率，改善患者的长期生存。对于晚期（ⅣB 期）及复发患者，姑息化疗尽管疗效不佳，但在一定程度上可改善患者生活质量。一线化疗方案包括：顺铂+紫杉醇、卡铂+紫杉醇、顺铂+拓扑替康、顺铂+吉西他滨。二线化疗包括：贝伐珠单抗、多西他赛、5-氟尿嘧啶、吉西他滨、异环磷酰胺、伊立替康、丝裂霉素、拓扑替康、培美曲塞、长春瑞滨等。

（三）药物处方

📋 **处方①**：紫杉醇+顺铂（TP 方案）：紫杉醇，135~175mg/m^2，静脉滴注，第 1 天；顺铂，50~70mg/m^2，静脉滴注，第 2 天。每 3~4 周重复。

【注意事项】

1. 晚期患者一线化疗方案（一般共 6 周期），亦可作为新辅助化疗方案（一般为 1~3 疗程），临床实际应用时，应结合患者的一般状况及耐受情况对剂量进行适当调整。

2. 紫杉醇主要的剂量限制毒性是末梢神经炎，如肌肉痛、关节痛等，并有过敏反应、中度血液学毒性、脱发、胃肠反应等。

3. 3%患者使用紫杉醇出现过敏反应，有过敏史者慎用。为预防过敏反应，于用药前 12 小时及 6 小时，分别口服地塞米松（0.75mg/片）每次 5 片，用药前半小时肌注苯海拉明 40mg，静脉注射西咪替丁 300mg。用紫杉醇前 15 分钟及后每 15 分钟测量血压、脉搏各 1 次至 1 小时，观察过敏反应。

4. 治疗期间给予 B 族维生素减轻末梢神经炎。

5. 可用镇痛药缓解肌肉、关节痛症状。

6. 紫杉醇需采用高分子聚乙烯输血器或特制输液器输入，不能用聚丙烯塑料袋，以免药物变质。

7. 顺铂的主要毒性有严重的胃肠道反应如重度恶心、呕吐、肾毒性，末梢神经和听神经毒性以及轻度血液学毒性等。肾和神经毒性是顺铂的剂量限制性毒性，有肾功能不全或末梢神经炎病变者应慎用或禁用。

8. 为减少肾毒性，当顺铂剂量 $\geqslant 50mg/m^2$ 时，治疗同时需水化利尿。用顺铂后 4 小时内每小时尿量应超过 $150 \sim 200ml$，不足者加快输液或用甘露醇 125ml。用药后第一天仍应输液 $1500 \sim 2000ml$。给予顺铂前后注意肾功能变化。

9. 由于顺铂的累积毒性，总剂量不应超过 $800 \sim 880mg/m^2$。

10. 可用 5-羟色胺受体拮抗剂缓解顺铂的胃肠反应。

11. 给药前后注意监测血常规及肝肾功能的变化。

📋 **处方②**：紫杉醇＋卡铂（TC 方案）：紫杉醇，$135 \sim 175mg/m^2$，静脉滴注，第 1 天；卡铂，AUC4 ~ 5，静脉滴注，第 2 天。每 3 ~ 4 周重复。

【注意事项】

1. 为晚期患者一线化疗方案（一般共6周期），亦可作为新辅助化疗方案（一般为1～3周期），临床实际应用时，应结合患者的一般状况及耐受情况对剂量进行适当调整。

2. 紫杉醇主要的剂量限制毒性是末梢神经炎，如肌肉痛、关节痛等，并有过敏反应、中度血液学毒性、脱发、胃肠反应等。

3. 3% 患者使用紫杉醇出现过敏反应，有过敏史者慎用。为预防过敏反应，于用药前12小时及6小时，分别口服地塞米松（0.75mg/片）每次5片，用药前半小时肌注苯海拉明40mg，静脉注射西咪替丁300mg。用紫杉醇前15分钟及后每15分钟测量血压、脉搏各1次至1小时，观察过敏反应。

4. 治疗期间给予 B 族维生素减轻末梢神经炎。

5. 可用镇痛药缓解肌肉、关节痛症状。

6. 紫杉醇需采用高分子聚乙烯输血器或特制输液器输入，不能用聚丙烯塑料袋，以免药物变质。

7. 卡铂的毒性主要是明显的骨髓抑制，轻度胃肠道反应，基本无肾和神经毒性。

8. 给药前后注意监测血常规及肝肾功能的变化。

处方③：紫杉醇＋奈达铂（PTX/NDP 方案）：紫杉醇，$135 \sim 175 mg/m^2$，静脉滴注，第1天；奈达铂，$70 \sim 80 mg/m^2$，静脉滴注，第2天。每3～4周重复。

【注意事项】

1. 为晚期患者一线化疗方案（一般共6周期），临床实际应用时，应结合患者的一般状况及耐受情况对剂量进行适当调整。

2. 紫杉醇主要的剂量限制毒性是末梢神经炎，如肌肉痛、关节痛等，并有过敏反应、中度血液学毒性、脱发、胃肠反应等。

3. 3% 患者使用紫杉醇出现过敏反应，有过敏史者慎用。为预防过敏反应，于用药前 12 小时及 6 小时，分别口服地塞米松（0.75mg/片）每次 5 片，用药前半小时肌注苯海拉明 40mg，静脉注射西咪替丁 300mg。用紫杉醇前 15 分钟及后每 15 分钟测量血压、脉搏各 1 次至 1 小时，观察过敏反应。

4. 治疗期间给予 B 族维生素减轻末梢神经炎。

5. 可用镇痛药缓解肌肉、关节痛症状。

6. 紫杉醇需采用高分子聚乙烯输血器或特制输液器输入，不能用聚丙烯塑料袋，以免药物变质。

7. 奈达铂的毒性主要是骨髓抑制、胃肠道反应、肝肾功能异常、耳毒性、脱发及过敏反应等。

8. 为减少肾毒性，使用奈达铂治疗同时需水化利尿。

9. 给药前后注意监测血常规及肝肾功能的变化。

📋 **处方④**：异环磷酰胺 + 顺铂 + 博来霉素（BIP 方案）：异环磷酰胺，$1g/m^2/d$，静脉滴注，第 1 天 ~ 第 3 天；顺铂，$50mg/m^2$，静脉滴注，第 1 天；博来霉素，15mg/d，静脉滴注，第 1 天 ~ 第 3 天。每 3 ~4 周重复。

【注意事项】

1. 为晚期患者一线化疗方案（一般共 6 周期），亦可作为新辅助化疗方案（一般为 1 ~3 周期），临床实际应用时，应结合患者的一般状况及耐受情况对剂量进行适当调整。

2. 异环磷酰胺常见不良反应有骨髓抑制、中至重度胃肠道反应、泌尿道毒性、中枢神经系统损害、肝功能损害、心脏毒性、内分泌失调及脱发等。

3. 异环磷酰胺具有泌尿道毒性，每日用异环磷酰胺后 0、4、8 小时后用美司钠解毒。治疗期间注意监测尿常规、尿沉淀物及肾功能，并需要充足的利尿措施，如出现膀胱炎伴镜下血尿或肉眼血尿时，应暂时中止治疗直至恢复正常。

4. 博来霉素常见不良反应有肺毒性、脱发、轻度骨髓抑制、消化道反应、心脏毒性、肝功能损害、发热及口腔炎等。

5. 10%~23% 患者使用博来霉素后可出现肺毒性，表现为呼吸困难、咳嗽、胸痛、肺部啰音，导致非特异性肺炎和肺纤维化，故用药期间应监测肺功能、血气分析及胸片。发现肺部异常时，应立即停止用药，并对症治疗。肺功能损害患慎用。博来霉素总剂量不能超过400mg，可导致严重的与剂量相关的肺纤维化。

6. 约1/3 患者于使用博来霉素后 3~5 小时可出现发热，一般 38℃左右，个别有高热，常在几小时后可自行下降。故在使用博来霉素前，先服吲哚美辛 50mg 减轻发热反应。

7. 首次使用博来霉素，应先肌内注射 1/3 剂量，如无反应，再注射其余剂量。

8. 顺铂的主要毒性有严重的胃肠道反应如重度恶心、呕吐，肾毒性，末梢神经和听神经毒性以及轻度血液学毒性等。肾和神经毒性是顺铂的剂量限制性毒性，有肾功能不全或末梢神经炎病变者应慎用或禁用。

9. 为减少肾毒性，当顺铂剂量 ≥50mg/m² 时，治疗同时需水化利尿。用顺铂后 4 小时内每小时尿量应超过 150~200ml，不足者加快输液或用甘露醇 125ml。用药后第一天仍应输液1500~2000ml。给予顺铂前后注意肾功能变化。

10. 由于顺铂的累积毒性，总剂量不应超过 $800 \sim 880mg/m^2$。

11. 可用 5-羟色胺受体拮抗剂缓解顺铂的胃肠反应。

📋 **处方⑤**：吉西他滨 + 顺铂（GP 方案）：吉西他滨，$1250mg/m^2$，静脉滴注，第 1 天、第 8 天；顺铂，$50mg/m^2$，静脉滴注，第 1 天。每 3~4 周重复。

【注意事项】

1. 为晚期患者一线化疗方案（一般共 6 周期），亦可作为新辅助化疗方案（一般为 1~3 周期），临床实际应用时，应结合患者的一般状况及耐受情况对剂量进行适当调整。

2. 吉西他滨的剂量限制性毒性是骨髓抑制，对中性粒细胞和血小板抑制较常见，其他不良反应包括轻到中度的消化道反应，如恶心、呕吐，过敏反应、脱发、肝肾功能损害等。

3. 吉西他滨滴注时间一般限制在 30~60 分钟，超过 60 分钟不良反应加重。

4. 顺铂的主要毒性有严重的胃肠道反应如重度恶心、呕吐，肾毒性，末梢神经和听神经毒性以及轻度血液学毒性等。肾和神经毒性是顺铂的剂量限制性毒性，有肾功能不全或末梢神经炎病变者应慎用或禁用。

5. 为减少肾毒性，当顺铂剂量 $\geqslant 50mg/m^2$ 时，治疗同时需水化利尿。用顺铂后 4 小时内每小时尿量应超过 150~200ml，不足者加快输液或用甘露醇 125ml。用药后第一天仍应输液 1500~2000ml。给予顺铂前后注意肾功能变化。

6. 由于顺铂的累积毒性，总剂量不应超过 $800 \sim 880mg/m^2$。

7. 可用 5-羟色胺受体拮抗剂缓解顺铂的胃肠反应。

8. 给药前后注意监测血常规及肝肾功能的变化。

处方⑥：5-氟尿嘧啶 + 顺铂（FP 方案）：5-氟尿嘧啶，4g，静脉持续泵入（96 小时），放疗第 1 天～第 4 天，第 29 天～第 32 天；顺铂，50～70mg/m^2，静脉滴注，放疗第 1 天、第 29 天。

【注意事项】

1. 为放疗期间增敏化疗方案，临床实际应用时，应结合患者的一般状况及耐受情况对剂量进行适当调整。

2. 5-氟尿嘧啶常见不良反应有骨髓抑制、消化道反应、神经毒性、脱发、心脏毒性等。

3. 顺铂的主要毒性有严重的胃肠道反应如重度恶心、呕吐、肾毒性，末梢神经和听神经毒性以及轻度血液学毒性等。肾和神经毒性是顺铂的剂量限制性毒性，有肾功能不全或末梢神经炎病变者应慎用或禁用。

4. 为减少肾毒性，当顺铂剂量≥50mg/m^2 时，治疗同时需水化利尿。用顺铂后 4 小时内每小时尿量应超过 150～200ml，不足者加快输液或用甘露醇 125ml。用药后第一天仍应输液 1500～2000ml。给予顺铂前后注意肾功能变化。

5. 由于顺铂的累积毒性，总剂量不应超过 800～880mg/m^2。

6. 可用 5-羟色胺受体拮抗剂缓解顺铂的胃肠反应。

7. 给药前后注意监测血常规及肝肾功能的变化。

处方⑦：顺铂（DDP）周疗方案：顺铂，30～40mg/m^2，静脉滴注，放疗第 1 天、第 8 天、第 15 天、第 22 天、第 29 天、第 36 天。

【注意事项】

1. 放疗期间增敏化疗方案，临床实际应用时，应结合患者的一般状况及耐受情况对剂量进行适当调整。

2. 顺铂的主要毒性有严重的胃肠道反应如重度恶心、呕吐，肾毒性，末梢神经和听神经毒性以及轻度血液学毒性等。肾和神经毒性是顺铂的剂量限制性毒性，有肾功能不全或末梢神经炎病变者应慎用或禁用。

3. 为减少肾毒性，当顺铂剂量 $\geqslant 50mg/m^2$ 时，治疗同时需水化利尿。用顺铂后 4 小时内每小时尿量应超过 150 ~ 200ml，不足者加快输液或用甘露醇 125ml。用药后第一天仍应输液 1500 ~ 2000ml。给予顺铂前后注意肾功能变化。

4. 由于顺铂的累积毒性，总剂量不应超过 800 ~ 880mg/m^2。

5. 可用 5-羟色胺受体拮抗剂缓解顺铂的胃肠反应。

6. 给药前后注意监测血常规及肝肾功能的变化。

（李　慧）

四、子宫内膜癌

（一）病情概述

子宫内膜癌是指发生于子宫内膜的恶性肿瘤，又称子宫体癌，多发生于绝经后和围绝经期妇女。近年来，发病率呈逐年上升趋势，成为 35 ~ 60 岁女性最常见的恶性生殖道肿瘤。子宫内膜癌可分为Ⅰ型和Ⅱ型。Ⅰ型为雌激素相关型，主要指在子宫内膜增生基础上发展而致的子宫内膜样腺癌，为子宫内膜癌最常见的病理类型，占 60% ~ 65%，发病年龄相对较轻，高分化，预后较好，5 年生存率为 80%。Ⅱ型为非雌激素相关型，包括子宫浆液性乳头状腺癌、透明细胞癌、癌肉瘤、鳞状细胞癌、移行细胞癌、未分化癌、混合细胞癌，为子宫内膜癌的特殊类型，较少见，发病年龄相对较大，恶性程度高，预后差，5 年生存率小于 30%。

子宫内膜癌发病相关危险因素主要有：①肥胖、糖尿病、高血压是内膜癌的高危因素，称为子宫内膜癌综合征。②长期持续的雌激素刺激，包括内源性雌激素失衡，或外源性雌激素应用。③月经初潮早、无排卵、绝经晚或月经失调及不孕不育。④遗传因素：约 20% 患者有家族史。⑤不良生活方式，如吸烟、酗酒、低体力活动、不良饮食习惯等。⑥长期应用乳腺癌辅助治疗药物他莫昔芬。

子宫内膜癌最常见症状是异常阴道出血，发生率约 90%。阴道出血可表现为围绝经期月经紊乱或绝经后阴道出血，一般无接触性出血，晚期出血可夹有烂肉样组织。少数患者以阴道排液为首发症状，初期可为少量浆液性或血性分泌物，后期发生感染、坏死，则有大量恶臭的脓血样液体排出。子宫浆液性乳头状腺癌患者常伴有腹盆肿块、腹腔积液症状。晚期患者可出现消瘦、贫血、疼痛、发热、恶病质等全身衰竭表现。

（二）诊断与治疗

【诊断要点】

应根据症状、体征、妇科查体、影像学检查及组织病理学检查进行诊断。

1. 症状　绝经后阴道出血或出现血性白带、阴道排液者，不孕史者及 40 岁前有长期阴道出血者，40 岁后有不规则阴道出血者均应怀疑内膜癌并进一步检查。

2. 体征　注意有无糖尿病、高血压病及心血管疾病等相关体征。一般体征可有发热、贫血貌、浅表淋巴结肿大、盆腔肿物、恶病质等。妇科检查可发现子宫增大、附件肿物、宫腔积液等，应排除阴道、宫颈病变出血及炎性感染引起的排液。

3. 实验室检查　CA125 在晚期、转移性子宫内膜癌及术后复发患者中均有不同程度的升高，对诊断及术后监测病情有一定的参考价值。

4. 影像学检查　经阴道 B 超检查可了解子宫大小、宫腔有无赘生物、内膜厚度、肌层有无浸润、附件肿物大小和性质等。CT 及 MRI 等特殊检查可明确肌层浸润深度、有无宫颈受累及淋巴结转移等。PET-CT 可通过局部糖代谢增高明确病变范围。超声检查可见早期内膜癌子宫大小形态正常，子宫肌层回声均匀，子宫内膜不规则增厚且回声不均匀。中晚期内膜癌子宫体积增大，子宫内膜与肌壁界限不清，宫腔内可见积液。CT 检查可见子宫呈不对称性或分叶状增大，边缘不整，密度不均，如有坏死可见低密度区，增强时可见肿瘤不均匀强化。MRI 检查可见宫腔扩大，内膜局限性不规则增厚，肿块 T1WI 呈低信号，T2WI 呈高信号或混杂信号，如结合带 T2WI 信号不完整提示侵及深肌层。

5. 细胞组织病理学　内膜组织学检查是内膜癌确诊及肿瘤组织学分级的依据。可通过分段取颈管细胞学检查及在宫腔镜直视下对可疑部位取内膜活检。

【鉴别诊断】

子宫内膜癌应与以下疾病相鉴别：老年性阴道炎、子宫内膜炎伴宫腔积液、围绝经期子宫功能性出血、宫颈癌、输卵管癌、黏膜下子宫肌瘤或内膜息肉、子宫肉瘤等疾病，主要依靠病理诊断区别。

1. 子宫内膜不典型增生　多见于育龄期妇女，临床症状与子宫内膜癌相似，常表现为月经不规则或异常子宫出血，鉴别诊断主要依靠病理检查。子宫内膜不典型增生病理可表现为局灶性、有压扁的正常上皮，或可见鳞状上皮化生，细胞分化常较好，无坏死浸润等表现。而子宫内膜腺癌的癌细胞核大，染色质增多，深染，细胞分化多不好，核分裂多，胞质少，常发生坏死及浸润现象。

2. 黏膜子宫下肌瘤或内膜息肉　常表现为月经过多或经期延长，或出血同时伴有阴道排液或血性分泌物，临床表现与子宫内膜癌十分相似，通过探查宫腔、分段刮宫、子宫碘油造影，或宫腔镜检查可鉴别诊断。

3. 老年性子宫内膜炎合并宫腔积脓　常表现阴道排液增多，呈浆液性、脓性或脓血性，子宫正常大小或增大变软，扩张宫颈管后可见脓液流出，宫颈管刮出物可见炎性细胞，无癌细胞，病理检查可鉴别，但需警惕两者有并存的可能。

4. 功能失调性子宫出血　常发生于更年期妇女，以经量增多、经期延长及不规则阴道流血为主要临床表现，妇科查体无异常发现，诊断性刮宫和组织检查可鉴别诊断。

5. 原发性输卵管癌　可出现阴道排液、阴道流血和下腹痛，阴道涂片可能找到癌细胞，子宫内膜活检阴性，宫旁可扪及肿物，如因包块小而触诊不明显者，可通过腹腔镜检查确诊。

6. 子宫颈管癌 与内膜癌一样，表现为不规则阴道流血及排液增多。如病理检查为鳞癌则考虑来源于宫颈，如为腺癌则鉴定其来源会有困难，如能找到黏液腺体，则原发于颈管的可能性较大。在浸润性宫颈腺癌组织中，癌胚抗原（CEA）的阳性表达率很高，因此，CEA免疫组织染色有助于宫颈腺癌与子宫内膜腺癌的鉴别。

【治疗原则】

1. 子宫内膜样腺癌的治疗 子宫内膜样腺癌以手术治疗为主，除不能耐受手术及晚期不能手术的患者外，均应进行全面的手术 – 病理分期，具有高危因素者术后辅以放疗、化疗或内分泌治疗等综合治疗。晚期或复发性子宫内膜样腺癌可接受的治疗方案包括：减瘤术、全身化疗、内分泌治疗和放疗。

2. 子宫浆液性乳头状腺癌的治疗 无论临床诊断期别早晚，均应行同卵巢癌的全面分期手术 + 腹腔细胞学检查，晚期行肿瘤细胞减灭术，术后除局限于内膜的ⅠA期可观察随诊或全身化疗外，余有肌层受侵的ⅠA期～Ⅳ期均应全身化疗。常用化疗方案同卵巢浆液性乳头状癌，如紫杉醇 + 卡铂、紫杉醇 + 顺铂等。

3. 子宫癌肉瘤的治疗 无论临床诊断期别早晚，均应行同卵巢癌的全面分期手术，晚期行肿瘤细胞减灭术，术后除局限于内膜的ⅠA期可观察或化疗外，余有肌层受侵的ⅠA期～Ⅳ期均应化疗，必要时辅以放疗。常用以异环磷酰胺为基础的联合化疗方案，如紫杉醇 + 异环磷酰胺、异环磷酰胺 + 顺铂。

【一般治疗】

本章主要介绍子宫内膜样腺癌的治疗。

1. **手术治疗** 手术是子宫内膜样腺癌的主要治疗手段，手术目的为手术 – 病理分期，明确病变范围，决定术后辅助治疗方案。对于肿瘤局限于子宫体的患者，行腹腔细胞学检查、全子宫 + 双附件切除 + 系统性盆腔、腹主动脉旁淋巴结切除术，不能耐受手术者可行靶向放疗或内分泌治疗。对于肿瘤累及宫颈的患者，行腹腔细胞学检查、广泛子宫 + 双附件 + 盆腔、腹主动脉旁淋巴结切除术，或先行放疗，再行全子宫 + 双附件 + 腹主动脉旁淋巴结切除术，不能耐受手术者行靶向放疗。对于肿瘤扩散到子宫外的患者，若转移部位包括腹腔积液阳性、腹膜、大网膜、淋巴结、卵巢，行腹腔细胞学检查、子宫 + 双附件 + 肿物切除 ± 盆腔及腹主动脉旁淋巴结切除术，尽可能切除所有可见病灶；若转移至阴道、膀胱、肠/直肠/宫旁，推荐行放疗 ± 手术 + 阴道近距离放疗 ± 化疗；若转移灶超出腹腔，考虑行姑息性子宫 + 双附件切除 ± 放疗 ± 激素治疗 ± 化疗。

不同期别子宫内膜样腺癌全面分期术后治疗根据有无高危因素（年龄大于60岁、血管淋巴间隙受侵阳性、肿瘤病灶体积大于2cm、子宫下段受累）选择不同的治疗方案。对于ⅠA期或ⅠB期：ⅠA期G1无高危因素者，术后可仅随诊观察。ⅠA期G1伴高危因素者、ⅠA期G2~3无高危因素者或ⅠB期G1~2无高危因素者，术后可随诊观察，或行腔内放疗。ⅠA期G2~3伴高危因素者、ⅠB期G1~2伴高危因素者、ⅠB期G3无高危因素者，术后可随诊观察或行腔内放疗 ± 盆腔放疗。ⅠB期G3伴高危因素者，术后可行盆腔放疗 ± 腔内放疗 ± 化疗或随诊观察。对于Ⅱ期：G1者术后行腔内放疗±盆腔放疗；G2者术后行盆腔放疗＋腔内放疗；G3者术后行盆腔放疗＋腔内放疗±化疗。对于Ⅲ期：ⅢA期G1~3者，术后可行化疗±放疗，或肿瘤定向的放疗±化疗，或盆腔放疗±腔内放疗；ⅢB期G1~3者、ⅢC期G1~3者，术后行化疗±肿瘤定向的放疗。对于Ⅳ期减瘤术后无或仅有微小残留者，行化疗±放疗。

2. 化学治疗 化疗为晚期或复发子宫内膜样腺癌综合治疗措施之一，可根据患者情况单独应用或联合应用3~6周期，也可与孕激素合并应用。单药有效率为25%~37%，联合用药有效率为50%~60%。常用化疗药物有顺铂、阿霉素、紫杉醇、环磷酰胺、氟尿嘧啶、丝裂霉素、依托泊苷等。

3. 放射治疗 放疗为子宫内膜样腺癌有效方法之一，分为单纯放疗、术前放疗及术后放疗。单纯放疗仅适用于高龄、体弱不能耐受手术或有手术禁忌证患者，包括腔内照射及体外照射。腔内照射（后装）A旁及F旁总剂量为45~50Gy，每周1次，分6~7次完成；体外照射剂量40~45Gy，6周完成。术前放疗较少采用，以腔内放疗为主，主要目的是控制疾病进展、缩小癌灶创造手术机会或缩小手术范围，全剂量照射同单纯放疗，于完成放疗后8~12周手术。术后辅助放疗应用较多，是手术－病理分期后具有高危因素患者的重要辅助治疗手段，亦可作为手术范围不足的补充，一般采用全盆腔照射，总剂量40~50Gy，4~6周完成，对于手术范围不够或切缘有癌残留的患者需补充腔内放疗，于手术后2周开始，总剂量10~20Gy，2~3周完成。目前放疗多合并化疗增敏，又称为放化疗。

4. 内分泌治疗 内分泌治疗仅应用于子宫内膜样腺癌，目前主要应用于早期需要保留生育功能的年轻患者，及晚期、复发或无法手术的患者。内分泌治疗总体有效率为25%～30%，其中肿瘤分化良好、孕激素受体阳性者疗效相对较好。目前无公认的治疗方案，一般主张单独应用大剂量长疗程的孕激素，常用药物有孕酮类药物（甲地孕酮、甲羟孕酮、己酸孕酮）及他莫昔芬。

（三）药物处方

📋 **处方①**：紫杉醇＋卡铂（TC方案）：紫杉醇，135～175mg/m²，静脉滴注，第1天；卡铂，AUC4～6，静脉滴注，第1天。每3～4周重复，共3～6周期。

【注意事项】

1. 为子宫内膜样腺癌、子宫浆液性乳头状腺癌常用的化疗方案，临床实际应用时，应结合患者的一般状况及耐受情况对剂量进行适当调整。

2. 紫杉醇主要的剂量限制毒性是末梢神经炎，如肌肉痛、关节痛等，并有过敏反应、中度血液学毒性、脱发、胃肠反应等。

3. 3%患者使用紫杉醇出现过敏反应，有过敏史者慎用。为预防过敏反应，于用药前12小时及6小时，分别口服地塞米松（0.75mg/片）每次5片，用药前半小时肌注苯海拉明40mg，静脉注射西咪替丁300mg。用紫杉醇前15分钟及后每15分钟测量血压、脉搏各1次至1小时，观察过敏反应。

4. 治疗期间给予B族维生素减轻末梢神经炎。

5. 可用镇痛药缓解肌肉、关节痛症状。

6. 紫杉醇需采用高分子聚乙烯输血器或特制输液器输入，

不能用聚丙烯塑料袋，以免药物变质。

7. 卡铂的毒性主要是明显的骨髓抑制，轻度胃肠道反应，基本无肾和神经毒性。

8. 给药前后注意监测血常规及肝肾功能的变化。

■ 处方②：紫杉醇 + 顺铂（TP 方案）：紫杉醇，135 ~ 175mg/m^2，静脉滴注，第 1 天；顺铂，50 ~ 70mg/m^2，静脉滴注，第 2 天。每 3 ~ 4 周重复，共 3 ~6 周期。

【注意事项】

1. 为子宫内膜样腺癌、子宫浆液性乳头状腺癌常用的化疗方案，临床实际应用时，应结合患者的一般状况及耐受情况对剂量进行适当调整。

2. 紫杉醇主要的剂量限制毒性是末梢神经炎，如肌肉痛、关节痛等，并有过敏反应、中度血液学毒性、脱发、胃肠反应等。

3. 3% 患者使用紫杉醇出现过敏反应，有过敏史者慎用。为预防过敏反应，于用药前 12 小时及 6 小时，分别口服地塞米松（0.75mg/片）每次 5 片，用药前半小时肌注苯海拉明 40mg，静脉注射西咪替丁 300mg。用紫杉醇前 15 分钟及后每 15 分钟测量血压、脉搏各 1 次至 1 小时，观察过敏反应。

4. 治疗期间给予 B 族维生素减轻末梢神经炎。

5. 可用镇痛药缓解肌肉、关节痛症状。

6. 紫杉醇需采用高分子聚乙烯输血器或特制输液器输入，不能用聚丙烯塑料袋，以免药物变质。

7. 顺铂的主要毒性有严重的胃肠道反应如重度恶心、呕吐，肾毒性，末梢神经和听神经毒性以及轻度血液学毒性等。肾和神经毒性是顺铂的剂量限制性毒性，有肾功能不全或末梢神经炎病变者应慎用或禁用。

8. 为减少肾毒性，当顺铂剂量 $\geqslant 50mg/m^2$ 时，治疗同时需水化利尿。用顺铂后 4 小时内每小时尿量应超过 150~200ml，不足者加快输液或用甘露醇 125ml。用药后第一天仍应输液 1500~2000ml。给予顺铂前后注意肾功能变化。

9. 由于顺铂的累积毒性，总剂量不应超过 800~880mg/m^2。

10. 可用 5-羟色胺受体拮抗剂缓解顺铂的胃肠反应。

11. 给药前后注意监测血常规及肝肾功能的变化。

处方③：阿霉素（多柔比星）+顺铂（AP 方案）：阿霉素，60mg/m^2，静脉滴注，第 1 天；顺铂，50mg/m^2，静脉滴注，第 1 天。每3~4周重复，共 3~6周期。

【注意事项】

1. 为子宫内膜样腺癌常用的化疗方案，临床实际应用时，应结合患者的一般状况及耐受情况对剂量进行适当调整。

2. 阿霉素常见不良反应有骨髓抑制、心脏毒性、脱发、胃肠道反应、肝功能损害及过敏反应等。

3. 在使用阿霉素前，应先进行心脏功能评估，严重器质性心脏病及心功能异常患者禁用。治疗期间应监测心功能。

4. 顺铂的主要毒性有严重的胃肠道反应如重度恶心、呕吐，肾毒性，末梢神经和听神经毒性以及轻度血液学毒性等。肾和神经毒性是顺铂的剂量限制性毒性，有肾功能不全或末梢神经炎病变者应慎用或禁用。

5. 为减少肾毒性，当顺铂剂量 $\geqslant 50mg/m^2$ 时，治疗同时需水化利尿。采用顺铂后 4 小时内每小时尿量应超过 150~200ml，不足者加快输液或用甘露醇 125ml。用药后第一天仍应输液

1500～2000ml。给予顺铂前后注意肾功能变化。

6. 给药前后注意监测血常规及肝肾功能的变化。

■ **处方④**：紫杉醇＋阿霉素＋顺铂（TAP方案）：阿霉素，45mg/m²，静脉滴注，第1天；紫杉醇，160mg/m²，静脉滴注，第1天；顺铂，50mg/m²，静脉滴注，第2天。每3～4周重复，共3～6周期。

【注意事项】

1. 为子宫内膜样腺癌常用的化疗方案，临床实际应用时，应结合患者的一般状况及耐受情况对剂量进行适当调整。

2. 阿霉素常见不良反应有骨髓抑制、心脏毒性、脱发、胃肠道反应、肝功能损害及过敏反应等。

3. 在使用阿霉素前，应先进行心脏功能评估，严重器质性心脏病及心功能异常患者禁用。治疗期间应监测心功能。

4. 紫杉醇主要的剂量限制毒性是末梢神经炎，如肌肉痛、关节痛等，并有过敏反应、中度血液学毒性、脱发、胃肠反应等。

5. 3%患者使用紫杉醇出现过敏反应，有过敏史者慎用。为预防过敏反应，于用药前12小时及6小时，分别口服地塞米松（0.75mg/片）每次5片，用药前半小时肌注苯海拉明40mg，静脉注射西咪替丁300mg。用紫杉醇前15分钟及后每15分钟测量血压、脉搏各1次至1小时，观察过敏反应。

6. 治疗期间给予B族维生素减轻末梢神经炎。

7. 可用镇痛药缓解肌肉、关节痛症状。

8. 紫杉醇需采用高分子聚乙烯输血器或特制输液器输入，不能用聚丙烯塑料袋，以免药物变质。

9. 顺铂的主要毒性有严重的胃肠道反应如重度恶心、呕吐，肾毒性，末梢神经和听神经毒性以及轻度血液学毒性等。肾和神经毒性是顺铂的剂量限制性毒性，有肾功能不全或末梢神经炎病变者应慎用或禁用。

10. 为减少肾毒性，当顺铂剂量≥50mg/m^{2}时，治疗同时需水化利尿。用顺铂后 4 小时内每小时尿量应超过 150～200ml，不足者加快输液或用甘露醇 125ml。用药后第一天仍应输液 1500～2000ml。给顺铂前后注意肾功能变化。

11. 给药前后注意监测血常规及肝肾功能的变化。

处方⑤：多西紫杉醇 + 卡铂（DC 方案）： 多西紫杉醇（多西他赛），75mg/m^2，静脉滴注 1 小时，第 1 天；卡铂，AUC4～6，静滴，第 1 天。每 3～4 周重复，共 3～6 周期。

【注意事项】

1. 为子宫内膜样腺癌常用的化疗方案，临床实际应用时，应结合患者的一般状况及耐受情况对剂量进行适当调整。

2. 多西紫杉醇主要的剂量限制毒性是中性粒细胞减少，并有轻度血小板减少、贫血、过敏反应、脱发、胃肠反应、口腔炎、体液潴留、外周神经毒性、肝肾功能损害等。

3. 为减轻液体潴留及减轻过敏反应，应用多西他赛前一天开始服用地塞米松（0.75mg/片），每次 10 片，每天 2 次，持续 3 天。

4. 卡铂的毒性主要是明显的骨髓抑制，轻度胃肠道反应，基本无肾和神经毒性。

5. 给药前后注意监测血常规及肝肾功能的变化。

处方⑥：异环磷酰胺 + 紫杉醇方案： 异环磷酰胺，

$1.6g/m^2$，静脉滴注，第 1 天～第 3 天；紫杉醇，$135mg/m^2$，静脉滴注 3 小时，第 1 天。每 3～4 周重复，共 3～6 周期。

【注意事项】

1. 为子宫癌肉瘤常用的化疗方案，临床实际应用时，应结合患者的一般状况及耐受情况对剂量进行适当调整。如患者曾做放疗，异环磷酰胺调整为 $1.2g/(m^2 \cdot d)$。

2. 紫杉醇主要的剂量限制毒性是末梢神经炎，如肌肉痛、关节痛等，并有过敏反应、中度血液学毒性、脱发、胃肠反应等。

3. 3% 患者使用紫杉醇出现过敏反应，有过敏史者慎用。为预防过敏反应，于用药前 12 小时及 6 小时，分别口服地塞米松（0.75mg/片）每次 5 片，用药前半小时肌注苯海拉明 40mg，静脉注射西咪替丁 300mg。用紫杉醇前 15 分钟及后每 15 分钟测量血压、脉搏各 1 次至 1 小时，观察过敏反应。

4. 治疗期间给予 B 族维生素减轻末梢神经炎。

5. 可用镇痛药缓解肌肉、关节痛症状。

6. 紫杉醇需采用高分子聚乙烯输血器或特制输液器输入，不能用聚丙烯塑料袋，以免药物变质。

7. 异环磷酰胺常见不良反应有骨髓抑制、中至重度胃肠道反应、泌尿道毒性、中枢神经系统损害、肝功能损害、心脏毒性、内分泌失调及脱发等。

8. 异环磷酰胺具有泌尿道毒性，每日应用异环磷酰胺后 0、4、8 小时用美司钠解毒。治疗期间注意监测尿常规、尿沉淀物及肾功能，并需要充足的利尿措施，如出现膀胱炎伴镜下血尿或肉眼血尿时，应暂时中止治疗直至恢复正常。

（李　慧）

五、卵 巢 癌

（一）病情概述

卵巢恶性肿瘤（俗称卵巢癌）是妇科三大恶性肿瘤之一，死亡率居妇科恶性肿瘤之首，严重危害女性健康。卵巢癌主要由三种病理类型组成：①上皮癌：多见于老年妇女，常发生于绝经期和绝经后期，国外占卵巢癌 90% 以上，国内约占 65%；②恶性生殖细胞肿瘤：多见于青少年，国外约占 5% 以下，国内约占 20%；③性索间质肿瘤：可发生于任何年龄，约占 10%。

卵巢癌的发病原因尚不清楚，约 5% 的发病可能与家族史或遗传因素有关。可能的危险因素包括：白种人、无妊娠史、初潮早、绝经晚、高脂饮食、乳糖、对乙酰氨基酚及被石棉污染的滑石粉。多产、哺乳、长期服用避孕药、输卵管结扎能在一定程度上降低卵巢癌的发病风险。

多数早期卵巢癌症状常不明显，多在妇科检查时偶然被发现，60%~70% 卵巢癌患者出现症状时已发展至 Ⅲ 期或 Ⅳ 期。一部分早期患者可出现轻度胃肠道反应、消化不良、腹胀及食欲不振等。晚期卵巢癌患者最常见的症状为盆腹部包块，包块小时不易察觉，包块体积大时可影响胃肠道蠕动，进而出现腹胀及下腹不适感。如肿块压迫直肠及膀胱，可出现便秘、腹泻、肛门坠胀感及尿频、尿急、排尿困难等症状。如肿瘤穿破包膜在腹腔或盆腔种植时，可出现大量腹水，合并腹水的患者常有较严重的消化道反应，部分患者可伴有低热、乏力、消瘦、疼痛、胸闷、气短等症状。性索间质细胞瘤因具有内分泌功能，可出现阴道不规则出血、月经紊乱或性早熟、闭经等内分泌失调症状。

（二）诊断与治疗

【诊断要点】

应根据症状、体征、妇科查体、影像学检查及组织病理学检查进行诊断。

1. 症状　早期患者症状隐蔽，随着肿瘤进展，患者可出现腹部包块、腹痛、腹胀、泌尿系统症状、排便习惯改变及内分泌紊乱等临床表现。

2. 体征　妇科检查可发现盆腔囊性、囊实性或实性肿块，晚期肿块固定并出现腹盆腔转移结节或腹腔积液。

3. 影像学检查　可明确肿瘤大小、部位、性质、与周围脏器关系及侵犯范围。超声检查可见一侧或双侧的卵巢包块，外形常不规则，呈囊实性，CDFI 内血流信号丰富，频谱多普勒为低阻动脉血流，多数患者盆腹腔可见大量腹水。CT 检查可见盆腹腔肿块，上皮癌可呈囊性、实性或囊实性，后两者多见，囊壁可见乳头状突起，部分患者可见腹腔、邻近脏器及淋巴结转移，盆腹腔可见大量腹水。MRI 检查可见上皮癌囊性部分 T1WI 呈低信号，T2WI 呈高信号，囊壁乳头状突起及实性部分在 T1WI 呈稍高信号，T2WI 呈等信号或等、高不均信号。

4. 实验室检查　CA125 升高见于 80%～90% 上皮癌患者，

其敏感性高，特异性不强，可作为卵巢癌诊断、监测病情及判断疗效的一个重要指标。AFP 及 HCG 升高可作为卵巢内胚窦瘤及卵巢绒癌的标志物。

5. 细胞组织病理学　晚期患者可行 B 超/CT 引导下阴道后穹隆吸液涂片检查、子宫直肠陷凹穿刺液检查及腹腔积液细胞学检查，腹腔积液中查到肿瘤细胞是初步诊断依据，准确率一般达 70%~80% 。对可疑病例，腹腔镜检查及组织学检查可明确诊断。

【鉴别诊断】

附件肿物的鉴别诊断包括单纯性的出血性生理囊肿（卵泡或黄体囊肿）、子宫内膜异位、黄体鞘膜瘤以及其他良、恶性或转移性肿瘤等，还需与卵巢外肿瘤相鉴别，如卵巢旁或腹膜囊肿、带蒂的子宫肌瘤、异位妊娠、输卵管积水或阑尾脓肿。

1. 盆腔子宫内膜异位症　该病常可见粘连性卵巢包块及子宫直肠陷凹结节，易与卵巢癌混淆，但该病常见于生育期女性，有进行性痛经、不孕等特征，必要时可行腹腔镜或剖腹探查明确。

2. 慢性尿潴留　多有排尿困难、尿频、尿不尽等临床表现，包块边界不清，常位于下腹正中，导尿后包块很快消失，超声可快速鉴别。

3. 附件结核或腹膜结核　常有结核病史，主要表现为消瘦、低热、盗汗、面色潮红、月经稀薄、闭经等症状。腹膜结核性腹水所致粘连性肿块位置高，超声、X 线胃肠造影等可辅助诊断。

4. 盆腔炎性包块　炎症可形成边缘不整齐的固定实性包块，宫旁结缔组织炎呈炎性浸润亦可侵及盆壁，易与卵巢癌混淆。但盆腔炎性包块患者往往有人工流产术、上环、取环、产后感染等病史。盆腔炎病程长，主要表现为发热、下腹痛，双合诊检查触痛明显，抗炎治疗后包块缩小，必要时可行包块细胞学检查明确。

5. 肝硬化腹水　常有肝病史，可通过肝硬化症状、肝功能检查结果、腹水性状及盆腔检查有无包块鉴别，必要时行超声、CT 等辅助检查明确。

6. 卵巢良性肿瘤　良性肿瘤患者一般状况较好，病程相对较长，肿块逐渐增大，常发生于单侧，活动度好，质软，表面光滑，包膜完整。卵巢恶性肿瘤患者一般呈恶病质，病程短，肿块生长速度快，活动度差，质硬，表面不光滑，三合诊检查可触及肿瘤有乳头状结节，并常伴有发热、全身或下肢水肿、血性腹水等临床表现。必要时可行腹腔镜及剖腹探查进一步明确。

【治疗原则】

1. 卵巢上皮癌的治疗

（1）卵巢上皮癌以手术治疗为主，辅以化疗、放疗及激素治疗。

（2）复发卵巢癌可接受的治疗方案包括：再次减瘤术、全身化疗、内分泌治疗、靶向药物治疗和放疗（姑息性局灶性放疗）。

2. 卵巢恶性生殖细胞肿瘤的治疗

（1）卵巢恶性生殖细胞肿瘤以手术治疗为主，辅以化疗、放疗及激素治疗。

（2）经多种方案治疗后复发者治疗方案包括：大剂量化疗、放疗、支持治疗等。

3. 卵巢性索间质肿瘤的治疗

（1）卵巢间质细胞肿瘤以手术治疗为主，辅以化疗、放疗及内分泌治疗。

（2）卵巢间质细胞肿瘤复发治疗方案包括：内分泌治疗（亮丙瑞林可作为颗粒细胞瘤患者的内分泌治疗）、化疗、放疗及支持治疗等。

【一般治疗】

1. 卵巢上皮癌的治疗

（1）手术治疗：手术是卵巢恶性肿瘤的主要治疗方式，对考虑卵巢癌的患者应进行准确的手术分期及肿瘤细胞减灭术。对于早期癌患者，初始手术应当是全面严格分期的开腹手术，为选择术后治疗方法提供依据，手术范围包括经腹子宫全切除术和双侧输卵管、卵巢切除术。对于要求保留生育功能的年轻患者，经全面分期术后确定为局限于单侧卵巢的 G1～G3 的Ⅰ期患者可行单侧附件切除术。对于ⅠA或ⅠB期，G1 者术后可仅随访观察，这部分患者术后生存率可达90%以上。G2 患者可选择观察或静脉用紫杉类联合铂类化疗 3～6 周期。G3 患者及所有ⅠC期患者静脉用紫杉类联合铂类化疗 3～6 个周期。对于Ⅱ～Ⅳ期患者，行最大限度的肿瘤细胞减灭术，达到无肉眼残留病灶或残留病灶最大径小于1cm，手术范围包括切除子宫、双附件、大网膜、受累的腹膜、可疑转移和（或）增大的淋巴结以及转移肿瘤。术后给予腹腔或静脉用紫杉类联合铂类化疗 6 周期，而后根据治疗反应和可切除性有选择地在一些病例中行全面手术。对于不适合手术的大块肿瘤型Ⅲ或Ⅳ期患者（经细针穿刺、活检或腹水细胞学明确病理诊断），可先行放疗或2～3

周期新辅助化疗手段降低肿瘤负荷，再行中间减瘤术。对于复发的肿瘤患者，如无瘤间隔期≥6个月、一般状态好能耐受手术、肿瘤为局部复发或可能完全切除者，可行再次减瘤术。

（2）化学治疗：卵巢上皮癌是化疗中度敏感肿瘤，一线紫杉类和铂类联合化疗有效率高达80%以上，但大部分肿瘤会出现耐药。对于一线化疗后无疾病进展的患者，可随访观察。对于部分缓解或出现进展的患者应接受二线化疗。近年临床实验表明，紫杉醇、拓扑替康、吉西他滨、多西他赛、脂质体阿霉素、奥沙利铂均属中度有效化疗药，疗效相似，可根据患者耐受情况及药物毒副作用选用相应的化疗方案。对于腹腔脏器及腹膜表面有微小病灶、全身化疗失败、耐药或复发，以及需要控制恶性腹水的患者，腹腔灌注化疗为卵巢癌的理想化疗途径，目前临床常用方案多以铂类、阿糖胞苷、阿霉素及氟尿嘧啶为基础的联合用药，有效率为40%~70%。

复发卵巢上皮癌可接受的化疗方案有：铂敏感的双药联合化疗（铂类联合紫杉醇、吉西他滨、脂质体阿霉素、多西紫杉醇）；铂敏感单药化疗（卡铂、顺铂）；铂耐药的双药联合化疗（奥沙利铂＋吉西他滨、奥沙利铂＋异环磷酰胺、丝裂霉素＋伊立替康、多西紫杉醇＋吉西他滨、奈达铂＋伊立替康）；铂耐药的非铂类单药化疗（紫杉醇、拓扑替康、吉西他滨、依托泊苷、脂质体阿霉素、多西紫杉醇、奥沙利铂）。

（3）激素治疗：多联合化疗应用。单纯激素治疗主要用于晚期肿瘤复发转移，对化疗抗拒或不宜化疗的患者，多为姑息治疗，有效率为8%~32%。常用药物有己酸孕酮、甲地孕酮、他莫昔芬等。

（4）靶向治疗：术后一线化疗加抗血管生成药贝伐珠单抗可提高患者中位无进展生存期，但总生存率及生存质量无差异，故目前临床上应根据具体情况决定卵巢癌术后一线化疗是否加贝伐珠单抗。贝伐珠单抗在复发性卵巢癌研究中取得较好效果，NCCN推荐用于卵巢上皮癌的二线治疗。

（5）放射治疗：放射治疗目前主要用于术后残存肿瘤小或无肉眼残存肿瘤者的辅助治疗，化疗难治性、化疗后残存或复发肿瘤的挽救治疗，或作为孤立转移灶的姑息治疗。卵巢癌的放射治疗方法主要有：①全腹加盆腔体外照射：全腹照射肿瘤剂量一般为22～30Gy/6～8周，为减少肝肾损伤，肝脏及肾脏应遮挡保护。由于卵巢肿瘤主要病灶位于盆腔，可增加盆腔照射，剂量为20～30戈瑞，使总量达到40～50戈瑞。②盆腔放射：盆腔照射肿瘤剂量一般为40～60Gy/6～8周。③腹腔内放射性同位素治疗：适用于术后残存的小肿瘤病灶，目前多采用放射性32P（磷酸铬），其半衰期为14.3天，最大穿透力为4～5mm。一般于术后2周左右应用，用1500～2000ml生理盐水稀释后注入腹腔，嘱患者每15分钟更换一次体位。术后粘连致32P剂量分布不均，可导致严重的肠粘连、肠梗阻。③局部放射治疗：如盆腔局灶性病变、腹主动脉旁转移淋巴结及锁骨上淋巴结的放疗。

2. 卵巢恶性生殖细胞肿瘤治疗

（1）手术治疗：生殖细胞肿瘤的初次手术，对于有生育要求者各期都可行单侧附件切除术，无生育要求者则参照卵巢上皮癌指南行全面分期手术。Ⅰ期无性细胞瘤或Ⅰ期G1未成熟畸胎瘤术后随访观察。各期内胚窦瘤、胚胎性肿瘤、Ⅱ～Ⅳ期无性细胞瘤或Ⅰ期G2~G3无性细胞瘤或Ⅱ~Ⅳ期的未成熟畸胎瘤术后需接受3~4周期BEP方案（博来霉素+依托泊苷+铂类药物）全身治疗。部分ⅠB~Ⅲ期无性细胞瘤患者，为减少化疗毒副作用，术后可行CE方案（依托泊苷+卡铂）化疗3周期。化疗后获得临床完全缓解者，每2~4月随访观察一次。化疗后有残留肿瘤，但肿瘤标志物（AFP、HCG）正常者，考虑手术切除或观察；如手术明确为坏死组织，每2~4个月复查1次；如手术明确为畸胎瘤，有临床指征者行CT或其他影像学检查，考虑辅助化疗或观察。明确有肿瘤残留且肿瘤标志物持续升高者，行TIP（紫杉醇+异环磷酰胺+顺铂）方案化疗或大剂量化疗。

（2）化学治疗：卵巢恶性生殖细胞肿瘤对化疗十分敏感，BEP方案为国际上治疗各期卵巢恶性生殖细胞瘤的标准一线化疗方案。Ⅰ期生殖细胞瘤患者术后常用BEP方案3~4周期，Ⅱ期以上晚期患者，应根据肿瘤残存情况用4~6周期。复发患者常用化疗方案有：依托泊苷+异环磷酰胺+顺铂，紫杉醇+异环磷酰胺+顺铂，顺铂+依托泊苷，多西他赛，多西他赛+卡铂，紫杉醇，紫杉醇+异环磷酰胺，紫杉醇+卡铂，紫杉醇+吉西他滨，长春新碱+异环磷酰胺+顺铂，长春新碱+更生霉素+环磷酰胺等。

（3）放射治疗：参照卵巢上皮癌放射治疗。

3. 卵巢性索间质肿瘤治疗

（1）手术治疗：对于有生育要求肿瘤局限于一侧的ⅠA~ⅠC期卵巢间质细胞肿瘤患者，可行生育功能保留的全面分期手术，其他患者参照卵巢上皮癌指南行全面分期手术。Ⅰ期低危患者术后予以观察，高危患者（如ⅠC期、肿瘤破裂或低分化、肿瘤直径超过 10cm），术后可予观察或予铂类为基础的化疗或放疗，Ⅱ～Ⅳ期患者术后给予铂类为基础的化疗或对局限性病灶进行放疗。治疗后临床复发的Ⅱ～Ⅳ期患者，推荐行临床试验或考虑再次细胞减灭术，术后化疗或按复发治疗。

（2）药物治疗：部分具有恶性行为性索间质肿瘤的化疗可采用恶性生殖细胞瘤和卵巢上皮癌治疗方案，如 BEP 方案、紫杉醇联合铂类方案等。复发卵巢间质细胞肿瘤常用化疗方案有：多西他赛，紫杉醇，紫杉醇＋异环磷酰胺，紫杉醇＋卡铂，他莫昔芬，长春新碱＋更生霉素＋环磷酰胺等。

（3）放射治疗：参照卵巢上皮癌放射治疗。

（三）药物处方

📋 **处方①**：紫杉醇＋卡铂（TC 方案）：紫杉醇，$175mg/m^2$，静脉滴注 3 小时，第 1 天；卡铂，AUC5～6，静滴，第 1 天。每 3 周重复，共 6 周期。

【注意事项】

1. 为卵巢上皮癌的一线常规化疗方案，可根据患者情况加用靶向药贝伐珠单抗：紫杉醇，$175mg/m^2$，静脉滴注 3 小时，第 1 天；卡铂，AUC5～6，静滴，第 1 天；贝伐珠单抗，$7.5mg/kg$，静滴。每 3 周重复，共 6 周期。此后继续贝伐珠单抗以 $7.5mg/kg$ 维持治疗，每 3 周重复，最多用 12 周期。贝伐珠单抗常见不良反应有头痛、高血压、蛋白尿、胃肠穿孔、出血、血栓栓塞等。

2. 紫杉醇主要的剂量限制毒性是末梢神经炎，如肌肉痛、关节痛等，并有过敏反应、中度血液学毒性、脱发、胃肠反应等。

3. 3% 患者使用紫杉醇出现过敏反应，有过敏史者慎用。为预防过敏反应，于用药前 12 小时及 6 小时，分别口服地塞米松（0.75mg/片）每次 5 片，用药前半小时肌注苯海拉明 40mg，静脉注射西咪替丁 300mg。用紫杉醇前 15 分钟及后每 15 分钟测量血压、脉搏各 1 次至 1 小时，观察过敏反应。

4. 治疗期间给予 B 族维生素减轻末梢神经炎。

5. 可用镇痛药缓解肌肉、关节痛症状。

6. 紫杉醇需采用高分子聚乙烯输血器或特制输液器输入，不能用聚丙烯塑料袋，以免药物变质。

7. 卡铂的毒性主要是明显的骨髓抑制，轻度胃肠道反应，基本无肾和神经毒性。

8. 给药前后注意监测血常规及肝肾功能的变化。

📋 **处方②**：紫杉醇 + 顺铂（TP 方案）：紫杉醇，$135mg/m^2$，静脉滴注 24 小时，第 1 天；顺铂，$70 \sim 100mg/m^2$，腹腔灌注，第 2 天；紫杉醇，$60mg/m^2$，第 8 天（最大体表面积 $2.0m^2$），腹腔灌注。每 3 周重复，共 6 周期。

【注意事项】

1. 为卵巢上皮癌的一线化疗方案，对残留肿瘤 <1cm 的满意减瘤的 Ⅱ 期或 Ⅲ 期患者考虑予腹腔化疗。

2. 紫杉醇主要的剂量限制毒性是末梢神经炎，如肌肉痛、关节痛等，并有过敏反应、中度血液学毒性、脱发、胃肠反应等。

3. 3% 患者使用紫杉醇出现过敏反应，有过敏史者慎用。为预防过敏反应，于用药前 12 小时及 6 小时，分别口服地塞米松（0.75mg/片）每次 5 片，用药前半小时肌注苯海拉明 40mg，静脉注射西咪替丁 300mg。用紫杉醇前 15 分钟及后每 15 分钟测量血压、脉搏各 1 次至 1 小时，观察过敏反应。

4. 治疗期间给予 B 族维生素减轻末梢神经炎。

5. 可用镇痛药缓解肌肉、关节痛症状。

6. 紫杉醇需采用高分子聚乙烯输血器或特制输液器输入，不能用聚丙烯塑料袋，以免药物变质。

7. 顺铂的主要毒性有严重的胃肠道反应如重度恶心、呕吐，肾毒性，末梢神经和听神经毒性以及轻度血液学毒性等。肾和神经毒性是顺铂的剂量限制性毒性，有肾功能不全或末梢神经炎病变者应慎用或禁用。

8. 给药前后注意监测血常规及肝肾功能的变化。

处方③：多西紫杉醇＋卡铂（DC 方案）：多西紫杉醇（多西他赛），$60 \sim 75mg/m^2$，静脉滴注 1 小时，第 1 天；卡铂，AUC5 ~ 6，静滴，第 1 天。每 3 周重复，共 6 周期。

【注意事项】

1. 为卵巢上皮癌的一线常规化疗方案，当用作铂敏感复发化疗方案时，剂量调整为：多西紫杉醇（多西他赛），$25 \sim 30mg/m^2$，静脉滴注 1 小时，第 1 天；卡铂，AUC5 ~ 6，静滴，第 2 天，每 3 ~ 4 周重复。

2. 多西紫杉醇主要的剂量限制毒性是中性粒细胞减少，并有轻度血小板减少、贫血、过敏反应、脱发、胃肠反应、口腔炎、体液潴留、外周神经毒性、肝肾功能损害等。

3. 为减轻液体潴留及减轻过敏反应，于用多西他赛前一天开始服用地塞米松（0.75mg/片）每次 10 片，每天 2 次，持续 3 天。

4. 卡铂的毒性主要是明显的骨髓抑制，轻度胃肠道反应，基本无肾和神经毒性。

5. 给药前后注意监测血常规及肝肾功能的变化。

📋 **处方④**：紫杉醇＋卡铂（TC方案）：紫杉醇，$80mg/m^2$，静脉滴注1小时，第1天、第8天、第15天；卡铂，AUC6，静滴，第1天。每3周重复，共6周期。

【注意事项】

1. 为卵巢上皮癌的一线常规化疗方案，当用作铂敏感复发化疗方案时，剂量调整为：紫杉醇，$60 \sim 80mg/m^2$，静脉滴注1小时，第1天、第8天、第15天；卡铂，$AUC5 \sim 6$，静滴，第2天。每$3 \sim 4$周重复。

2. 紫杉醇主要的剂量限制毒性是末梢神经炎，如肌肉痛、关节痛等，并有过敏反应、中度血液学毒性、脱发、胃肠反应等。

3. 3%患者使用紫杉醇出现过敏反应，有过敏史者慎用。为预防过敏反应，于用药前12小时及6小时，分别口服地塞米松（0.75mg/片）每次5片，用药前半小时肌注苯海拉明40mg，静脉注射西咪替丁300mg。用紫杉醇前15分钟及后每15分钟测量血压、脉搏各1次至1小时，观察过敏反应。

4. 治疗期间给予B族维生素减轻末梢神经炎。

5. 可用镇痛药缓解肌肉、关节痛症状。

6. 紫杉醇需采用高分子聚乙烯输血器或特制输液器输入，不能用聚丙烯塑料袋，以免药物变质。

7. 卡铂的毒性主要是明显的骨髓抑制，轻度胃肠道反应，基本无肾和神经毒性。

8. 给药前后注意监测血常规及肝肾功能的变化。

📋 **处方⑤**：吉西他滨＋卡铂（GC方案）：吉西他滨，$800 \sim$

$1000mg/m^2$，静脉滴注 30 分钟，第 1 天、第 8 天；卡铂，AUC4~6，静滴，第 2 天。每 3~4 周重复。

【注意事项】

1. 为卵巢上皮癌铂敏感复发化疗方案。

2. 吉西他滨的剂量限制性毒性是骨髓抑制，对中性粒细胞和血小板抑制较常见，其他不良反应包括轻到中度的消化道反应，如恶心、呕吐、过敏反应、脱发、肝肾功能损害等。

3. 吉西他滨滴注时间一般限制在 30~60 分钟，超过 60 分钟不良反应加重。

4. 卡铂的毒性主要是明显的骨髓抑制，轻度胃肠道反应，基本无肾毒性和神经毒性。

5. 给药前后注意监测血常规及肝肾功能的变化。

　　处方⑥：吉西他滨＋奥沙利铂方案：吉西他滨，$800mg/m^2$，静脉滴注 30 分钟，第 1 天、第 8 天；奥沙利铂，$130mg/m^2$，静脉滴注 2 小时，第 1 天。每 3 周重复。

【注意事项】

1. 为铂耐药复发卵巢上皮癌的化疗方案。

2. 吉西他滨的剂量限制性毒性是骨髓抑制，对中性粒细胞和血小板抑制较常见，其他不良反应包括轻到中度的消化道反应，如恶心、呕吐、过敏反应、脱发、肝肾功能损害等。

3. 吉西他滨滴注时间一般限制在 30~60 分钟，超过 60 分钟不良反应加重。

4. 奥沙利铂的剂量限制性毒性是神经系统毒性，一般为可蓄积的、可逆的周围神经毒性，表现为感觉迟钝、感觉异常，遇冷加重，停药后症状可缓解。其他常见不良反应包括胃肠道反应、轻中度骨髓抑制、轻度肝功能改变等。

5. 奥沙利铂不能用生理盐水稀释，应用注射用水或 5% 葡萄糖稀释。

6. 轻度肝功能障碍和轻中度肾毒性的患者不需调整奥沙利铂剂量，严重肝功能不全患者需谨慎应用。

7. 奥沙利铂的神经毒性与寒冷有关，滴注奥沙利铂期间应注意保暖。

8. 给药前后注意监测血常规及肝肾功能的变化。

📋 **处方⑦**：博来霉素 + 依托泊苷 + 顺铂（BEP 方案）：顺铂，20mg/（m²·d），静脉滴注，第 1 天～第 5 天；依托泊苷，70～100mg/（m²·d），静脉滴注，第 1 天～第 5 天；博来霉素，15mg/d，静脉滴注，第 1 天～第 3 天。每 3 周重复。

【注意事项】

1. 为卵巢恶性生殖细胞瘤的一线化疗方案。

2. 依托泊苷常见不良反应有骨髓抑制，如中性粒细胞及血小板减少，脱发、胃肠道反应等。

3. 依托泊苷如静滴速度过快（小于 30 分钟），可出现低血压、喉痉挛等过敏反应。

4. 博来霉素常见不良反应有肺毒性、脱发、轻度骨髓抑制、消化道反应、心脏毒性、肝功能损害、发热及口腔炎等。

5. 10%～23% 患者使用博来霉素后可出现肺毒性，表现为呼吸困难、咳嗽、胸痛、肺部啰音，导致非特异性肺炎和肺纤维化，故用药期间应监测肺功能、血气分析及胸片。发现肺部异常时，应立即停止用药，并对症治疗。肺功能损害患慎用。博来霉素总剂量不能超过 400mg，可导致严重的与剂量相关的肺纤维化。

6. 约 1/3 患者使用博来霉素后 3~5 小时可出现发热，一般 38℃左右，个别有高热，常在几小时后可自行下降。故在使用博来霉素前，先服吲哚美辛 50mg 减轻发热反应。

7. 首次使用博来霉素，应先肌内注射 1/3 剂量，如无反应，再注射其余剂量。

8. 顺铂的主要毒性有严重的胃肠道反应如重度恶心、呕吐、肾毒性，末梢神经和听神经毒性以及轻度血液学毒性等。肾和神经毒性是顺铂的剂量限制性毒性，有肾功能不全或末梢神经炎病变者应慎用或禁用。

9. 为减少肾毒性，当顺铂剂量 ≥50mg/m² 时，治疗同时需水化利尿。用顺铂后 4 小时内每小时尿量应超过 150~200ml，不足者加快输液或用甘露醇 125ml。用药后第 1 天仍应输液 1500~2000ml。给顺铂前后注意肾功能变化。

10. 给药前后注意监测血常规及肝肾功能的变化。

📋 **处方⑧**：异环磷酰胺 + 依托泊苷 + 顺铂（IEP 方案）：异环磷酰胺，1.2g/(m²·d) 静脉滴注，第 1 天~第 3 天；依托泊苷，70~100mg/(m²·d)，静脉滴注，第 1 天~第 5 天；顺铂 20mg/(m²·d)，静脉滴注，第 1 天~第 5 天。3~4 周为一个周期。

【注意事项】

1. 为卵巢恶性生殖细胞瘤的二线化疗方案，主要用于对铂类药物敏感的生殖细胞瘤。

2. 依托泊苷常见不良反应有骨髓抑制，如中性粒细胞及血小板减少、脱发、胃肠道反应等。

3. 依托泊苷静滴速度过快（小于 30 分钟），可出现低血压、喉痉挛等过敏反应。

4. 异环磷酰胺常见不良反应有骨髓抑制、中至重度胃肠道反应、泌尿道毒性、中枢神经系统损害、肝功能损害、心脏毒性、内分泌失调及脱发等。

5. 异环磷酰胺具有泌尿道毒性，每日用异环磷酰胺后 0、4、8 小时用美司钠解毒。治疗期间注意监测尿常规、尿沉淀物及肾功能，并需要充足的利尿措施，如出现膀胱炎伴镜下血尿或肉眼血尿时，应暂时中止治疗直至恢复正常。

6. 顺铂的主要毒性有严重的胃肠道反应如重度恶心、呕吐，肾毒性，末梢神经和听神经毒性以及轻度血液学毒性等。肾和神经毒性是顺铂的剂量限制性毒性，有肾功能不全或末梢神经炎病变者应慎用或禁用。

7. 为减少肾毒性，当顺铂剂量 $\geqslant 50\text{mg}/\text{m}^2$ 时，治疗同时需水化利尿。用顺铂后 4 小时内每小时尿量应超过 $150 \sim 200\text{ml}$，不足者加快输液或用甘露醇 125ml。用药后第 1 天仍应输液 $1500 \sim 2000\text{ml}$。给顺铂前后注意肾功能变化。

8. 给药前后注意监测血常规及肝肾功能的变化。

（李　慧）

六、绒毛膜上皮癌和恶性葡萄胎

（一）病情概述

妊娠滋养细胞疾病是异体滋养细胞增殖的一种疾病，包括葡萄胎、侵蚀性葡萄胎、绒毛膜癌和胎盘部位滋养细胞肿瘤。除葡萄胎为良性肿瘤外，其余均为恶性滋养细胞肿瘤范畴。其中侵蚀性葡萄胎和绒毛膜癌在临床表现、处理原则与预后上基本一致，FIGO2000 年将侵蚀性葡萄胎和绒毛膜癌合称为妊娠滋养细胞肿瘤。

侵蚀性葡萄胎指葡萄胎组织侵入子宫肌层引起组织破坏，或并发子宫外转移者。侵蚀性葡萄胎多继发于葡萄胎清除半年之内，具有恶性肿瘤行为，但恶性程度一般不高，多数仅造成局部侵犯。侵蚀性葡萄胎病理上大体检查可见子宫肌壁内有大小不等、深浅不一的水疱状组织，宫腔内可有原发病灶，也可以没有原发病灶。镜下可见肿大的绒毛及增生的滋养细胞，伴有组织出血、坏死。

绒毛膜癌是一种高度恶性滋养细胞肿瘤，继发于葡萄胎、流产或足月分娩以后，其发生比率约为 2∶1∶1，少数可发生于异位妊娠后。绒癌多数发生于生育期年龄，也有少数发生于未婚或绝经后妇女。绒癌病理上大体检查可见肿瘤常位于子宫肌层内，也可突向宫腔或穿破浆膜，但无固定形态，与周围组织分界清，质地软而脆，海绵样，暗红色，伴明显和广泛的出血坏死。镜下特点为滋养细胞失去了原绒毛或葡萄胎的结构，成片高度增生，并广泛侵入子宫肌层和破坏血管，造成出血坏死，肿瘤中不含间质和自身血管。

妊娠滋养细胞肿瘤相关发病因素主要包括：①营养不良：如缺乏动物蛋白、叶酸及维生素。②病毒感染：可能与人乳头瘤病毒（HPV-18 型）、"亲绒毛病毒"感染有关。③内分泌失调及卵子异常：多见于 20 岁以下及 40 岁以上女性，卵巢功能不稳定或衰退，导致内分泌紊乱及卵子发育异常。④染色体异常。⑤其他，如种族、气候环境、前次妊娠情况、社会经济因素等。

常见临床症状包括：①阴道不规则流血：在葡萄胎排空、流产或足月产后，有持续的阴道不规则流血，量多少不定，也可表现为一段时间的正常月经后再停经，然后再出现阴道流血。②腹痛：一般无腹痛，当癌组织侵及子宫壁或转移灶破溃时可引起急性腹痛及腹腔内出血症状。若子宫病灶坏死感染也可引起腹痛及脓性白带。③子宫复旧不全或不均匀性增大：常在葡萄胎排空后 4~6 周子宫未恢复到正常大小，质地偏软。④假孕症状：表现为乳房增大，乳头及乳晕着色，甚至有初乳样分泌，外阴、阴道、宫颈着色，生殖道质地变软。⑤卵巢黄素化囊肿：在葡萄胎排空、流产或足月产后持续存在。⑥若出现远处转移，则因转移部位不同出现不同的症状，如阴道转移瘤破裂可发生阴道大出血，肺转移可出现咯血、胸痛及憋气等症状，脑转移可出现头痛、呕吐、抽搐、偏瘫、昏迷等。

（二）诊断与治疗

【诊断要点】

结合临床症状、人绒毛膜促性腺激素（HCG）测定、超声及组织病理学检查可进行诊断。

1. 症状　凡是足月分娩、异位妊娠、流产后，尤其是葡萄胎清除后阴道出现持续性不规则出血、子宫复旧不佳者均应考虑妊娠滋养细胞肿瘤。对于继发于流产或足月产后发生恶变的、葡萄胎排空 1 年以上发病者一般诊断为绒癌，1 年内诊断为侵蚀性葡萄胎。

2. 实验室检查 足月产或流产 1 个月后、葡萄胎清宫 2 个月后，血 HCG 持续在正常水平以上，或定性试验阴性后又转为阳性，已降至正常水平一段时间又出现升高，结合临床表现，在除外胎盘残留、不全流产或残余葡萄胎的情况下，应考虑妊娠滋养细胞肿瘤。HCG 可作为诊断、疗效评价及随访指标。

3. 影像学检查 超声检查可发现广泛的肌层内肿瘤血管浸润和低阻性血流频谱。胸片、CT 及 MRI 可明确肿瘤侵及范围及有无远处转移。

4. 组织学诊断 在子宫肌层内或子宫外转移灶中发现绒毛或退化的绒毛阴影，则诊断为侵蚀性葡萄胎；若仅见成片滋养细胞浸润及坏死出血，未见绒毛结构者，诊断为绒癌。

【鉴别诊断】

妊娠滋养细胞肿瘤应与葡萄胎、胎盘残留、流产、前置胎盘、子宫内膜炎等疾病相鉴别，可通过超声检查及病理鉴别。

流产：流产有停经后阴道流血症状，但流产患者子宫大小正常，血或尿 HCG 水平在正常范围，超声检查可鉴别。

【治疗原则】

1. 妊娠滋养细胞肿瘤以全身化疗为主，辅以手术、放疗及免疫等综合治疗。

2. 制定治疗方案前，必须作出正确的 FIGO 分期和对造血功能，肝肾功能及全身情况的估计，以达到分层和个体化疗。

【一般治疗】

1. 化学治疗 Ⅰ期患者通常选用单药全身化疗，Ⅱ～Ⅲ期患者选用联合化疗，Ⅳ期或耐药选用强烈联合化疗。单药化疗常用化疗药物有：甲氨蝶呤、放线菌素 D、5-氟尿嘧啶、长春新碱、环磷酰胺、依托泊苷、顺铂等。联合化疗通常采用两种或两种以上的药物，以 5-氟尿嘧啶为主的联合化疗可作为首选方案，常用方案有：长春新碱 +5-氟尿嘧啶 + 放线菌素 D、长春新碱 +5-氟尿嘧啶 + 放线菌素 D + 依托泊苷。强烈联合化疗常用方案有：EMA/CO（甲氨蝶呤 + 放线菌素 D + 依托泊苷 + 长春新碱 + 环磷酰胺静脉化疗 + 四氢叶酸解救）、EMA/EP（甲氨蝶呤 + 放线菌素 D + 依托泊苷 + 顺铂静脉化疗 + 四氢叶酸解救）、PVB（顺铂 + 长春新碱 + 博来霉素）、BEP（博来霉素 + 依托泊苷 + 顺铂）、VIP（依托泊苷 + 异环磷酰胺 + 顺铂）等。用药原则：连续应用 1~2 个肿瘤细胞增殖周期时间为 1 疗程，疗程间隔 3~4 周，反复应用 4~6 疗程。停药指征：一般认为化疗应持续到症状体征消失，原发灶和转移灶均消失，HCG 每周测定 1 次，连续 3 次正常，再巩固 2~3 个疗程方可停药。

2. **手术治疗**　对于大病灶、耐药病灶或病灶穿孔出血患者，应在化疗的基础上给予手术，一般为全子宫切除，生育年龄妇女可保留一侧或双侧卵巢，有生育要求且 HCG 水平不高者可考虑病灶刮除术，无生育要求且无转移的初次治疗患者也可首选子宫切除术，并在术中开始给予化疗。

3. **放射治疗**　放射治疗目前应用较少，主要用于脑转移和肺部耐药病灶的治疗。

（三）药物处方

处方①：5-氟尿嘧啶方案：5-氟尿嘧啶，28~30mg/（kg·d），静脉滴注 8 小时，8~10 天为 1 疗程。疗程间隔 2 周，共 1~2 疗程。

【注意事项】

1. 主要用于病灶局限于子宫及低危转移性妊娠滋养细胞肿瘤患者。

2. 5-氟尿嘧啶常见不良反应有骨髓抑制、消化道反应、神经毒性、脱发、心脏毒性等。

3. 5-氟尿嘧啶加入 5% 葡萄糖注射液 500ml 中缓慢均速静滴，滴注速度不宜过快，以免患者反应较大。

4. 用药半疗程时重测体重，修正用药剂量。

5. 给药前后注意监测血常规及肝肾功能的变化。

处方②：甲氨蝶呤 – 四氢叶酸方案：甲氨蝶呤，1 ~ 2mg/（kg·d），深部肌内注射，第 1 天、第 3 天、第 5 天、第 7 天隔日用药 1 次，在甲氨蝶呤给药 24 小时后，第 2 天、第 4 天、第 6 天、第 8 天按 0.1 ~ 0.2mg/（kg·d）肌内注射四氢叶酸，8 天为 1 疗程。疗程间隔 12 ~ 14 天，共 1 疗程。

【注意事项】

1. 主要用于病灶局限于子宫及低危转移性妊娠滋养细胞肿瘤患者。

2. 甲氨蝶呤主要毒性反应包括骨髓抑制、胃肠道反应、脱发、皮疹、超敏反应、肝肾功能损害、神经毒性、肺纤维化等。

3. 甲氨蝶呤会引起肾功能损伤而导致急性肾衰竭，用药期间需密切监测肾功能，给予足够水化、碱化尿液并测定甲氨蝶呤浓度。肾功能损害患者禁用。

4. 给药前后注意监测血常规及肝肾功能的变化。

处方③：放线菌素 D 方案：放线菌素 D，10 ~ 13 μg/（kg·d），

静脉滴注，5 天为 1 疗程，疗程间隔 12～14 天，共 1～2 疗程。

【注意事项】

1. 主要用于病灶局限于子宫及低危转移性妊娠滋养细胞肿瘤患者。

2. 放线菌素 D 主要剂量限制性毒性为骨髓抑制，其他常见不良反应有胃肠道反应、脱发、肝肾功能损害、皮疹等。

3. 放线菌素 D 加入 5% 葡萄糖注射液 500ml 中缓慢匀速静滴。

4. 给药前后注意监测血常规及肝肾功能的变化。

📋 **处方④**：长春新碱 + 5-氟尿嘧啶 + 放线菌素 D（VCR + 5 - FU + KSM 方案）：长春新碱，2mg 溶于 30ml 生理盐水，于第 1 天化疗前 3 小时静脉推注；5-氟尿嘧啶，24～26mg/（kg·d），溶于 500ml 5% 葡萄糖注射液，静脉匀速滴注 8 小时，第 1 天～第 7 天；放线菌素 D，4～6μg/（kg·d），溶于 250ml 5% 葡萄糖注射液，静脉滴注 1 小时，第 6～8 天。疗程间隔 17～21 天。

【注意事项】

1. 为联合化疗方案，适用于肿瘤出现多处转移或 WHO 预后评分为中高危患者。

2. 有脑转移的患者用 10% 葡萄糖注射液，化疗第 1 天、第 4 天测体重。

3. 长春新碱主要剂量限制性毒性为神经系统毒性，其他常见不良反应有轻度骨髓抑制、轻度胃肠道反应、脱发等。

4. 放线菌素 D 主要剂量限制性毒性为骨髓抑制，其他常见不良反应有胃肠道反应、脱发、肝肾功能损害、皮疹等。

5. 5-氟尿嘧啶常见不良反应有骨髓抑制、消化道反应、神经毒性、脱发、心脏毒性等。

6. 给药前后注意监测血常规及肝肾功能的变化。

■ **处方⑤**：长春新碱 + 5-氟尿嘧啶 + 放线菌素 D + 依托泊苷（VCR + 5 - FU + KSM + VP - 16 方案）：长春新碱，2mg 溶于 30ml 生理盐水，于第 1 天化疗前 3 小时静脉推注；5-氟尿嘧啶，800 ~ 900mg/（m²·d），溶于 500ml 5% 葡萄糖注射液，静脉匀速滴注 8 小时，第 1 天 ~ 第 5 天；依托泊苷，100mg/（m²·d），溶于 250ml 生理盐水，静脉滴注 1 小时，第 1 天 ~ 第 5 天；放线菌素 D，200μg/（m²·d），溶于 250ml 5% 葡萄糖注射液，静脉滴注 1 小时，第 1 天 ~ 第 5 天。疗程间隔 17 ~ 21 天。

【注意事项】

1. 为联合化疗方案，适用于肿瘤出现多处转移或 WHO 预后评分为中高危患者。

2. 有脑转移的患者用 10% 葡萄糖注射液，化疗第 1 天、第 3 天测体重。

3. 长春新碱主要剂量限制性毒性为神经系统毒性，其他常见不良反应有轻度骨髓抑制、轻度胃肠道反应、脱发等。

4. 依托泊苷常见不良反应有骨髓抑制，如中性粒细胞及血小板减少、脱发、胃肠道反应等。

5. 依托泊苷如静滴速度过快（小于 30 分钟），可出现低血压、喉痉挛等过敏反应。

6. 放线菌素 D 主要剂量限制性毒性为骨髓抑制，其他常见不良反应有胃肠道反应、脱发、肝功能损害、皮疹等。

7. 5-氟尿嘧啶常见不良反应有骨髓抑制、消化道反应、神经毒性、脱发、心脏毒性等。

8. 给药前后注意监测血常规及肝肾功能的变化。

处方⑥：甲氨蝶呤＋放线菌素 D ＋依托泊苷＋四氢叶酸＋长春新碱（EMA/CO 方案）：第 1 天，甲氨蝶呤，$100mg/m^2$ 溶于 30ml 生理盐水，静脉推注；甲氨蝶呤，$200mg/m^2$ 溶于 1000ml 生理盐水，静脉匀速滴注 12 小时；放线菌素 D，500μg，溶于 250ml 5% 葡萄糖注射液，静脉滴注 1 小时；依托泊苷，$100mg/m^2$，溶于 250ml 生理盐水，静脉滴注 1 小时。第 2 天，依托泊苷，$100mg/m^2$，溶于 250ml 生理盐水，静脉滴注 1 小时；放线菌素 D，500μg，溶于 250ml 5% 葡萄糖注射液，静脉滴注 1 小时。四氢叶酸，15mg，溶于 4ml 生理盐水，肌注，每 12 小时 1 次（从静脉推注甲氨蝶呤 24 小时后开始，共 4 次）。第 8 天，长春新碱，2mg 溶于 30ml 生理盐水，于化疗前 3 小时静脉推注；环磷酰胺，$600mg/m^2$，溶于 500ml 生理盐水，静脉滴注 2 小时。疗程间隔 7 天。

【注意事项】

1. 适用于 WHO 预后评分为高危或耐药患者。

2. 甲氨蝶呤主要毒性反应包括骨髓抑制、胃肠道反应、脱发、皮疹、超敏反应、肝肾功能损害、神经毒性、肺纤维化等。

3. 甲氨蝶呤会引起肾功能损伤而导致急性肾衰竭，用药期间需密切监测肾功能，给予足够水化、碱化尿液并测定甲氨蝶呤浓度。肾功能损害患者禁用。

4. 长春新碱主要剂量限制性毒性为神经系统毒性，其他常见不良反应有轻度骨髓抑制、轻度胃肠道反应、脱发等。

5. 依托泊苷常见不良反应有骨髓抑制，如中性粒细胞及血小板减少、脱发、胃肠道反应等。

6. 依托泊苷静滴速度过快（小于30分钟），可出现低血压、喉痉挛等过敏反应。

7. 放线菌素D主要剂量限制性毒性为骨髓抑制，其他常见不良反应有胃肠道反应、脱发、肝肾功能损害、皮疹等。

8. 环磷酰胺常见不良反应有骨髓抑制、中至重度胃肠道反应、泌尿道毒性、中枢神经系统损害、肝功能损害、心脏毒性、内分泌失调及脱发等。

9. 日补液总量2500～3000ml，尿量应大于2500ml/d，化疗当日小苏打1g，每日4次，记录尿量，测量尿pH，每日2次，共4天，如尿pH小于6.5，补碳酸氢钠。

10. 给药前后注意监测血常规及肝肾功能的变化。

处方⑦：顺铂＋长春新碱＋博来霉素（PVB方案）：顺铂，$20mg/m^2$，静脉滴注，第1天～第5天；长春新碱，2mg，静脉滴注，第1天～第2天；博来霉素，30mg，肌内注射，第2天。博来霉素每周重复，终身剂量为360mg。

【注意事项】

1. 适用于WHO预后评分为绒癌耐药患者及原发绒癌合并卵巢生殖细胞肿瘤患者。

2. 长春新碱主要剂量限制性毒性为神经系统毒性，其他常见不良反应有轻度骨髓抑制、轻度胃肠道反应、脱发等。

3. 博来霉素常见不良反应有肺毒性、脱发、轻度骨髓抑制、消化道反应、心脏毒性、肝功能损害、发热及口腔炎等。

4. 10%～23%患者使用博来霉素后可出现肺毒性，表现为呼吸困难、咳嗽、胸痛、肺部啰音，导致非特异性肺炎和肺纤维化，故用药期间应监测肺功能、血气分析及胸片。发现肺部异常时，应立即停止用药，并对症治疗。肺功能损害患慎用。博来霉素总剂量不能超过400mg，可导致严重的与剂量相关的肺纤维化。

5. 约1/3患者使用博来霉素后3~5小时可出现发热，一般38℃左右，个别有高热，常在几小时后可自行下降。故在使用博来霉素前，先服吲哚美辛50mg减轻发热反应。

6. 首次使用博来霉素，应先肌内注射1/3剂量，如无反应，再注射其余剂量。

7. 顺铂的主要毒性有严重的胃肠道反应如重度恶心、呕吐，肾毒性，末梢神经和听神经毒性以及轻度血液学毒性等。肾和神经毒性是顺铂的剂量限制性毒性，有肾功能不全或末梢神经炎病变者应慎用或禁用。

8. 为减少肾毒性，当顺铂剂量≥50kg/m²时，治疗同时需水化利尿。用顺铂后4小时内每小时尿量应超过150~200ml，不足者加快输液或用甘露醇125ml。用药后第一天仍应输液1500~2000ml。给顺铂前后注意肾功能变化。

9. 给药前后注意监测血常规及肝肾功能的变化。

（李　慧）

第六章

儿科肿瘤

一、肾母细胞瘤

（一）病情概述

肾母细胞瘤是儿童泌尿系统中最常见的恶性肿瘤，占儿童实体肿瘤的 8%～10%，男女的发病率基本相等。四岁以下是肾母细胞瘤的高峰发病年龄，大约有 3/4 的患儿是在 1～5 岁被诊断，有一定的遗传性质，15% 左右患者有先天异常。

主要临床表现为：①虹膜缺如：肾母细胞瘤伴有散发的无虹膜，这种患儿在第 11 对染色体短臂有缺失或移位；②局灶性巨大畸形：一般为半侧身体全部肥大或仅下肢肥大，女孩较多；③泌尿生殖系统畸形：发生率 4.4%，肾重复畸形、马蹄肾、多囊肾、异位肾等；隐睾病；性别不明患儿；④Beckwith-Wiedeman 综合征：主要有内脏肥大，脐膨出，巨舌，发育巨大或偏身肥大等。

肾母细胞瘤早期有完整的包膜，肿瘤增大后可引起包膜的破裂，致使肿瘤细胞直接侵入肾周围脂肪层内或其他邻近组织；而肾母细胞瘤的淋巴结转移并不常见，且多限于局部淋巴结，但远处扩散较为多见，80% 转移至肺，有时到肝，偶尔到骨骼。病理上将肾母细胞瘤可分为：①一般具有较好的病理学特征，三星细胞或多或少混合存在，培基性上皮性，基质型；②具有不良的病理学特征，12%～15%，未分化型，和增大三倍，超多倍体，不典型有丝分裂图像；③肉瘤样型横纹肌肉瘤样，透明性细胞。

在临床实践中发现，多数实体瘤在治疗上的重大进展是与综合治疗分不开的，肾母细胞瘤的治疗进展就是最好的范例，单用手术的五年治愈率大约在 10%~20%，而手术加放射治疗的治愈率在 25%~45%，二手术联合放射治疗，联合化疗治疗的治愈率可达 70%~75%。随着化疗方法的改进，旗帜屹立在 80%，且超过十年，有望达到 90% 以上，目前的治疗主要是提高患者的生存率与减少并发症。

（二）诊断与治疗

【诊断要点】

1. 主要表现

（1）腹部肿块：大多是在无意中发现患儿腹部有肿块而来就诊的，常位于腹部一侧的是内部大小不一，呈椭圆形，质地坚实，较固定不易，不容易移动。

（2）腹痛：约 25% 的患儿，症状是腰腹痛，疼痛大多不严重，偶尔患儿可出现发作性剧痛，可能由于肿瘤内出血或者肾包膜过度膨胀等原因引起。

（3）血尿：大约 20% 的患儿以血尿作为第一症状而引起注意，表明肿瘤已浸润肾盏，进入肾盂，若发现血尿，即使腹部未触及肿块，也应及时做影像学检查。

除此之外，肾母细胞瘤还可能出现其他一些症状，如发热、贫血、高血压、急腹症、精索静脉曲张，还有高钙血症、低糖血症等。

2. 分期　分期标准参照国家肾母细胞瘤研究组（National Wilms'Tumor Study，NWTS）。

Ⅰ期：必须满足以下所有标准（必须根据手术记录及完整的病理报告）：①肿瘤局限于肾脏，手术完整切除；②肾包膜完整；③肿瘤切除前无穿破或术前活检；④肾窦血管无侵犯；⑤手术切缘及远端无肿瘤残留依据。

Ⅱ期：肿瘤完全切除，手术切缘及远端无肿瘤残存依据，但肿瘤超出肾实质：包含下列情形之一（必须根据手术记录及完整的病理报告）：①肿瘤局部扩散浸润（如肾包膜浸润或肾窦软组织广泛侵犯）；②肾切除标本内肾实质外浸润，如肾实质外血管和肾窦浸润。

Ⅲ期：局限于腹部的非血行转移性肿瘤，有术后肿瘤残留依据，包括（必须根据手术记录及完整的病理报告）：①腹部或盆腔的淋巴结侵犯（超出腹盆部的淋巴结转移为Ⅳ期）；②肿瘤浸润腹膜表面；③腹膜肿瘤种植；④术后肉眼或镜下发现切除边缘肿瘤存在；⑤因肿瘤浸润重要组织未能完全切除；⑥术前、术中肿瘤破溃；⑦所有接受术前化疗者，无论化疗前是否有任何形式的活检；⑧肿瘤分次切除（如分开切除的肾上腺有肿瘤细胞、肾静脉癌栓与肾肿瘤分开切除等），原发肿瘤从下腔静脉扩散到胸部下腔静脉和心脏。

Ⅳ期：血行转移（肺、肝、骨骼、脑等），超出腹、盆腔的淋巴结转移。

Ⅴ期：诊断时双侧肾脏存在肿瘤。同时需对单侧进行以上标准分期。

3. 主要影像学检查

（1）B超检查：可区分肿块为实体性或囊性，为无损伤性和无痛性，故应列为首选采用的检查方法。

（2）静脉肾盂造影：是主要的诊断方法，对拟诊为肾母细胞瘤的病例，应做该造影检查，约 2/3 的患儿显示肾盂肾盏变形、移位或缺损，肿瘤挤压肾盂时，会被显著拉长或者积水，以上各种形态都应在正位和侧位照相上仔细观察。

（3）其他：腹部 X 线检查、胸部 X 线检查，对伴有肾功能不全、下腔静脉瘤栓患者应做腹部 MRI 扫描检查。对不能手术切除的患者应考虑做肿瘤穿刺活检进行病理检查，以明确诊断，根据病理检查结果指导治疗方案。

【鉴别诊断】

本病的鉴别诊断有：肾盂积水、肾囊性疾病、肾上腺肿瘤、血肿及与神经母细胞瘤等。

1. 肾盂积水　均可出现腹部肿块及腹胀，但肾盂积水的肿块呈囊性感，随呼吸上下活动，无明显贫血和消瘦。通过一系列检查可鉴别本病，如静脉尿路造影显示肾盂肾盏扩张或患肾不显影，B 超显示大片液性暗区，各液性暗区互相交通，肾皮质变薄，CT 检查具有水样密度影和扩大的肾盂肾盏，肾皮质变薄，即可诊断为肾积水。

2. 多囊肾　表现为双侧腹部肿块，其发病年龄较晚，有蛋白尿等肾功能损害表现，双肾区可触及囊性肿块，随呼吸活动。尿路 X 线平片一般无钙化；尿路造影肾盂肾盏有多个弧形压迹，或因受压而伸直，拉长；B 超、CT 检查显示双肾影增大，肾皮质为多发的大小囊肿所占据，各个囊肿内的液体互不交通。

3. 腹膜后神经母细胞瘤　多发生于婴幼儿，表现为腹部肿块，但病程发展迅速。尿路造影，B 超、CT 检查显示肾脏受压、移位，但肾盂、肾盏形态无改变。

4. 腹膜后畸胎瘤　腹部肿块与肾母细胞瘤相似，但肿瘤生长缓慢、全身情况好。尿路 X 线平片常见不规则钙化斑，影像学检查显示肾受压、移位，肾盂、肾盏正常。

【治疗原则】

主张手术、放疗、化疗的综合治疗。手术切除原发肿瘤是该病的主要治疗手段，包括各期的患者，尽量将所有肿瘤组织切除，对残留肿瘤可做金属标记。对于完全切除的早期分化良好型患者（如 I 期、II 期），可仅采用手术和化疗手段；而 III 期、IV 期患者及分化不良型患者需手术联合放射治疗和化学治疗；另外，对于不能切除的巨大肿瘤，应可先行新辅助化疗，或者放射治疗。

【一般治疗】

1. 手术治疗　拟诊该病后，应积极完善各项必要的临床及实验室检查，做出明确诊断。肾母细胞瘤应入院后 2~3 天进行手术，若合并其他疾病者可酌情推迟手术时间，如伴有高血压的肾母细胞患儿，偶见并发心充血性心力衰竭，或者并发肺炎等，对有较广泛肺部转移而影响肺功能者，应在术前给予放射治疗或者化疗。对于巨大肿瘤需在术前作新辅助化疗和放疗，使肿瘤缩小，并可减少在手术时挤压而产生癌细胞的扩散。手术时间的选择要根据肿瘤对放疗和化疗的敏感程度，如果 10 天以上肿瘤不缩小，还应及时行手术切除。

2. 放射治疗　对放射线敏感。术前放疗可使瘤体缩小，有利于手术；术后放疗，杀灭残余肿瘤，防止扩散。另外需注意保护肾脏，以防放射性肾炎，并加强支持治疗。

3. 化学治疗　有效药物有放线菌素 D（ACD），长春新碱

（VCR），阿霉素（ADM），异环磷酰胺（IFO），顺铂（DDP），VP-16 等。所有病例均应辅助化疗，可予 ACD + VCR 方案，组织类型不良的病例加用 ADM。

（三）药物处方

处方①：术前化疗：ACD 15μg/kg，静滴，第 1 天～第 5 天；VCR（＜1 岁，0.025mg/kg；1～3 岁，0.05mg/kg；＞3 岁，1.5mg/kg），静脉推注，第 1 天。

【注意事项】

1. 术前化疗目的是使肿瘤缩小，利于手术，两者联合化疗的疗效较好。

2. 注意两药均为静脉应用，切勿药液外溢，以防造成局部坏死、硬结、疼痛等；若漏出血管外，应立即停止注射，可予以氯化钠注射液稀释，或以 1% 普鲁卡因注射液局封，温湿敷或冷敷，发生皮肤破溃后按溃疡处理。

3. ACD 最常见的不良反应为骨髓抑制，多在治疗一周后出现；注射后数小时可出现胃肠道反应，如恶心、呕吐、食欲不振；及黏膜溃疡，如口腔炎、口角炎、胃肠溃疡等，可对症处理。

4. VCR 主要的不良反应为不可逆的神经毒性，如肢体麻木、无力、感觉或反射减弱或消失，腹痛、腹胀、肠梗阻等，而骨髓抑制的毒性较小。

处方②：良好组织学类型及间变型 I 期辅助化疗：ACD 用于术前第 6 天和术后第 5 周、第 13 周、第 24 周；VCR 于术后第 7 天开始每周 1 次，之后于 ACD 疗程中第 1 天、第 5 天各用 1 次。

【注意事项】

1. 切勿使药液外溢，以防造成局部坏死、硬结、疼痛等；若漏出血管外，应立即停止注射，可予以氯化钠注射液稀释，或以 1% 普鲁卡因注射液局封，温湿敷或冷敷，发生皮肤破溃后按溃疡处理。

2. ACD 最常见的不良反应为骨髓抑制，多在治疗一周后出现；注射后数小时可出现胃肠道反应，如恶心、呕吐、食欲不振；及黏膜溃疡，如口腔炎、口角炎、胃肠溃疡等，可对症处理。

3. VCR 主要的不良反应为不可逆的神经毒性，如肢体麻木、无力、感觉或反射减弱或消失，腹痛、腹胀、肠梗阻等，而骨髓抑制的毒性较小。

📋 **处方③**：良好组织学类型 Ⅱ 期：ACD 用于术前第 6 天和术后第 5 周；VCR 于术后第 7 天开始每周 1 次用至第 10 周，然后 ACD 及 VCR 联合用于第 13 周、第 22 周、第 31 周、第 40 周、第 49 周和第 58 周。

【注意事项】

1. 切勿使药液外溢，以防造成局部坏死、硬结、疼痛等；若漏出血管外，应立即停止注射，可予以氯化钠注射液稀释，或以 1% 普鲁卡因注射液局封，温湿敷或冷敷，发生皮肤破溃后按溃疡处理。

2. ACD 最常见的不良反应为骨髓抑制，多在治疗一周后出现；注射后数小时可出现胃肠道反应，如恶心、呕吐、食欲不振；及黏膜溃疡，如口腔炎、口角炎、胃肠溃疡等，可对症处理。

3. VCR 主要的不良反应为不可逆的神经毒性，如肢体麻木、无力、感觉或反射减弱或消失，腹痛、腹胀、肠梗阻等，而骨髓抑制的毒性较小。

📋 **处方④**：良好组织学类型Ⅲ期、Ⅳ期及其他不良组织学类型辅助化疗方案或复发病例治疗未用过本方案的：ACD用于术前第6天和术后第13周、第26周、第36周、第52周和63周；VCR第7天开始每周1次，于ACD疗程中第1天、第5天继续使用；ADM用于第6周、第19周、第22周、第45周和第58周。术后放疗，于术后10天内开始。

【注意事项】

1. 切勿使药液外溢，以防造成局部坏死、硬结、疼痛等；若漏出血管外，应立即停止注射，可予以氯化钠注射液稀释，或以1%普鲁卡因注射液局封，温湿敷或冷敷，发生皮肤破溃后按溃疡处理。

2. ACD最常见的不良反应为骨髓抑制，多在治疗一周后出现；注射后数小时可出现胃肠道反应，如恶心、呕吐、食欲不振；及黏膜溃疡，如口腔炎、口角炎、胃肠溃疡等，可对症处理。

3. VCR主要的不良反应为不可逆的神经毒性，如肢体麻木、无力、感觉或反射减弱或消失，腹痛、腹胀、肠梗阻等，而骨髓抑制的毒性较小。

4. ADM应用前应查心电图、心脏功能等，多柔比星（阿霉素）的终身剂量为400mg/m²，表柔比星（表阿霉素）终身剂量为700～900mg/m²。常见不良反应为骨髓抑制、胃肠道反应、黏膜溃疡等。

📋 **处方⑤**：应用处方④后复发者可用下列方案：VP-16，60～100mg/m²，静脉滴注，第1天～第5天，联合CTX（800～

1000mg/m^2），静脉滴注，第1天；每3周重复一疗程。

【注意事项】

1. CTX 的主要不良反应为骨髓抑制、胃肠道不良反应、脱发、黏膜溃疡等，另外需注意的是出血性膀胱炎，是由于其代谢产物丙烯醛袭击膀胱引起。

2. VP-16 的主要不良反应为骨髓抑制、胃肠道反应、过敏反应、皮肤反应如脱发，其他如手足麻木、头痛等均可见。

　处方⑥：应用处方④后复发者可用下列方案：VP-16，$60 \sim 100 \text{mg/m}^2$，静脉滴注，第1天~第5天，联合 DDP 75mg/m^2，静脉滴注，第1天或分三天。

【注意事项】

1. 此方案需用强力止吐药，适当应用甘露醇或利尿剂，并注意听力及肾损害，每疗程前查肾功能，如肌酐清除率低于 60ml/min 或有其他肾小球损害即停用。

2. 用顺铂前及24小时内患者应充分水化，以保证良好的尿排出量，尽量减少肾毒性，输注时间长至6~8小时可减低胃肠及肾毒性。

3. 该方案常见的不良反应为骨髓抑制、胃肠道反应及神经毒性等。

【停药后随访要求】

随访主要包括：外周血常规、肝肾功能、腹部B超、正位胸X线片或胸部CT平扫。选择性进一步 MRI 和（或）CT 检查。第1年，每2个月1次；第2年、第3年，每3个月1次；第4年、第5年，每6个月1次。

（赵　玮）

二、髓母细胞瘤

（一）病情概述

在儿童颅内肿瘤中，髓母细胞瘤占 15%～20%，仅次于星形细胞瘤，占第二位。自新生儿至老年，均可发生髓母细胞瘤，但绝大多数发生于儿童，多见于 10 岁以下儿童，男性多于女性。儿童髓母细胞瘤，则多数起源于小脑的蚓部，但随着肿瘤的生长增大，肿瘤进入第四脑室或向延髓池生长，占据整个枕骨大池，亦可向上生长至上蚓部与脑桥相连。若肿瘤侵犯脑干，临床上出现脑干受压症状。肿瘤可随脑脊液的循环而转移，亦可向椎管内生长，也可向小脑表面转移，而浸润至小脑膜，在小脑及脑膜表面形成小转移病灶。有文献报道，髓母细胞瘤还可向颅外转移至肺、骨、淋巴结等处。

（二）诊断及治疗

【诊断要点】

该病常出现颅压增高症状，临床上出现头痛、呕吐，幼儿头围增大、骨缝分离、前囟增宽；眼底检查，可见视乳头水肿，约 1/3 患儿由于行走不稳导致头部外伤而做头颅 CT 检查时被发现。共济失调，手持食物出现两手震颤而不能送入口，眼球震颤以及闭目难立等症状多见于 12 岁以下的小儿，此外尚有四肢肌张力降低，腱反射降低或消失等症状。晚期肿瘤侵犯脑干，出现的神经症状多半为第5、6、7对脑神经及长传导束症，肿瘤向枕大池生长时可出现颈项强直、强迫头位。

该病诊断依赖一系列辅助检查。

1. 头颅 CT　平扫图像可显示肿瘤高密度阴影，亦有显影不清者易被漏诊，注射造影剂增强扫描可能获得可靠诊断，显示肿瘤高密度影，边界清楚，更能显示肿瘤周围水肿区域。

2. 头颅 MRI　对后颅凹肿瘤的诊断优于 CT 检查，能显示微小肿瘤，影像清楚，可了解肿瘤于周围组织的关系，有利于达到手术全切除肿瘤的目的。

3. 脑血管造影椎动脉造影 可以发现供应肿瘤血管，椎动脉分支被肿瘤推移，显示动脉被推移行径不规则，静脉早期充盈。

4. 脑脊液检查 仍作为常规检查，脑脊液检查可发现蛋白定量增加，晚期病例约 50% 患儿脑脊液中白细胞增加，范围在 $50 \times 10^6/L \sim 200 \times 10^6/L$，易被误诊为病毒性脑炎、结核性脑炎而耽误外科手术治疗。

【鉴别诊断】

1. 脑膜瘤　脑膜瘤在 T1WI 上常可见肿瘤包膜，增强扫描呈明显强化，大多数病例可见脑膜尾征，且易导致邻近骨改变。

2. 胶质瘤　主要与小脑星形细胞瘤相鉴别，小脑星形细胞瘤也多见于儿童，但囊变率高，常出现"囊中有瘤"或"瘤中有囊"，而髓母细胞瘤常导致中脑导水管及第四脑室前移，肿瘤前方脑脊液区相对较宽，这是鉴别诊断的重要特征。

3. 转移瘤　一般有其他肿瘤病史，小脑单发转移瘤易并发坏死、出血等。

4. 血管母细胞瘤 多有囊变及瘤结节, 结节强化显著, 常见血管流空影, 增强程度较髓母细胞瘤明显。

【治疗原则】

髓母细胞瘤的治疗主要是手术切除与术后放射治疗, 部分病例可辅以化疗。由于本病高度恶性, 加之肿瘤边界不十分清楚, 手术后易复发, 故多数神经外科医师主张手术尽可能多地切除肿瘤, 至少做到使脑脊液循环梗阻恢复通畅, 术后再予以放疗。

【一般治疗】

1. 降低颅内压 早期肿瘤, 脑积水程度不严重者可避免做分流术, 采用地塞米松每日 1mg/kg, 可以达到降低颅压至最低限度, 应用大剂量激素后, 能迅速改善临床症状, 若脑积水程度严重, 地塞米松不能奏效, 或肿瘤较大而不能做全切除时, 应做脑室 – 腹腔分流术, 唯一缺点是各种分流术均可导致肿瘤细胞循分流而转移。但脑内压增高, 脑疝形成危及生命时, 应先做脑室外分流术。

2. 外科手术 较小的肿瘤常能完整切除, 但晚期肿瘤如与四脑室粘连或向上蚓部生长至脑桥的, 则难以全部切除肿瘤。对于局部转移的, 大部分学者认为追求肿瘤全切除对预后并无实际意义, 但却增加了术后并发症及死亡率。

3. 放射治疗 放射剂量、方法、治疗周期尚不统一, 但放疗对 5 年生存率的提高有益。鉴于本病易复发, 因此, 全脑及椎管内照射有重要意义。化学治疗是提高小儿存活率的极为必要的治疗。

4. 化学治疗 该病术后化疗仍有争议。

（三）药物处方

该病术后化疗仍有争议。

（赵 玮）

三、视网膜母细胞瘤

（一）病情概述

视网膜母细胞瘤是婴幼儿的先天性眼内恶性肿瘤，起自视网膜胚细胞，5岁左右患儿较为多见，多为单眼、少部分为双眼，病因尚未完全明了，可能有遗传型或非遗传型和染色体缺失型，60%左右视网膜母细胞瘤患儿是非遗传型。视网膜母细胞瘤基因可通过双亲传递，大多认为染色体13q14位点处，存在着视网膜母细胞瘤易患基因，该基因突变缺失、易位、失活等，可引起胚胎视网膜发育不良，而导致视网膜母细胞瘤的生成。这种肿瘤在儿童的发病率虽然相对较低，但却是儿童最常见的眼部原发性肿瘤，因为本病与遗传有关，且此病患儿发生其他肿瘤的概率比较高，故有重要的研究价值。

视网膜母细胞瘤的临床表现，由肿瘤大小及部位而定。早期小肿瘤，如不在黄斑或其附近可无症状，病变发展最常见的症状为白瞳症，亦称猫眼反射；肿瘤足够大时，可导致视网膜脱离。其次为斜视，若肿瘤位于黄斑区，可丧失中心视力及融合功能，而出现内斜或外斜。若肿瘤散裂，进入玻璃体，呈现散在白色细颗粒，易于内眼炎相混淆。若此种细颗粒进入前房，沉积于前房底部，形成积脓，应与虹膜睫状体炎相鉴别。若为双侧性视网膜母细胞瘤，则可表现为视觉活动障碍。该病分为4期：第1期，肿瘤局限于视网膜；第2期，肿瘤局限于球内；第3期，肿瘤眼外局部扩散；第4期，远处转移期：转移可发生于任何一期，例如发生于视神经乳头附近的肿瘤，即使很小，在青光眼期之前就可能有视神经转移，但一般讲其转移以本期为最明显。

本病的特点是生长迅速，数周内可摧毁正常视网膜，由于增大或种植于玻璃体，肿瘤可累及整个眼球，然后向球外扩展。也有可自然消退的病例（约1%）。成功的治疗是彻底治疗肿瘤与保护有效视力，关键在于早期诊断。随着有效的放疗、手术、化疗等综合治疗技术的改进，90%的患者可得到治愈。治疗后的患儿应处于严密的监护中，监测原发肿瘤及发现恶性肿瘤的发生，大部分复发发生在诊断后的3年内。

（二）诊断与治疗

【诊断要点】

凡有以上临床表现的儿童，应高度怀疑该病，需完善以下辅助检查：

1. 眼底镜检查　是一重要依据，视网膜可见肿块，呈淡红或淡白色，伴有新生血管，凸向玻璃体腔，大小不一。若有视网膜脱离，玻璃体混浊或积血，可使检查困难。

2. B超检查　可显示眼内及眼眶内的肿瘤病变。B超显示眼球壁向玻璃体腔内出现边界清楚，似球形或形状不规则的回声光团，内反射回声光点强弱不等，分布不均，病变内有坏死，可出现囊性暗区图像。

3. CT 扫描检查　CT 检查可显示眼内及眼眶内的肿瘤病变，可见玻璃体腔内出现密度增高不均匀的局限性肿块，常伴钙化斑，晚期病例视神经增粗，视神经孔扩大。

4. 骨髓穿刺　腰椎穿刺脑脊液细胞学检查，可见房水乳酸脱氢酶（LDH）升高。

5. 血液检查　血清甲胎蛋白增高，手术切除肿瘤后血清甲胎蛋白可下降，肿瘤复发则再次升高。

【鉴别诊断】

典型的病例可通过病史和临床检查做出诊断，但有些病例，特别是当视网膜脱离掩盖肿瘤或因出血、炎症反应造成玻璃体混浊时，诊断较为困难，临床上有许多眼病应与本病鉴别。

1. 转移性眼内炎及葡萄膜炎　小儿在一些急性传染病后，细菌、病毒等病原体引起视网膜血管阻塞，形成局限性黄白色病灶，进而导致玻璃体脓肿，则呈黄白色瞳孔。病史，超声波，X 线检查及前房穿刺细胞学检查可以鉴别。

2. 外层渗出性视网膜病变（Coats 病）　该病的根本性质是视网膜外层出血合并渗出性改变，甚至导致视网膜脱离，但病程缓慢，病变范围较为广泛，灰白色渗出物分布在视网膜血管之后，除渗出物外，还可见出血斑和光亮小点（胆固醇结晶体）沉着，血管尤其静脉显示扩张、纤曲扭转，并有微血管瘤；病变常为进行性，新旧渗出物可交替出现，出血如果进入玻璃体，可形成增殖性玻璃体视网膜病变，本病患者年龄多在 6 岁以上，且多为男性，单眼受累，超声波检查常无实质改变。

3. 晶状体后纤维增生症（Terry 综合征） 多发生于接受过高浓度氧疗的早产儿，氧会对未成熟视网膜造成原发的血管收缩和继发的血管增殖，常在出生后 2~6 周双眼发病。早期视网膜小动脉变细，静脉迂曲扩张，新生血管形成，此后全部血管扩张，视网膜水肿、混浊、隆起、出血，隆起部可见增生的血管条索，向玻璃体内生长；晚期玻璃体内血管增生，结缔组织形成，牵引视网膜形成皱褶，严重者晶状体后可见机化膜，散瞳后可见被机化膜拉长的睫状突，病史和超声波检查可供鉴别。

4. 原始玻璃体增生症 本病为眼部先天异常，原因为胎儿期的玻璃体动脉未消失并有增殖所致，表现为晶状体后面有较厚的灰白色结缔组织并伴新生血管，一般出生后即发现白瞳孔，见于足月产婴儿，90% 以上为单眼发病，多伴有小眼球，浅前房，瞳孔异常等，超声波检查可帮助鉴别。

5. 视网膜发育不全，先天性视网膜皱襞，先天性脉络膜缺损和先天性视网膜有髓神经纤维等均为先天性眼底异常，严重者可呈白瞳孔，眼底检查可以鉴别。

【治疗原则】

视网膜母细胞瘤的成功治疗，应包括两方面：彻底治疗肿瘤和保护有效视力，综合治疗是该病治疗成功的关键。该病存活率较高、可达 90%，但双侧性肿瘤患儿存活率明显低于单侧性，这是由于继发性恶性肿瘤发生概率较高的缘故。视力的预后决定于肿瘤的大小和部位，但如无视力恢复可能的患儿，应做眼球摘除，甚至眶内容剜除。

【一般治疗】

1. 手术治疗　摘除眼球，指征为：①肿瘤已占据大部视网膜，无有效视力存在，或经治疗，但仍无视力存在者。②经治疗，发展成新生血管性青光眼，疼痛且视力丧失者。③保守治疗失败，未能控制肿瘤。④治疗过程中，因间质混浊，无法检查视网膜肿瘤情况。若肿瘤累及巩膜层外，则应做框内容剜除术。

2. 放射治疗　目的是控制肿瘤，保护残存视力，由于肿瘤可能是单个或多灶性，故放射线应覆盖整个视网膜，前界达锯齿缘。该病对放射治疗敏感，但亦因肿瘤大小、部位、病程及采用的技术、剂量的反应而异。

3. 化学治疗　单纯的化疗并无法完全治愈该病，应作为综合治疗的一部分。早期可应用曲他胺做颈内动脉注射，合并放射治疗。当有眼外或远处转移时，化疗是最佳选择之一。长春新碱、依托泊苷、卡铂、环磷酰胺、环孢素 A 等。联合方案可提高疗效。

4. 其他治疗　光凝和冷冻治疗：两者都可治疗较小的原发肿瘤，或放射治疗后出现的新肿瘤。有利之处是此两种方法可重复进行，且肿瘤复发较少。不利之处是对于较大的肿瘤，疗效不佳。

（三）药物处方

　■ 处方①：长春新碱、依托泊苷联合卡铂（VEC）方案：长春新碱，0.05mg/kg，静脉滴注，第 1 天；依托泊苷，5mg/kg，静脉滴注，第 1 天、第 3 天；卡铂，18mg/kg，静脉滴注，第 1 天。共 6 个疗程，间隔 3 周。

【注意事项】

1. 该方案为视网膜母细胞瘤的常用治疗方案，但极易出现耐药性，有时可短期加用大剂量的环孢霉素 A 来加以逆转。在每个疗程开始前 1～3 天进行全身麻醉下的眼底检查，记录病情变化，同时可行视网膜的冷冻治疗以增加化学药物在眼内的积聚。

2. 卡铂有明显的骨髓抑制副作用，但它引起的神经毒性、肾毒性、恶心和呕吐较少。

3. 依托泊苷滴速不宜过快，可有低血压、喉痉挛等过敏反应；不良反应主要包括骨髓抑制，多发生在用药后的 7～14 天；其他有食欲减退、恶心、呕吐、脱发等。

4. 长春新碱主要的不良反应为不可逆的神经毒性，如肢体麻木、无力、感觉或反射减弱或消失，腹痛、腹胀、肠梗阻等，而骨髓抑制的毒性较小。

处方②：一般在 VEC 方案 2～3 疗程后肿瘤即明显缩小，这时可在全身麻醉下的眼底检查的同时开始局部治疗（如光凝治疗、冷冻治疗）；6 个疗程完成后，每 3～6 周应进行 1 次全身麻醉下的眼底检查以记录病情变化或局部治疗效果。病情稳定后逐步延长全身麻醉下的眼底检查间隔。

【注意事项】

这一治疗方案可使约 80% 的 RE1～3 级，30% 的 RE4～5 级的视网膜母细胞瘤患者免于外部放射治疗和眼球摘除，但对于播散于玻璃体腔和视网膜下间隙的肿瘤细胞效果较差。

（赵　玮）

第七章

骨与软组织肿瘤

一、平滑肌瘤

（一）病情概述

平滑肌瘤（leiomyoma cutis）是由皮肤中立毛肌、肉膜或血管壁平滑肌组成的一种良性瘤，主要见于毛囊附近的立毛肌，皮下深层血管周围的肌纤维，阴囊和阴唇内的平滑肌束等，其生长缓慢，极少恶变。

临床表现为单发或多发的结节，好发颈面、四肢侧面及会阴部等，颜色正常或呈红、褐、蓝等，可无症状，亦或有自发性疼痛，瘤体内肌束收缩时疼痛较为剧烈。

该病发病可能与遗传有关，无性别差异，多见于 30～40 岁人群。单发皮肤平滑肌瘤不易复发。多发的皮肤平滑肌瘤复发达 50%，常有继发病损。

（二）诊断与治疗

【诊断要点】

1. 临床出现单发或成簇的疼痛性丘疹或结节，将小冰块放在病变处数秒钟，平滑肌即收缩，肌瘤表面可出现皱缩，应考虑平滑肌瘤的诊断。

2. 病理学检查　组织病理检查可见平滑肌细胞呈长梭形或略显波纹状，常平行排列。有丝分裂及坏死少见。生殖器平滑肌瘤与毛发平滑肌瘤由大量排列紊乱的平滑肌细胞和胶原组成，毛发和附属器易受累，瘤细胞嗜酸性染色核周空泡化，核居中呈长梭形，两端钝圆，染色体均匀分布。生殖器平滑肌瘤境界相对清楚，位于皮下组织二者均可形成假包膜，出现局部钙化和黏液样变，如出现有丝分裂应警惕恶变的发生。

【鉴别诊断】

1. 皮肤纤维瘤　病例示胶原纤维增殖，可见泡沫巨细胞。

2. 隆突性皮肤纤维肉瘤　镜下可见梭形细胞，排列成车轮状或旋涡状，轻度不典型改变，CD-34 阳性。

3. 神经纤维瘤　镜下核呈"S"形，纤维较细，呈波纹状，对 S100 和神经丝免疫反应阳性。以此鉴别。

【治疗原则】

手术为主要治疗手段。

【一般治疗】

1. 手术治疗　单个肿瘤者应完整切除，多发性肿瘤手术尽量完整切除并植皮。

2. 药物治疗　对于多发性损害不便手术时为缓解疼痛可服用硝苯地平。

3. 其他　冷冻透热疗法等。

(三) 药物处方

▨ 处方①：硝苯地平，10mg，口服，每天 3 次。

【注意事项】

1. 该方案用于多发性损害不便手术时缓解疼痛。

2. 常见的不良反应为头晕及头痛，其次有发热感，面潮红，足部水肿及液体潴留等，这些实际上是广泛性的血管扩张影响。不良反应一般在用药后 1～2 周出现，以后逐渐消退。

（安　娟）

二、横 纹 肌 瘤

（一）病情概述

横纹肌瘤是一种由成熟横纹肌细胞组成、境界清楚的良性肿瘤，可分四型：成年型、胎儿型、生殖道型和心脏横纹肌瘤。

成年型多为 >40 岁男性，临床多表现为生长缓慢的孤立性肿瘤，好发生于头颈部，以口咽部最常见，偶可发生于胸锁乳突肌、下唇和颊部等处，从不发生于四肢的肌肉，肿块压迫周围组织可产生声嘶、呼吸吞咽困难等症状。

胎儿型多在 3 岁前发病，表现为生长较快的皮下孤立性肿块，边界清，可活动，男女之比 3：1。肿瘤多位于头颈部，亦可发生于胸壁、腋窝及大腿等处。少数伴多发性基底细胞癌和各种骨异常（痣样基底细胞癌综合征）。

生殖道型好发于中青年妇女，表现为生长缓慢的息肉样或囊肿或菜花状病变，多位于阴道和外阴，最大直径通常不超过 3cm，表覆上皮。也可见于男性，位于睾丸鞘膜、附睾和前列腺等处，表现为边界清楚的孤立性肿块。

心脏横纹肌瘤是儿童最常见的心脏肿瘤，多认为错构瘤性，常伴脑的结节性硬化、皮脂腺腺瘤、肾和其他器官的各种错构瘤。

(二) 诊断与治疗

【诊断要点】

该病主要通过病理学确诊，免疫组化（IHC）、特染和电镜有助于确诊。

1. 成年型横纹肌瘤　由排列紧凑的类圆形或多边形细胞组成，无异型，细胞直径 15~150μm，间质少，胞质深红，核圆、空泡状，有一到数个小核仁，核常偏位，无分裂。许多细胞的周边有糖原空泡。有时空泡细胞中央可见深红胞质向周边呈细条索状放射，形成"蜘蛛细胞"。瘤细胞内能找到横纹和杆状结晶，磷钨酸苏木素染色法（PTAH）染色更清楚。

2. 胎儿型横纹肌瘤　由胞质界线不清的间充质细胞和不同分化阶段的肌母细胞组成。间充质细胞位于肿瘤中央，呈星形及类圆形，染色质浓密，核仁不明显，胞质淡，界不清，其间穿插红色肌纤维，边缘的肌纤维有时不易与正常肌组织明确区分。

3. 生殖道横纹肌瘤　可见胶原纤维和黏液样基质中散在分布着成熟不一的肌母细胞，肌母细胞多为梭形和带状，易见横纹。

4. 心脏横纹肌瘤　为散在的结节状的灰色或黄白色肿块，大小 0.5~2.5cm，无真正的肿瘤包膜，但属良性病变。组织学上描述肿瘤细胞像"蜘蛛细胞"，由充满糖原的胞质及延长放射至细胞周边的细胞丝组成。

【鉴别诊断】

横纹肌肉瘤：由分化差、异型明显的小圆形和梭形细胞组成，其间散在数量不等、胞质深红的肌母细胞，核分裂多。

【治疗原则】

该病以手术治疗为主。

【一般治疗】

1. 手术切除　成人型、生殖道型以手术切除为主。对于婴儿心脏横纹肌瘤，存在明显症状的腔内型横纹肌瘤具有手术指征，手术治疗的原则是减轻梗阻症状，保护心室及瓣膜功能，防止损伤传导系统。存在结节性硬化和严重精神发育迟缓伴癫痫者不宜手术。单个肿瘤者应完整切除，多发性肿瘤手术尽量完整切除并植皮。

2. 无法手术者则给予综合对症治疗。

（三）药物处方

本病主要为围手术期的对症支持治疗。

（安　娟）

三、纤　维　瘤

（一）病情概述

纤维瘤（fibroma）是来源于纤维结缔组织的良性肿瘤，发病率为软组织良性肿瘤的 1.37%。多发于 40~50 岁成人，儿童和青少年也不少见。发病原因尚不清楚，可能与外伤、激素和遗传因素有关。

根据胶质纤维的多寡与其排列的疏密，可分为硬纤维瘤和软纤维瘤。根据发病年龄和部位的不同主要包括幼年性纤维瘤病、颈纤维瘤病、婴幼儿纤维瘤病、婴幼儿肌纤维瘤病、脂肪纤维瘤病、阴茎纤维瘤病、手掌纤维瘤病、足底纤维瘤病、瘢痕性纤维瘤病和照射后纤维瘤病等。瘤体多见于皮下，生长缓慢，当肿瘤发展至一定程度后一般不再增长，很少发生恶变。若混有其他成分，则成为纤维肌瘤、纤维腺瘤、纤维脂肪瘤、骨纤维瘤、软骨纤维瘤及黏液纤维瘤等。

肿瘤可发生在身体任何部位的大肌肉，表现为发生在皮肤、软组织或骨的单发或多发的结节状病变，一般体积较小、质地较硬、边缘清楚、表面光滑、可以推动，无痛无痒。长在腹壁腹直肌、颈部、躯干、肢体的硬纤维病多见于女性。腹壁外者则多见于男性。

（二）诊断与治疗

【诊断要点】

1. X线检查　为一密度减低的阴影，病灶内散在的钙化斑点或絮状斑片。

2. 病理学检查　其增生的细胞间具有数量不等的胶原存在，缺乏恶性细胞的特征，核分裂几乎缺如，病变无包膜，与周围组织无界限，呈浸润性的生长方式，在病变边缘的血管周围可见淋巴细胞浸润。

【鉴别诊断】

1. 隆突性皮肤纤维肉瘤　细胞成分多，核大且有轻度异形，分裂象较多，进行性增大，直径超过 2～3cm 者则提示恶性纤维性组织细胞瘤，或隆凸性皮肤纤维肉瘤，应切除活检。

2. 结节性痒疹　好发于四肢伸侧，多发而大小一致，不会增长到很大，瘙痒明显而无刺痛，常与虫咬有关，组织病理为表皮疣状或乳头状样增生，真皮内不见增生胶原纤维及组织细胞。

3. 皮肤平滑肌瘤　颇似皮肤纤维瘤，但有疼痛感，组织病理检查见肿瘤由纵横交错的平滑纤维束组成，胞核居中，呈杆状，两端钝圆，肌纤维束间常有胶原纤维，在 HE 染色下，两种纤维不易区分，但用伟郝夫范吉森染色（Verhoeff-van Gieson）染色，胶原纤维呈红色，而肌肉呈黄色；如用 Masson 三色染色，胶原呈绿色，而肌肉呈暗红色。

【治疗原则】

治疗以手术切除为主。

【一般治疗】

1. 手术切除　切除范围应该包括肿瘤周围 3～5cm 的正常皮肤、肌肉、肌腱等组织。如肿瘤侵及骨膜或腹膜，亦应将相应组织切除。如肿瘤包绕着重要的血管和神经，应作锐分离，必要时可作血管移植。严格掌握截肢及半骨盆截肢的适应证。

2. 放射治疗　放疗对病情的局部控制可能有效，一般认为不能作为主要的治疗手段，可作为无法手术者的姑息治疗，保守手术后亦可用。

3. 药物治疗　有些病例如乳腺纤维瘤可适当考虑采取内分泌、激素治疗，可作为无法手术者的姑息治疗。

（三）药物处方

本病主要为围手术期的对症支持治疗。

（安　娟）

四、乳 头 状 瘤

（一）病情概述

乳头状瘤（papilloma），为上皮来源的肿瘤，多为良性。病理表现为上皮组织高度增生，鳞状上皮向外过度生长形成乳头，乳头呈圆形或椭圆形上皮团块，中心有疏松而富有脉管的结缔组织。好发部位于鼻腔、外耳道、咽部、食管、乳腺等处。

乳头状瘤发病原因不明，可能与环境因素、病毒感染、炎症刺激、变态反应、基因等因素有关。

（二）诊断与治疗

【诊断要点】

乳头状瘤临床表现典型，结合内镜、病理检查可明确诊断。

1. 乳腺导管内乳头状瘤　多见于产后妇女，以40～50岁者居多，以乳头出现血性或浆液性溢液为临床表现，可出现疼痛或炎症表现。由于乳腺导管内乳头状瘤瘤体小，多数情况下临床查体摸不到肿块。

2. 鼻内翻性乳头状瘤　多为单侧病变，常见于鼻腔，累及鼻腔外侧壁多见，其次是上颌窦和筛窦，累及蝶窦、额窦和鼻中隔的较少。绝大多数仅有一个原发部位，晚期累及多个部位。患者常表现为鼻塞及鼻内肿块，可伴有流涕，可带血，也可有头面部疼痛和嗅觉异常等，随着肿瘤扩大和累及部位不同，可出现相应的症状和体征。

3. 外耳道乳头状瘤　多发生于外耳道外段皮肤，为鳞状细胞或基底细胞长期受刺激增殖而导致。有外耳道阻塞感、痒感、听力减退症状，伴继发感染时可有耳痛、流脓，增殖迅速者可侵犯中耳和乳突。

4. 咽部乳头状瘤　多发生于腭弓、扁桃体、软腭缘、悬雍垂及软腭背面、下咽后壁、杓会厌襞等处。多数肿瘤表面呈砂粒状、带蒂小蘑菇状、扁平状、桑葚状，质较软。患者常无自觉症状，或在咽部检查时发现，少数可有咽干、痒、异物感等，较大者可有吞咽及呼吸不适或障碍。

5. 食管乳头状瘤　多见于中老年人，胃镜检查为鳞状上皮的息肉样肿块，本病起病隐袭，临床表现无特异性，以胸骨后痛、吞咽困难、胃灼热感等上腹部症状居多，可有便血、缺铁性贫血表现。

【鉴别诊断】

根据临床表现及影像学检查易于诊断，病理检查可明确。

【治疗原则】

该类肿瘤为良性肿瘤，根据患者具体病情可考虑手术治疗。

【一般治疗】

该病对放射治疗不敏感，主要以外科手术治疗为主，手术对肿瘤基底及浸润组织周围的正常组织应切除足够的安全界。

（三）药物处方

本病目前暂无有效的药物治疗方法。

（林小华）

五、血 管 瘤

（一）病情概述

血管瘤（hemangioma），源于残余的胚胎成血管细胞增生而形成的常见于皮肤和软组织内的先天性良性肿瘤或血管畸形，多见于婴儿出生时或出生后不久。活跃的成血管细胞内皮样胚芽向邻近组织侵入，形成内皮样条索，经管化后与遗留下的血管相连而形成血管瘤，瘤内血管自成系统，不与周围血管相连。可发生于全身各处，其次是躯干和四肢。女性多见，男女比例约为 1 : 3 ~ 4。

（二）诊断与治疗

【诊断要点】

血管瘤病因不明，可能与妊娠期应用黄体酮或接受绒毛膜穿刺、妊娠期高血压病及婴儿出生时低体重有关，50% 的血管瘤于 5 岁之前缓解，70% 于 7 岁之前，直至 12 岁仍有可能好转。血管瘤主要类型如下：

1. 毛细血管瘤　由大量交织、扩张的毛细血管组成，表现为鲜红或紫红色斑块，与皮肤表面平齐或稍隆起，边界清楚，形状不规则，大小不等，以手指压迫肿瘤时颜色退去，压力解除后颜色恢复。

2. 海绵状血管瘤　主要由扩大的血管腔和衬有内皮细胞的血窦组成，血窦大小不一，有如海绵状结构，窦腔内充满静脉血，彼此交通，表现为无自觉症状、生长缓慢的柔软肿块，形状随体位改变，表浅的肿瘤表面皮肤或黏膜呈青紫色，深部者皮色正常，触诊时肿块柔软，边界不清，无压痛，挤压时肿块缩小，未压时则恢复原来形状。

上述毛细血管瘤和海绵状血管瘤同时存在时称为混合型血管瘤。

3. 蔓状血管瘤　主要由扩张的动脉与静脉吻合而成，肿瘤高起呈念珠状或蚯蚓状，扪之有搏动感与震颤感，听诊有吹风样杂音，若将供血的动脉全部压闭，搏动及杂音则消失。

【鉴别诊断】

血管瘤的诊断应与血管畸形相鉴别，血管畸形出生时就已存在。若肿瘤侵犯颈深部如颈动脉及喉部等器官时，穿刺瘤体对诊断很有帮助，若抽出血液即可确诊。

【治疗原则】

该类肿瘤为良性肿瘤，根据患者具体病情可考虑手术等外科治疗手段或保守处理。

【一般治疗】

血管瘤的治疗主要为外科治疗，常用的方法有手术切除、放射治疗、冷冻治疗、硬化剂注射、激光照射等，治疗应注意预防或治疗严重危及生命或功能的相关并发症，预防血管瘤消退后产生的畸形或面容缺陷，预防溃疡、感染及缓解疼痛，减轻患者及家属的心理压力，避免对能够自行消退且预后较好的病变进行过度治疗。

（三）药物处方

本病目前暂无有效的药物治疗方法。

（林小华）

六、淋巴管瘤

（一）病情概述

淋巴管瘤（lymphangioma）是一种良性肿瘤，由淋巴管增生和扩张而成，内充淋巴液，儿童多见，生长缓慢。临床主要分为单纯性淋巴管瘤、海绵状淋巴管瘤、囊性淋巴管瘤三种类型。该病病因不明，由基因易感性、地理环境、内分泌、病毒感染、自身免疫功能缺陷等多种因素引起。不同部位的淋巴管瘤临床表现可有不同。

1. 单纯性淋巴管瘤　表现深在群集的张力性水疱，可发生于身体各个部位，常见于颈、上胸、肢体近端等处，水疱内容似黏液，有时带血性，水疱下方皮下组织轻度弥散性水肿，偶见整个肢体肿胀，容易并发感染。

2. 海绵状淋巴管瘤　为淋巴管瘤中最常见的一种，大小不一，边界不清，海绵状皮下组织肿块或弥漫性肿胀，质软，一般无颜色改变，好发于头颈部、下肢、臂及腋部。

3. 囊性淋巴管瘤　多发生于颈部，常为多房性张力性皮下组织肿块，不能压缩，通常进行性膨胀性扩大，也可不变大，如有感染及出血，可使肿瘤迅速增大，导致呼吸困难、感染等症状。

（二）诊断与治疗

【诊断要点】

1. 根据各型淋巴管瘤的主要症状和体征，基本可作出诊断。

2. 影像学检查占重要地位，超声检查可测定肿瘤大小，范围，性质及与周围组织关系。X线检查可了解颈部、锁骨上、腋下淋巴管瘤与纵隔的关系。CT，MRI检查用于对深部及内脏淋巴管瘤的检查。消化道造影，内镜、腹腔镜检查用于消化道淋巴瘤。

3. 诊断性穿刺可抽出清亮略黄的淋巴液。

【鉴别诊断】

该病需与淋巴血管瘤相鉴别，一般可根据主要症状和体征做出诊断，诊断性穿刺可与血管瘤鉴别。

【治疗原则】

该类肿瘤为良性肿瘤，根据患者具体病情可考虑手术等外科手段治疗。

【一般治疗】

淋巴管瘤主要以外科治疗为主，单纯性淋巴管瘤可用激光、电干燥术、冷冻治疗，海绵状淋巴管瘤与囊性淋巴管瘤通常应进行手术切除，海绵状淋巴管瘤易复发，需要根治性手术治疗。

（三）药物处方

本病目前暂无有效的药物治疗方法。

（林小华）

七、骨巨细胞瘤

（一）病情概述

骨巨细胞瘤（giant cell tumor of bone，GCT），约占原发性骨肿瘤的 20%，可能起始于骨髓内间叶组织，好发年龄 20 ~ 40 岁，女性高于男性。多见于股骨下端、胫骨上端、肱骨上端及桡骨远端的骨骺，随病灶的扩大逐渐侵及干骺端。骨巨细胞瘤具有较强侵袭性，对骨质的溶蚀破坏作用大，极少数有反应性新骨生成及自愈倾向，可穿过骨皮质形成软组织包块，刮除术后复发率高，少数可出现局部恶性变或肺转移。

骨巨细胞瘤的病因目前还不清楚，约 15% 为恶性。其按良恶性程度分为三度：一度为良性，巨细胞很多，少有细胞分裂。二度介于恶性或良性之间，间质细胞较多，巨细胞较一度为少。三度为恶性，发生少，间质细胞多，细胞核大，细胞分裂多，形态如肉瘤，巨细胞少而小，核数目也少。前两者均可转化为三度。

骨巨细胞瘤主要临床表现为局部疼痛，肿胀，皮肤充血，静脉曲张，有压痛。病变范围较大者为酸痛或钝痛，偶有剧痛及夜间痛，病变穿破骨皮质侵入软组织时，局部包块明显，患者常有压痛及皮温增高，活跃期肿瘤血运丰富，血管造影显示弥漫的血管网进入瘤内，类似恶性肿物的影像，毗邻病变的关节活动受限，躯干骨发生肿瘤可产生相应的症状，如骶前肿块可压迫骶丛神经，引起剧痛及压迫直肠造成排便困难等。

（二）诊断与治疗

【诊断要点】

1. 常有关节疼痛，关节肿胀，皮肤充血和功能障碍。

2. X线表现为病灶位于干骺端偏心位、溶骨性膨胀性骨破坏，边界清楚，有时呈皂泡样改变，多有明显包壳。

3. 病理检查见肿瘤由稠密的、大小一致的单核细胞群组成，大量多核巨细胞分布于各部，基质中有梭形成纤维细胞样和圆形组织细胞样细胞分布。

【鉴别诊断】

骨巨细胞瘤应与骨囊肿、成软骨细胞瘤、成骨细胞瘤等疾病相鉴别，X线等影像学多有相似之处，术后病理可确诊。

【治疗原则】

骨巨细胞瘤的治疗以手术切除为主，彻底的囊内切除为首选的手术方法，应用切刮术加灭活处理，植入自体或异体松质骨或骨水泥。本病复发率高，对于复发者，应做切除或节段截除术或假体植入术。分期属 G1-2T1-2M0 者，宜广泛或根治切除，对脊椎等手术困难部位可放疗。骨巨细胞瘤对化疗无效。

【一般治疗】

1. 局部切除 肿瘤切除后，若对功能影响不大，可完全切除，如腓骨上端、尺骨下端、桡骨上端等部位。

2. 刮除加辅助治疗 可应用酚溶液或无水乙醇涂抹刮除后的肿瘤空腔的内表面。细胞毒素物质可用于局部复发的表面。物理疗法有冷冻或热治疗。用骨水泥填充肿瘤内切除所剩的空腔时，产生的热量可预防复发，即骨水泥的致热反应造成局部发热，使残存肿瘤组织坏死而不损伤正常组织，避免并发症出现。

3. 切除或截肢　肿块范围较大，为恶性，有软组织浸润或术后复发，应根据具体情况考虑局部切除或截肢，术后可考虑应用人工关节置换或关节融合术。

4. 放射治疗　在不能手术或手术不能彻底切除者，术后对功能影响过大者及术后复发者，可采用放射治疗，放疗范围应超过病变边缘 1~2cm，包括软组织肿块在内，剂量一般为 45~55Gy/5~6 周。

（三）药物处方

本病目前暂无有效的药物治疗方法。

（林小华）

八、腺　　瘤

（一）病情概述

腺瘤（adenoma），为腺上皮发生的良性肿瘤，发育缓慢，形成局限性结节，表面呈息肉状或乳头状，多见于乳腺、垂体、甲状腺、卵巢等内分泌腺及胃、肠、肝等处。主要分为囊腺瘤、纤维腺瘤、多形性腺瘤及息肉状腺瘤。

1. 囊腺瘤　因腺瘤组织中腺体分泌物淤积，腺腔逐渐扩张并互相融合成大小不等的囊腔而得名。主要见于卵巢，偶见于甲状腺及胰腺。卵巢囊腺瘤分黏液性囊腺瘤与浆液性乳头状囊腺瘤两种，前者多房性，囊壁光滑，少有乳头状增生；后者腺上皮向囊腔内呈乳头状增生，并分泌浆液。

2. 纤维腺瘤　为女性乳腺最常见，表现为腺上皮细胞增生及纤维结缔组织增生。

3. 多形性腺瘤　好发于涎腺，特别是腮腺，由腺组织、黏液样及软骨样组织等多种成分混合而成。

4. 息肉状腺瘤　见于黏膜，呈息肉状，有蒂，直肠多见。表面呈乳头状或绒毛状的息肉状腺瘤恶变率较高。

（二）诊断与治疗

【诊断要点】

1. 甲状腺腺瘤　多见于40岁以下女性，常为甲状腺体内的单发结节，圆形或椭圆形，表面光滑、边界清楚、质地韧实、与周围组织无粘连、无压痛、可随吞咽上下移动。少数患者因瘤内出血瘤体会突然增大，伴胀痛，有些肿块会逐渐吸收而缩小或发生囊性变。甲状腺腺瘤病程缓慢，多数在数月至数年甚至更长。

2. 乳腺纤维腺瘤　常为无意中发现的乳房肿块，多在乳腺外上方，大多为单发性，少数为多发性，呈圆形或椭圆形，边界清楚，表面光滑，具韧性，活动良好，与表皮和胸肌无粘连。多为无痛性肿块，少数阵发疼痛为偶发或与月经周期相关。少数乳头可有清亮溢液，淋巴结腋窝淋巴结不肿大。

【鉴别诊断】

根据临床表现和辅助检查不难得出诊断，手术病理可确诊。

【治疗原则】

该类肿瘤为良性肿瘤，根据患者具体病情可考虑手术治疗或保守处理。

【一般治疗】

对甲状腺腺瘤多采用腺叶切除术，该法比较彻底，多发性腺瘤也可彻底切除。乳腺纤维腺瘤首选手术治疗，连同其包膜整块切除进行病理检查，排除恶性病变可能。

（三）药物处方

本病目前暂无有效的药物治疗方法。

（林小华）

九、囊 腺 瘤

（一）病情概述

腺瘤的管腔中有分泌物潴留呈囊状扩张者称为囊腺瘤。由于被覆内壁的腺上皮细胞的增殖，形成多数大小不一的房室。内容可有浆液、黏液、假黏液、胶质等多种物质。以卵巢最为多见，此外也见于乳腺、肾脏、胰脏、肝脏。

常见病种有乳头状囊腺瘤和生乳头汗管囊腺瘤。

1. 乳头状囊腺瘤　临床表现与多形性腺瘤相类似，缺乏特征表现，故临床上常诊断为多形性腺瘤。腮腺造影可显示为良性征或具有局部浸润性的良性肿瘤。B 超检查时在声像图上亦可表现为"网格状"结构，易与腺淋巴瘤相混淆，但腺淋巴瘤的边界回声清楚，而乳头状囊腺瘤较模糊。

2. 生乳头汗管囊腺瘤 该肿瘤常见于头部和颈部，特别头部多见。出生时或幼儿期发病。皮损为单个疣状斑块和结节，发育期增大，变成乳头瘤样，大小 2～3cm，表面常湿润、渗液和结痂。常与皮脂腺痣伴发。根据皮损特点，组织病理，免疫组织染色，癌胚抗原阳性的特征性即可诊断。

（二）诊断与治疗

【诊断要点】

1. 血清肿瘤标志物 囊腺瘤患者血清 CEA、CA19-9 等相关肿瘤标志物基本正常。

2. 囊液分析 术前或术中抽吸囊液做酶学、癌标和细胞学检查有鉴别诊断价值。获取囊液的途径有 B 超引导下经皮细针穿刺、术中穿刺抽吸、内镜超声引导下穿刺抽吸、ERCP 时经十二指肠穿刺抽吸和腹腔镜检查并穿刺抽吸囊内液。

（1）细胞学检查：该方法对诊断黏液性肿瘤价值较大，若囊液涂片观察到含有糖原的黏液或黏液细胞，即诊断黏液性囊性肿瘤。

（2）淀粉酶：假性囊肿淀粉酶均升高，囊性肿瘤一般不与主胰管相通，囊液淀粉酶不升高，有一定鉴别意义。但是，当肿瘤的囊腔与胰管相通时，囊液淀粉酶可升高，只有当淀粉酶很低时才可能提示囊性肿瘤。故根据囊液淀粉酶鉴别假性囊肿与囊性肿瘤并不十分可靠。

（3）糖类抗原：囊液中的肿瘤标志物不同于血清中的肿瘤标志，其特点是特异性明显增高。CA15-3、CA72-4 鉴别黏液性囊腺癌的价值优于 CEA，CA15-3 > 70U/L，诊断囊腺癌的特异性可达 100%，CA72-4 > 70U/L，囊腺癌即能与囊腺瘤和假性囊肿相鉴别，CA72-4 > 150U/L 时，诊断囊腺癌的特异性和敏感性可达 100%。

（4）相对黏稠度（RV）：据报道，当 RV > 1.63 时，诊断黏液性囊肿的敏感性为 89%，特异性为 100%；如果 RV < 1.63 强烈提示非黏液性囊肿。此法最大优点是测定迅速，适合术中使用。

3. 腹平片　腹平片扫描常发现肿瘤壁有钙化，浆液性囊腺瘤较黏液性囊腺瘤的钙化率高。浆液性囊腺瘤常表现为位于中心的、线状或弓状的钙化，其中 10% 位于中央星状瘢痕中的钙化常呈现出日光放射状图案，一旦出现这种特征性表现，基本可以确诊。黏液性囊腺瘤多表现为周边钙化。

4. B 超　可进一步明确肿物为实性或囊性，边缘是否清楚，在显示肿瘤内部结构、分隔情况及赘生物时优于 CT。

5. CT　在显示各脏器囊肿的钙化、位置、囊壁厚度及血液循环方面优于超声。

6. MRI　黏液性囊腺瘤或囊腺癌表现为圆形或不规则的椭圆形肿物，可见其内部分隔，且清晰度高于 CT。

7. 血管造影　浆液性囊腺瘤有丰富的血管网，因此，实体肿瘤造影片上可表现为由腹腔或肠系膜血管供给的粗大的滋养血管、引流静脉、均质的肿瘤染色及偶见的动静脉分流。

【鉴别诊断】

囊性腺样癌、黏液类上皮癌、混合瘤均为来自支气管腺的肿瘤，后两种少见。囊性腺样癌主要生长于气管、大支气管以及隆突部，突出的症状是喘鸣和呼吸困难，偶有干咳、咯血丝痰；当病变占管腔内径 1/2 以上时，才有较明显的喘鸣和呼吸困难；喘鸣的程度与黏膜水肿、痰液阻塞，甚至体位姿势有一定的关系；严重时可出现发绀。气管、支气管正侧位、斜位断层像，CT 片则可能有所发现；相关影像学检查及肿瘤穿刺活检即可诊断。

【治疗原则】

一般采取手术治疗，如有恶性变，应按恶性肿瘤的治疗原则处理。

【一般治疗】

手术是囊性肿瘤唯一的治疗方法。囊腺瘤常有完整的包膜，小的囊腺瘤可予以摘除；浆液性囊腺瘤和良性的黏液性囊腺瘤手术切除可长期生存。预后较好。

（三）药物治疗

对囊腺瘤患者无有效药物治疗。

（赵　楠）

十、混　合　瘤

（一）病情概述

混合瘤又称多形性腺瘤，因肿瘤中含有肿瘤性上皮组织、黏液样组织或软骨样组织，组织学形态呈显著的多形性及混合性，故命名为混合瘤或多形性腺瘤。

混合瘤是大、小涎腺中占首位的良性肿瘤，国内外很多研究报道表明：混合瘤占所有腮腺肿瘤的60%~70%；占所有颌下腺肿瘤的40%~60%，而舌下腺则极少见。患者年龄以30~50岁居多，20岁以下者少见。据美国陆军病理研究所资料：在4911例有详细年龄记载的病例中，10岁以下者仅占1%，20岁以下者仅占5.9%。女性稍多于男性。

混合瘤临床呈现无痛、缓慢性生长肿块，绝大多数为无意中发现，因此很难确切断定肿瘤生长的起始期。若从发现日算起，时间短者数日或数周，长达数年或数十年。目前，以发现后3~5年，缓慢生长增大并经抗感染治疗无效为主诉就诊者居多。腮腺发生的混合瘤多以耳垂为中心生长，肿瘤小者触诊表面光滑并具明显的活动度，稍大者（直径在3cm以上）可扪及表面不光滑的小结节；巨大者则可见肿瘤表面皮肤凹凸不平，呈明显的结节突起。约10%腮腺混合瘤发生于面神经深面，即通称的腮腺深叶组织，偶有咽部异物感而就诊或因常规体检时发现软腭膨隆，进一步检查后才确认的。深叶肿瘤即使体积巨大也不影响开口。

小涎腺混合瘤最常见的发生部位是一侧硬腭后部、软硬腭交界处。据解剖学研究此处是小涎腺最密集的部位，而在两侧前磨牙连线以前的硬腭黏膜下无腺组织。

（二）诊断与治疗

【诊断要点】

1. 肉眼观　混合瘤大小自数毫米至十几厘米直径不等。肿瘤多呈圆形或卵圆形，表面光滑，或呈分叶或结节状。肿瘤可有结缔组织包膜包绕，但厚薄不一。在同一肿瘤的不同区域，厚薄亦可不同。有的包膜不完整，肿瘤与周围正常组织相连。剖面根据肿瘤细胞结构不同，可有不同表现：上皮细胞成分较多时，呈实质性，灰白色，质地较硬。黏液样组织丰富时，质地较软，并有许多黏液。软骨样组织较多时，呈浅蓝色，半透明，质地较硬。有时可见大小不一的囊腔，内含无色透明或褐色液体，偶见小片区域出血。复发性肿瘤常呈多灶性，肿瘤体积及数量很不一致，小的仅粟粒大小，可多达数十、上百个。

2. 光镜所见　混合瘤的组织结构复杂，构成混合瘤的主要成分为腺上皮细胞、肌上皮细胞、黏液、黏液样组织及软骨样组织，这些组织形成导管样结构、黏液样组织及软骨样组织、肌上皮片块等基本结构，有时可见鳞状化生。

3. 其他辅助检查　位于腮腺深部的肿瘤，造影后 CT 及动态增强 CT 可明确肿瘤的位置，肿瘤与颈内动、静脉的关系以及排除腺外肿瘤。

【鉴别诊断】

1. 涎腺区的慢性淋巴结炎　耳前淋巴结或颌下淋巴结的慢性炎症也可表现为无痛性肿块，但常有感染来源，如面部、口腔或咽部的炎症。肿块常为多个，有时大时小的消长史，抗感染治疗常可奏效。

2. 淋巴结结核　颌下及耳后淋巴结常见，逐渐增大，可有消长史，抗结核治疗后可缩小，肿块可为多个。极少伴有全身其他系统结核或结核病史，也无明确的特异性化验检查指标，故单个淋巴结肿大时极易误诊。细针吸取细胞学检查有助于诊断。

【治疗原则】

混合瘤为良性肿瘤，多采用手术切除肿瘤，一旦发现有恶变倾向则采用相应的放化疗。

【一般治疗】

腮腺混合瘤采取简单的剜出术，复发率高达20%～45%。目前以采取分离保存面神经的腮腺腺叶及肿瘤切除术，复发率在3%以下。因此这一术式已被认为是腮腺肿瘤切除的标准术式。

颌下腺混合瘤的手术可采取颌下腺及肿瘤切除。无论在腮腺或颌下腺，防止肿瘤包膜破损和瘤组织外溢是最重要的原则。一旦发生，必然产生种植性复发。

唇、颊部小涎腺混合瘤可采取包膜外切除术。腭部者可自骨面掀起将其切除。小涎腺混合瘤采取这种术式很少复发。

（三）药物治疗

对混合瘤患者无特效药物治疗。

（赵　楠）

十一、骨样骨瘤

（一）病情概述

骨样骨瘤为良性成骨性肿瘤，由成骨细胞及其产生的骨样组织构成。约占全部骨肿瘤的1%，占良性骨肿瘤的10%。病灶为一小的瘤巢，周围有许多成熟的反应骨。

骨样骨瘤最显著的临床特点是疼痛，常为局部持续性的钝痛，夜间明显，经休息不缓解，疼痛程度多为中度，少数疼痛剧烈。骨样骨瘤引起的疼痛经服用阿司匹林或非甾体类消炎镇痛药物而很快缓解。病变部位可有软组织肿胀和压痛。在骨骼未发育成熟时，可出现肌肉萎缩、骨骼畸形。脊柱的骨样骨瘤可导致斜颈和脊柱侧弯。

骨样骨瘤发展过程分 3 个阶段：初期、中期、晚期（成熟期）。初期以成骨纤维及骨母细胞为主，伴有丰富的血管，但骨质形成稀少；中期则形成骨样组织较多；成熟期以编织骨为主要成分。

骨样骨瘤常见于 30 岁以下的青少年，好发年龄为 8～18 岁。好发于男性，男、女之比为 2：1。最常见部位为股骨小转子、肱骨近端内侧皮质、胫骨远端 1/3，也可见于脊柱的附件，发病率依次为腰椎、颈椎、胸椎。以胫、股骨最多见，合计约占 50%，很少见于扁平骨、髓腔内和松质骨，可发生于骨皮质和骨松质。

（二）诊断与治疗

【诊断要点】

1. 实验室检查　有研究者发现骨样骨瘤患者血液中的前列腺素明显升高，为正常人的 100～1000 倍，并认为前列腺素引起瘤巢内的血管扩张充血，张力增高，压迫无髓神经纤维导致剧烈疼痛，而强烈抑前列腺素作用的水杨酸类药物能迅速缓解疼痛。少数患者无疼痛，可能是由于巢内缺少神经纤维或瘤巢包囊不完整。

2. X 线和 CT 表现　低密度瘤巢（中心可硬化），周围反应性骨硬化。

3. MR 表现　MR 对发现病灶，显示其大小、形态和周围改变有重要意义。瘤巢在 T1 上呈低信号，T2 上呈低、中或高信号，这与骨样骨瘤发展三阶段有关，骨样组织为主者一般呈高信号，内部钙化或骨化为低信号，注射 Gd-DTPA 增强后瘤巢明显强化。

4. 射性核素扫描　在活动期表现为广泛的放射性核素浓集，由于瘤巢和反应区均摄取放射性核素，所以核素浓集范围大大超过 X 线上所示的瘤巢范围。

5. 病理诊断　肉眼观察，肿瘤由瘤巢和周围硬化的骨质两部分组成。瘤巢位于病灶中心，一般较小，直径不超过2cm，呈圆形或卵圆形，境界清楚。肉眼下瘤巢多呈深红色，因血管丰富和骨样组织多而编织骨少；若编织骨增多而血管相对减少则呈黄白色。镜下，瘤巢由新生骨样组织和血管丰富的结缔组织构成。骨样组织纤细，放射状排列，并有不同程度的钙化或骨化。瘤巢中心部分以编织骨为主，外周为血管丰富的纤维基质，血管间含有无髓神经纤维。瘤巢周围则由增生致密的成熟骨质包绕。

【鉴别诊断】

临床表现、组织学及放射学检查可以确立诊断。某些病例在特征性的 X 线表现以前已有长期疼痛，诊断较为困难。如果年轻成人或儿童存在不能解释的持续性疼痛时，应考虑本病的诊断。

1. 布罗迪（Brodie）脓肿　二者均表现为低密度的巢，Brodie 脓肿位于髓腔或松质骨，而骨样骨瘤多位于皮质，前者多有感染史，局部有红肿、热、痛等炎性表现，常反复发作。由于骨样骨瘤血运丰富，注射造影剂后强化明显，而 Brodie 脓肿为无血运的脓腔，注射造影剂后不强化。

2. 骨母细胞瘤　组织学上，骨样骨瘤和骨母细胞的细胞特征几乎一样，只是骨母细胞瘤的骨母细胞更丰富，新生血管更多，二者鉴别很困难，其鉴别主要通过临床和影像学，骨样骨瘤有典型的临床症状，位于皮质内，瘤巢小于 2cm，反应骨多。而骨母细胞瘤病灶大，位于松质骨，反应骨壳较薄。

3. 慢性骨脓肿　为低度慢性化脓性感染，具有红、肿、热、痛等炎性症状，且有反复发作病史，好发于长骨干骺端，破坏区较大，骨皮质局限破坏，周围致密，有时有小死骨，但无瘤巢。

4. 成骨细胞瘤　二者同属良性或骨细胞性肿瘤。成骨细胞瘤无骨样骨瘤特有夜间疼痛，但发展较快，破坏区较大，常大于 2cm。皮质膨胀明显，周围硬化轻微。

【治疗原则】

该肿瘤为良性肿瘤，可根据患者的年龄、临床表现、分期选择保守治疗及手术治疗。

【一般治疗】

1. 保守治疗　症状较轻，尤其对那些手术较困难或术后会发生严重并发症的患者，可行保守治疗，即口服水杨酸类药物对症治疗。

2. 手术治疗　本病理想的治疗是大块切除，包含有病灶的患骨。彻底切除病灶，症状很快消失。

（1）瘤巢刮除灭活植骨术：活跃的 2 期骨样骨瘤，当瘤巢位置很明确，行刮除术。可使用石炭酸、95% 酒精或冷冻等方法灭活囊壁，一般做局部刮除后行自体骨、人工骨或异体骨移植，也可应用骨水泥充填瘤腔以降低复发率。

（2）边缘大块切除术：当瘤巢位置不明确，行边缘的大块切除，去除瘤巢和反应骨。

（3）经皮瘤巢去除术：当瘤巢位置很明确，可在 CT 引导下，用空心钻钻入病灶，切除病灶，或将变速磨钻的磨头导入瘤巢内，消灭瘤巢和周围的反应骨。另外一种方法是微波治疗，在 CT 引导下置入一根探针，用它产生的高频"微波"来消灭瘤巢。

3. 经皮射频消融治疗　与传统的开放技术相比，经皮射频热消融术提供了可靠、优异的疼痛缓解和早期恢复功能，且发病率低。该技术适用于所有与神经血管结构不直接相邻的脊柱外类骨瘤患者，但神经根受压的病变应保留手术治疗。

（三）药物治疗

口服水杨酸类药物对症治疗。

（赵　楠）

十二、软　骨　瘤

（一）病情概述

软骨瘤为常见的良性骨肿瘤，内生（髓腔性）软骨瘤是指发生在髓腔内的软骨瘤，最为常见；骨膜下（皮质旁）软骨瘤则较少见。软骨瘤单发多见，多发较少见，并具有对称生长的特点，同时合并肢体发育畸形，又称内生软骨瘤病。位于盆骨、胸骨、肋骨、四肢长骨或椎骨的软骨瘤易恶变；发生在指（趾）骨的软骨瘤极少恶变。主要临床表现病灶局部呈梭形肿大，有轻度疼痛和压痛，可发生病理性骨折。恶变罕见，发生时可见肿瘤突然增大，疼痛加剧。多见于青壮年，以手足短管状骨的中央部位好发，多在指骨和掌骨，常为多发性。骨盆、肋骨及长管状骨者常为单发。

（二）诊断与治疗

【诊断要点】

1. 好发的部位为手、足的长管状骨，也可以发生扁骨，如肩胛骨或髂骨。

2. 患处肿胀，轻微的创伤就可引起病理性骨折。

3. X 线检查可见单发性内生软骨瘤为椭圆形的透明暗区，边缘整齐，骨膨胀变薄，瘤内散在砂砾样钙化斑点，多发性内生软骨瘤可引起骨骼畸形。

4. 病理检查　在大体标本上，可见硬而有光泽的浅蓝色的组织，镜下可见分叶状的透明软骨，软骨细胞均匀，成堆，核大小均匀，染色不深。

5. 偶尔软骨瘤可以发展成为软骨肉瘤，多发生在较大的骨骺。

【鉴别诊断】

1. 软骨肉瘤　是成软骨性的恶性肿瘤。特点是肿瘤细胞产生软骨，有透明软骨的分化，常出现黏液样变、钙化和骨化。好发于成人和来年人；男性稍多于女性。好发部位骨盆最多见，其次是股骨上端、肱骨上端和肋骨。该病发展缓慢，以疼痛和肿胀为主。肿块增长缓慢，可产生压迫症状。X线表现为一密度减低的溶骨性破坏，边界不清，病灶内有散在的钙化斑点或絮状骨化影。

2. 骨肉瘤　骨肉瘤是一种常见的恶性肿瘤，特点是肿瘤细胞产生骨样基质。好发于青少年，好发部位为股骨远端、胫骨近端和肱骨近端的干骺端。X线可见 Codman 三角或呈"日光照射"形态。

3. 纤维肉瘤　源于纤维组织的一种少见的、原发性恶性肿瘤，好发于四肢长骨干骺端偏干，以股骨多见。主要症状为疼痛和肿胀。X线表现为髓腔内溶骨性破坏，呈虫蚀样，边界不清，很少有骨膜反应。

【治疗原则】

以手术治疗为主。采用刮除或病段切除植骨术，预后好。

【一般治疗】

1. 单发性软骨瘤的治疗　根据肿瘤的部位和性质，采用不同的治疗方法。

（1）对手、足部位的肿瘤，生长慢、症状轻者，对症治疗。

（2）肿瘤较大，有突出骨外，关节畸形，或合并病理性骨折者，可行肿瘤刮除术加植骨术。

（3）在长骨等处软骨瘤，易复发或恶变，行切除术。术时连同肿瘤所在骨一并截除。

（4）骨膜下软骨瘤，行肿瘤切除术，术时肿瘤连同基底一并切除。

2. 多发性软骨瘤的治疗　①症状轻或无症状者，不给予治疗。②患肢畸形及局部酸痛不适者，给予对症治疗。③肿瘤较大，形成功能障碍者，对个别肿瘤采用手术治疗及各种矫正术。

（三）药物治疗

1. 对软骨瘤患者无特效药物治疗。

2. 对软骨瘤患者主要行手术治疗，术后要用抗生素预防感染。

（赵　楠）

十三、尤文肉瘤

（一）病情概述

尤文（Ewing）肉瘤是一种多起源于骨的高度恶性"小圆细胞"恶性肿瘤。好发于青少年。

（二）诊断及治疗

【诊断要点】

1. 发病年龄及部位

（1）年龄和性别：尤文肉瘤多发生在 5～25 岁，发生在 5 岁以下和 30 岁以上的病例很少见（各少于 10%）。男女发病率差异较明显，男女比为 1.3～1.5∶1。

（2）好发部位：尤文肉瘤可发生在所有骨骼，长管状骨较多见，其中股骨发病率较其他部位更高，其次是胫骨和腓骨。扁平骨为另一个高发区域，尤文肉瘤一般发生在长管状骨的骨干、干骺端偏干和干骺端，其他位置也较常见，病变可扩张到全部骨干，但骺端受侵很少。

2. 临床症状和体征

（1）疼痛：是最常见的临床症状，呈间歇性发作。疼痛程度不一，进展迅速，短时间内会变为持续性疼痛；肿瘤发病部位不同，局部疼痛随肿瘤部位而逐渐扩散蔓延。发病部位邻近关节时，可表现跛行、关节僵硬及关节积液。该肿瘤很少合并病理骨折，位于脊柱部位的肿瘤，肿瘤压迫可产生下肢的放射痛、无力和麻木感。

（2）肿块：肿瘤生长迅速，表面可表现为红、肿、热、痛，肿瘤局部压痛明显。表面可有静脉怒张，有时肿块在软组织内生长极快，2~3个月内即可长成人头样大小。发病部位位于髂骨的肿瘤，肿块可伸入到盆腔内部，查体时可在下腹部或肛诊时触及肿块。

（3）全身症状：患者常见的全身症状有体温升高，可达38~40℃，周身乏力，食欲减退及贫血等。另外，肿瘤所在部位不同，还可引起相应部位的其他症状，如位于股骨下端的病变，可影响膝关节运动功能，并可引起关节腔积液，位于肋骨的病变可引起胸腔积液等。

尤文肉瘤还有一些相对少见的情况，包括长管状骨进行性破坏造成的病理骨折，以及神经症状（下颌骨肿瘤造成的面神经感觉异常，骨盆和骶骨肿瘤造成肠道和膀胱功能异常，椎体肿瘤造成神经根和脊髓压迫症状）。

3. 影像学检查

（1）X 线检查：尤文肉瘤最常见的 X 线表现示长管状骨的骨干或干骺端进行性的骨质破坏，主要沿骨的长轴及骨干的中心扩展，形成骨松质破坏，并逐渐蔓延到皮质，使得哈弗管增宽，肿瘤穿出皮质过程中刺激骨膜，使得皮质区可见沿骨膜长轴形成数层骨膜性新生骨。皮质的外向溶骨破坏加上外层的骨膜新生骨形成，造成骨干梭形膨胀表现，称为"葱皮样"骨膜反应或骨膜新生骨。肿瘤及其软组织肿块可以长得很大，其大小和肿瘤生长速度及症状出现早晚相关。肿瘤所在部位决定其症状出现的早晚。

（2）CT 和 MRI：CT 和 MRI 检查主要用于新辅助化疗后疗效评价。结合 X 线片、ECT、CT 和 MRI 综合评价，在结合临床才能对化疗疗效有一个全面的了解。

MRI：T1 呈轻度增强，T2 呈中度高信号。MRI 的信号随肿瘤坏死的增加而变化（骨内肿瘤 T2 信号的增高）。大部分患者化疗早期的影像表现疗效评价较为乐观，但有相当一部分患者随着时间的推移肿瘤还会继续发展，直到病灶无法控制。故很不建议完全使用上述影像学检查评价患者的预后和生存率。

尤文肉瘤转移方式主要以血性转移为主，故其最常见的转移部位是肺，其他骨骼的转移率仅次于肺。因此，尤文肉瘤患者的全面检查包括肺部 X 线、肺部 CT、全身骨扫描和骨髓象的检查。

4. 病理学检查　肿瘤由小圆细胞、卵圆细胞及短梭形细胞构成，在某些区域，大量成片的细胞，期间无骨小梁。另外区域，肿瘤细胞充满髓腔，但不破坏骨小梁，并且在某些区域，细胞形成结节，周围由非肿瘤性纤维组织包绕，大片的出血坏死区很常见。条索状的肿瘤细胞充满于扩大的哈佛管内并延伸到软组织肿块中。在肿块边缘可见肿瘤细胞穿透纤维组织包膜进入邻近的肌肉或反应组织内。

【鉴别诊断】

1. 急性骨髓炎　早期临床表现及 X 线表现相似，急性骨髓炎发病急，病程短，疾病进展快，有软组织肿胀和死骨形成。穿刺检查，骨髓炎早期可见血性液体及脓性液体引出。细菌培养可见阳性结果。尤文肉瘤菌培养则为阴性。骨髓炎行抗炎治疗效果明显，尤文肉瘤则效果欠佳，放化疗治疗较为敏感。

2. 骨肉瘤　临床表现主要为疼痛，肿胀，偶有轻度发热，其中疼痛是早期主要临床表现，以夜间发作为著。肿瘤突破皮质骨可进入软组织，形成偏向于骨侧的软组织肿块。骨肉瘤 X 线表现常见 Codman 三角（骨膜三角）。而尤文肉瘤则表现为"洋葱皮"样表现。

【治疗原则】

以往单纯的手术和放射治疗后很快会出现肿瘤的复发或转移，这可能与肿瘤的微小转移灶相关。后来以化疗为主的全身治疗显著提高了患者的存活率。目前的治疗方案主要以放疗或手术治疗达到局部控制，同时全身化疗及靶向治疗防止肿瘤复发。

1. 外科治疗　尤文肉瘤的局部外科治疗既能有效地控制局部的复发率，又能减少保肢手术术后的并发症。但手术自身所带来的并发症并不少见。包括严重的伤口感染、伤口局部皮瓣坏死、人工关节假体的松动和断裂、病理骨折、应用异体骨后的排异反应导致不愈合、神经麻痹等，但其发生率较低，总之，在外科边界有保证的情况下，外科治疗应为首选方法。

需要广泛切除的适应证是：①位于切除后不影响功能的骨

骼上的单发病灶；②重要的骨骼上的病灶经广泛切除加重建后，造成的功能障碍明显小于放疗所造成的功能障碍；③放疗后出现孤立的局部复发；④骨质大部或全部破坏，骨折不可避免；⑤较大的病灶。

但当有下列情况下，需要考虑截肢：①骨外软组织肿块很大且化疗不敏感；②保肢后将来会造成不可接受的严重肢体不等长（股骨下段或胫骨上段，小于 8 岁）；③本身已有的或放疗后产生的主要负重骨的病理骨折；④肿瘤所在位置切除后无法有效重建，造成严重功能障碍的（比如大范围破坏的腕骨或趾骨）；⑤术后复发的肿瘤。

2. 放疗　尤文肉瘤对放疗极为敏感，作为局部控制肿瘤的方法，在早期的方案中放疗具有重要的意义，但单纯放疗易发生转移或复发，放疗作用已大大下降，现在只在少数情况下应用放疗。推荐术后放疗用于那些无法完整切除病灶的患者。对于原发于颅骨、脊椎或盆腔的肿瘤，由于手术无法完整根除，放疗又难以达到标准计量，因此局部控制成为难点。放疗作为局部控制肿瘤的方法仍具有一定的应用价值。

3. 化学治疗　化疗是尤文肉瘤最重要的治疗方案，多种药物联合化疗使得尤文肉瘤的 5 年生存率由 5% ~ 10% 提高至 70%。目前认为较为有效的化疗药物为环磷酰胺，多柔比星（阿霉素），放线菌素 D（更生霉素），长春新碱等。多药联合化疗是目前比较有效的化疗方案。术前新辅助化疗能明显提高患者的复发生存率和总生存率。

4. 靶向治疗　靶向治疗通过针对肿瘤发生及发展过程中的特异性靶点来治愈肿瘤，其对正常组织的影响较小，已逐渐成为肿瘤治疗研究的新热点。目前，尤文肉瘤靶向治疗研究的内容主要集中在胰岛素样生长因子受体（CGF-1R）、EWS-ETS 融合基因、哺乳动物雷帕霉素靶蛋白（mTOR）等方面。

（三）药物处方

▣ **处方①**：长春新碱＋放线菌素 D＋环磷酰胺（VAC 方案）

长春新碱，2mg，静滴，第 1 天；放线菌素 D，$2mg/m^2$，静滴，第 1 天；环磷酰胺，$1200mg/m^2$，静滴，第 1 天。每 28 天为一周期。

【注意事项】

1. 长春新碱主要引起外周神经症状，如手指神经毒性等，足趾麻木、腱反射迟钝或消失，外周神经炎。腹痛、便秘，麻痹性肠梗阻偶见。运动神经、感觉神经和脑神经也可受到破坏，并产生相应症状。

2. 环磷酰胺主要不良反应为血液系统毒性，白细胞和血小板减少的低谷常在治疗的 1~2 周，并在开始治疗后 3~4 周时恢复。胃肠道反应：如恶心、呕吐常为剂量相关的不良反应。50% 患者有程度不同的中到重度胃肠道反应。

3. 放线菌素 D 输注过程中需重点关注避免液体外露至血管外，如发生化疗液体外渗应即用 1% 普鲁卡因局部封闭，或用 50~100mg 氢化可的松局部注射，及冷湿敷。骨髓功能低下、有痛风史者、肝功能损害、感染、有尿酸盐性肾结石病史、近期接受过放疗或抗癌药物者慎用本品；有出血倾向者慎用。

▣ **处方②**：长春新碱＋阿霉素＋环磷酰胺（VAC 方案）

长春新碱，2mg，静滴，第 1 天、第 29 天；阿霉素，

$75mg/m^2$，第 1 天、第 29 天；环磷酰胺，$1200mg/m^2$，静滴，第 1 天、第 29 天。每 28 天为一周期。

【注意事项】

1. 长春新碱主要引起外周神经症状，如手指神经毒性等，足趾麻木、腱反射迟钝或消失，外周神经炎。腹痛、便秘，麻痹性肠梗阻偶见。运动神经、感觉神经和脑神经也可受到破坏，并产生相应症状。

2. 环磷酰胺的主要不良反应为血液系统毒性，白细胞和血小板下降的低谷常在治疗的 1~2 周，并在开始治疗后 3~4 周时恢复。胃肠道反应：如恶心、呕吐常为剂量相关的不良反应。50% 患者有程度不同的中到重度胃肠道反应。

3. 阿霉素主要毒性作用表现为心脏毒性，故在治疗前，必须测定各项实验室参数和心功能。阿霉素累计剂量应该不超过 $900~1000mg/m^2$。超过上述剂量不可逆的充血性心衰风险大大增加。

📋 **处方③**：T9 方案（64 天重复）

阿霉素，$20mg/m^2$，静滴，第 1 天、第 2 天、第 3 天、第 42 天、第 43 天、第 44 天；

甲氨蝶呤，$12mg/m^2$，第 1 天、第 2 天、第 3 天，第 42 天、第 43 天、第 44 天；

环磷酰胺，$1200mg/m^2$，静滴，第 1 天、第 42 天；

放线菌素 D，$0.5mg/kg$，静滴，第 21 天、第 22 天、第 23 天；

博来霉素，$10mg/m^2$，静滴，第 21 天、第 22 天、第 23 天；

长春新碱，$1.5mg/m^2$，静滴，第 1 天、第 7 天、第 14 天、第 21 天、第 30 天。

【注意事项】

1. 阿霉素主要毒性作用表现为心脏毒性，故在治疗前，必须测定各项实验室参数和心功能。阿霉素累计剂量应该不超过900～1000mg/kg。超过上述剂量不可逆的充血性心衰风险大大增加。

2. 甲氨蝶呤会引起肾功能损伤而导致急性肾衰竭，用药期间需密切监测肾功能，给予足够水化、碱化尿液并测定甲氨蝶呤浓度。肾功能损害患者禁用。

3. 环磷酰胺的主要不良反应为血液系统毒性，白细胞和血小板减少的低谷常在治疗的1～2周，并在开始治疗后3～4周时恢复。胃肠道反应：如恶心、呕吐常为剂量相关的不良反应。50%患者有程度不同的中到重度胃肠道反应。

4. 放线菌素D　输注过程中需重点关注避免液体外露至血管外，如发生化疗液体外渗应即用1%普鲁卡因局部封闭，或用50～100mg氢化可的松局部注射，及冷湿敷。骨髓功能低下、有痛风史者、肝功能损害、感染、有尿酸盐性肾结石病史、近期接受过放疗或抗癌药物者慎用本品；有出血倾向者慎用。

5. 博来霉素常见不良反应有肺毒性、脱发、轻度骨髓抑制、消化道反应、心脏毒性、肝功能损害、发热及口腔炎等。首次使用博来霉素，应先肌内注射1/3剂量，如无反应，再注射其余剂量。约1/3患者于使用博来霉素后3～5小时可出现发热，一般38℃左右，个别有高热，常在几小时后可自行下降。故在使用博来霉素前，先服吲哚美辛50mg减轻发热反应。10%～23%患者使用博来霉素后可出现肺毒性，表现为呼吸困难、咳嗽、胸痛、肺部啰音，导致非特异性肺炎和肺纤维化，故用药期间应监测肺功能、血气分析及胸片。发现肺部异常时，应立即停止用药，并对症治疗。肺功能损害患者慎用。博来霉素总剂量不能超过400mg，如果超量，可导致严重的与剂量相关的肺纤维化。

6. 长春新碱　主要引起外周神经症状，如手指神经毒性、足趾麻木、腱反射迟钝或消失、外周神经炎等。腹痛、便秘，麻痹性肠梗阻偶见。运动神经、感觉神经和脑神经也可受到破坏，并产生相应症状。

■ 处方④：IE（异环磷酰胺+依托泊苷）方案序贯AC（阿霉素+环磷酰胺）方案治疗

IE：异环磷酰胺，$1.6g/m^2$，静滴，第1天~第5天+依托泊苷，$100mg/m^2$，静滴，第15天，21天为一周期，3周期IE后接AC：阿霉素，$35mg/m^2$，静滴，第8天；环磷酰胺，$150mg/m^2$，静滴，第1天~第7天，21天为一周期。

【注意事项】

1. 依托泊苷　常见不良反应主要为血液系统毒性，对白细胞的抑制效应在用药后第15~22天达峰，对中性粒细胞的抑制效应在用药后第12天~19天达峰，对血小板的抑制效应在用药后第10天~15天达峰，通常用药后21天可恢复正常。

2. 异环磷酰胺　主要不良反应为血液系统毒性，白细胞和血小板减少的低谷常在治疗的1~2周，并在开始治疗后3~4周时恢复。胃肠道反应包括食欲减退、恶心及呕吐，一般停药1~3天即可消失。泌尿系统：可致出血性膀胱炎，表现为排尿困难、尿频和尿痛、可在给药后几小时或几周内出现，通常在停药后几天内消失。中枢神经系统毒性：与剂量有关，通常表现为焦虑不安、神情慌乱、幻觉和乏力等。少见晕厥、癫痫样发作甚至昏迷。其他副作用还见于对肝脏和生殖系统的损害。

3. 阿霉素　阿霉素主要毒性作用表现为心脏毒性，故在治疗前，必须测定各项实验室参数和心功能。表柔比星的每个治疗周期，必须频繁严密地为患者进行监测。在标准剂量和大剂量治疗过程中，淋巴细胞减少和中性粒细胞减少通常是一过性的，细胞计数在治疗开始后第 10 天～14 天降到最低，第 21 天时，常能恢复。上述情况在大剂量方案时更严重。阿霉素累计剂量应该不超过 900～1000mg/m^2。超过上述剂量，不可逆的充血性心力衰竭风险大大增加。

4. 环磷酰胺：主要不良反应为血液系统毒性，白细胞和血小板减少的低谷常在治疗的 1～2 周，并在开始治疗后 3～4 周时恢复。胃肠道反应：如恶心、呕吐常为剂量相关的不良反应。50% 患者有程度不同的中到重度胃肠道反应。

（刘　冰）

十四、骨　肉　瘤

（一）病情概述

骨肉瘤好发于儿童和年轻人，中位发病年龄为 20 岁。骨肉瘤有 11 种亚型。骨肉瘤是一个产生骨质或不成熟骨的高级别梭形细胞肿瘤。常见于骨发育生长最快的股骨远端或近端胫骨。大多数骨肉瘤生长在骨髓腔内，恶性度高。骨膜外病变是皮质旁骨肉瘤，常发生在股骨远端后方。另外一种皮质旁变异型为骨膜骨肉瘤，常累及股骨远端后方，病变的严重性表现介于皮质旁骨肉瘤与经典骨肉瘤之间。

（二）诊断与治疗

【诊断要点】

成骨性骨肉瘤可以在早期发现血液中骨源性碱性磷酸酶增高，病理诊断是治疗的依据。进行活体组织检查，尽快得到病理学检查的确认，对明确诊断和治疗有重要的意义。

1. X 线片　典型骨肉瘤的 X 线表现为骨组织同时具有新骨生成和骨破坏的特点。Codman 三角是其特征性的 X 线征象。这种现象在部分骨髓炎和尤文肉瘤患者中可见到，在骨肉瘤中则是非常典型的。晚期可看到肿瘤浸润软组织的阴影，可在部分病例中见到病理性骨折。

2. CT 和 MRI　是判断骨肿瘤性质、范围和有无周围软组织浸润的有效手段，可早期发现肺部和其他脏器的转移病灶，是骨肉瘤临床检查的常规项目。

3. 核素骨扫描　可早期发现和晚期鉴别有无转移病灶的常用方法。

鉴别诊断：骨肉瘤应与骨髓炎、尤文肉瘤相鉴别。

【治疗原则】

骨肉瘤经病理确诊后，手术切除肿瘤组织在骨肉瘤治疗中占据主导地位，辅助化疗及新辅助化疗可延长早起骨肉瘤的生存期。肿瘤组织切除后的化学或放射性治疗对控制肿瘤转移，提高生存率非常重要。

【一般治疗】

目前骨肉瘤仍以手术切除肿瘤病灶组织为主。放、化疗在术后辅助及晚期肿瘤中占有重要地位，近年来，早期临床研究中发现，我国自主研发的抗血管生成药物阿帕替尼显示骨肉瘤显示出一定疗效。

（三）药物处方

处方①：多柔比星

多柔比星，$60 \sim 75 mg/m^2$，连续静脉输注48～72小时，每3周1次。

【注意事项】

1. 治疗结束后，低度恶性骨肉瘤复查，2年内每3个月检查一次，随后3年每4个月检查一次，随后4、5年每6个月检查一次。

2. 对于有反应的患者，可给予的累计剂量最高可达$600 mg/m^2$。

3. 骨髓抑制和心脏毒性是多柔比星最主要的两种不良反应。

4. 心脏毒性　心脏毒性可表现为窦性心动过速、心动过速、房室传导阻滞和束支传导阻滞、充血性心力衰竭，包括室上性心动过速和心电图改变。建议常规监测心电图，对已有心功能损害的患者需格外小心。累积剂量超过$450 \sim 500 mg/m^2$时须特别小心，超过该剂量水平时，发生不可逆性充血性心力衰竭的危险性大大增加。

处方②：治疗复发或转移的骨肉瘤的治疗方案尚未确定，

患者应接受二线化疗或手术切除，NCCN推荐复发或难治性患者的治疗可以选择以下化疗方案：

异环磷酰胺 + 顺铂 + 依托泊苷：异环磷酰胺 $1.2g/(m^2 \cdot d)$，静脉滴注，第 1 天 ~ 第 3 天，依托泊苷 $70 ~ 100mg/(m^2 \cdot d)$，静脉滴注，第 1 ~ 5 天，顺铂 $20mg/(m^2 \cdot d)$，静脉滴注，第 1 天 ~ 第 5 天，3 ~ 4 周为一个周期。

【注意事项】

1. 依托泊苷常见不良反应有骨髓抑制，如中性粒细胞及血小板减少，脱发、胃肠道反应等。

2. 依托泊苷如静滴速度过快（小于 30 分钟），可出现低血压、喉痉挛等过敏反应。

3. 异环磷酰胺常见不良反应有骨髓抑制、中至重度胃肠道反应、泌尿道毒性、中枢神经系统损害、肝功能损害、心脏毒性、内分泌失调及脱发等。

4. 异环磷酰胺具有泌尿道毒性，每日用异环磷酰胺后 0、4、8 小时用美司钠解毒。治疗期间注意监测尿常规、尿沉淀物及肾功能，并需要充足的利尿措施，如出现膀胱炎伴镜下血尿或肉眼血尿时，应暂时中止治疗直至恢复正常。

5. 顺铂的主要毒性有严重的胃肠道反应如重度恶心、呕吐、肾毒性，末梢神经和听神经毒性以及轻度血液学毒性等。肾和神经毒性是顺铂的剂量限制性毒性，有肾功能不全或末梢神经炎病变者应慎用或禁用。

6. 为减少肾毒性，当顺铂剂量 $\geq 50mg/m^2$ 时，治疗同时需水化利尿。用顺铂后 4 小时内每小时尿量应超过 150 ~ 200ml，不足者加快输液或用甘露醇 125ml。用药后第 1 天仍应输液 1500 ~ 2000ml。给予顺铂前后注意肾功能变化。

7. 给药前后注意监测血常规及肝肾功能的变化。

8. 二线化疗后肿瘤进展可手术切除，姑息性放疗或最佳支持治疗。

■ **处方③**：长春新碱＋5-氟尿嘧啶：长春新碱，2mg，溶于30ml 生理盐水，静脉推注，第 1 天；5-氟尿嘧啶，24 ~ 26mg/（kg·d），溶于500ml 5% 葡萄糖注射液，静脉匀速滴注 8 小时，第 1 天~第 7 天，疗程间隔 17~21 天。

【注意事项】

1. 为联合化疗方案，适用于肿瘤出现多处转移或 WHO 预后评分为中高危患者。

2. 有脑转移的患者用 10% 葡萄糖注射液，化疗第 1 天、第 4 天测体重。

3. 长春新碱主要剂量限制性毒性为神经系统毒性，其他常见不良反应有轻度骨髓抑制、轻度胃肠道反应、脱发等。

4.5-氟尿嘧啶常见不良反应有骨髓抑制、消化道反应、神经毒性、脱发、心脏毒性等。

5. 给药前后注意监测血常规及肝肾功能的变化。

（关　煜）

十五、软骨肉瘤

（一）病情概述

软骨肉瘤是常见的恶性骨肿瘤之一，但少于成骨肉瘤。有原发和继发两种，后者可由软骨瘤、骨软骨瘤恶变而来。肿瘤多见于成人，30岁以下少见，35岁以后发病率逐渐增高。男性多于女性。发生于髓腔者为中心型，发生于骨膜者为骨膜型，另有少数可发生于软组织。肿瘤好发于四肢长骨与骨盆，亦可见于椎骨、骶骨、锁骨、肩胛骨和足骨。

（二）诊断与治疗

【诊断要点】

1. 患者年龄偏大（尤其是40岁后肿瘤仍在增大）。

2. 在休息状态下疼痛。

3. 肿瘤最大径：长骨>5cm、扁骨>2~3cm。

4. 影像学骨皮质有改变（增厚、变薄、局部隆起以及骨皮质内层扇形凹陷大于正常皮质厚度的2/3）。

5. 骨端受累。

6. MRI与X线平片/CT相比较肿瘤范围有明显差异，出现骨旁或瘤旁水肿影。

7. 有骨膜反应或软组织肿块时。即使软骨细胞缺乏异型性和富于细胞性也应高度疑为软骨肉瘤。

【鉴别诊断】

需与软骨瘤、骨软骨瘤、骨肉瘤鉴别。

软骨瘤内常有散在沙砾钙化点，但较软骨肉瘤少而小，骨皮质多保持完整，无肿瘤性软组织肿块。

骨软骨瘤为附着于干骺端的骨性突起，形态多样，软骨帽盖厚者亦可见肿瘤端部有菜花样钙化阴影。而继发于骨软骨瘤的软骨肉瘤，软骨帽增厚更明显，并形成软组织肿块，其内可见多量不规则絮状钙化点。

骨肉瘤易与中央型软骨肉瘤混淆，特别当软骨肉瘤内并无钙化时颇与溶骨性骨肉瘤相似，但若见骨肉瘤具有的特征性肿瘤骨化，以及骨膜反应显著者可于区别。

【治疗原则】

肿瘤的组织学级别及生长部位，是决定初始治疗选择的重要参数。可切除低级别及局限型可以实施病灶切除＋辅助化疗。部分瘤体大，肿瘤生长于关节内或骨盆内的低级别病变，首选治疗是切缘阴性的广泛切除术。高级别或侵犯型，如可以切除，可通过广泛切除获得切缘阴性。

【一般治疗】

放射治疗适用于不能手术的高级别、低级别病变。

化疗对于所有类型软骨肉瘤治疗效果差，普通软骨肉瘤无固定化疗方案，去分化软骨肉瘤参照骨肉瘤的治疗，间质软骨肉瘤参照尤因肉瘤。

（三）药物处方

■ 处方①：长春新碱＋多柔比星＋环磷酰胺：长春新碱，2mg，静滴，第1天～第2天；多柔比星，60～75mg/m²，静滴，第1天；环磷酰胺，600mg/m²，静滴，第1天；疗程间隔17～21天。

【注意事项】

1. 局部复发，如果肿瘤生长部位可以切除，可行广泛切除术。切缘阳性可行术后放疗，切缘阴性术后观察。

2. 环磷酰胺常见不良反应有骨髓抑制、中至重度胃肠道反应、泌尿道毒性、中枢神经系统损害、肝功能损害、心脏毒性、内分泌失调及脱发等。

　📋 **处方②**：异环磷酰胺 + 依托泊苷：异环磷酰胺，$1.2g/(m^2 \cdot d)$，静滴，第 1 天 ~ 第 3 天；依托泊苷，$70 \sim 100mg/(m^2 \cdot d)$，静滴，第 1 天 ~ 第 5 天，3 ~ 4 周为一个周期。

【注意事项】

建议复发的患者考虑临床试验，探索新的治疗方案。药物性相关注意事项可参考骨肉瘤。

　📋 **处方③**：长春新碱 + 5-氟尿嘧啶：长春新碱 2mg 溶于 30ml 生理盐水，于第 1 天化疗前 3 小时静脉推注；5-氟尿嘧啶，$24 \sim 26mg/(kg \cdot d)$，溶于 500ml 5% 葡萄糖注射液，静脉匀速滴注 8 小时，第 1 天 ~ 第 7 天，疗程间隔 17 ~ 21 天。

【注意事项】

1. 为联合化疗方案，适用于肿瘤出现多处转移或 WHO 预后评分为中高危患者。

2. 有脑转移的患者用 10% 葡萄糖注射液，化疗第 1 天、第 4 天测体重。

3. 长春新碱主要剂量限制性毒性为神经系统毒性，其他常见不良反应有轻度骨髓抑制、轻度胃肠道反应、脱发等。

4. 5-氟尿嘧啶常见不良反应有骨髓抑制、消化道反应、神经毒性、脱发、心脏毒性等。

5. 给药前后注意监测血常规及肝肾功能的变化。

（关　煜）

十六、脊柱原发性恶性肿瘤

（一）病情概述

原发性脊柱肿瘤通常较罕见，在脊柱肿瘤中所占比例不超过 5%，恶性病变的脊柱肿瘤以多发性骨髓瘤、孤立性浆细胞瘤、骨肉瘤、尤文肉瘤、软骨肉瘤、脊索瘤病变为主。

（二）诊断与治疗

诊断要点：所有脊柱恶性肿瘤均以疼痛为主要起病表现，多数伴有椎体压缩骨折，持续不缓解的疼痛或夜间痛，且大部分均存在有神经系统症状。尤文肉瘤患者都有 11 号和 22 号染色体的异位。

【鉴别诊断】

1. 多发性骨髓瘤　试验室检查可发现贫血、血小板减少、血清总蛋白增加或减少、血沉增快。血清和尿液的蛋白电泳可发现单克隆丙种球蛋白异常，20% 的患者只有尿蛋白电泳异常。脊柱 X 线检查最初可表现为正常，当 30% 以上的椎体受累，溶骨性病变就会显现。特征性的表现为颅骨侧位片上多发穿凿样病损。从平片上很难鉴别多发性骨髓瘤压缩骨折和骨质疏松性压缩骨；应从病史和物理检查中挖掘是否需要进一步检查。CT扫描可用于定量判断椎体受累的范围和评估是否累及了椎弓根。

由于缺少反应性成骨，所以病损在骨扫描上呈现"冷"病灶。MRI典型的表现为多个节段骨髓广泛受累，合并或不合并椎管侵袭。

2. **孤立性浆细胞瘤** 由于异常的血浆蛋白水平与瘤体的大小有关，所以蛋白电泳通常是正常的。平片上的改变和多发性骨髓瘤一样取决于溶骨性病变的进展或者出现在压缩骨折之后。此前，平片表现多是正常的。孤立性浆细胞瘤应行全脊柱MRI以排除其他隐匿的病灶。确诊有赖于活检。组织学上，孤立性浆细胞瘤容易和慢性骨髓炎混淆，因为后者也存在大量的浆细胞。但是，浆细胞瘤的浆细胞只产生单克隆的 κ 和 λ 轻链，而骨髓炎的浆细胞是多克隆的。

3. **骨肉瘤** 脊柱X线片可见椎体有溶骨性、成骨性或混合性病变，伴有骨化。为进行肿瘤分期还需要行全身骨扫描、胸部CT和病变部位的MRI和CT扫描。

4. **尤文肉瘤** 物理诊断有时可以触及肿块，试验室检查可发现血沉增快。多数患者出现神经损害表现。脊柱X线片可见溶骨性、弥漫性病变。当尤文肉瘤造成病理骨折出现偏平椎时容易和嗜酸性肉芽肿混淆。椎间隙直到病程晚期以前一般都保持完整。脊柱X线片不足以诊断，可通过CT引导下穿刺获得组织学诊断。MRI钆增强扫描能够清晰的显示肿瘤在软组织中的范围。

5. **软骨肉瘤** 平片可见溶骨性病灶，边界极不清晰，有点状钙化。因为软骨帽不显影的缘故，平片经常会低估肿瘤的实际大小。至少90%的软骨肉瘤有软组织包块，所以CT和MRI有助于确定软组织包块的大小及位置。

6. 脊索瘤 骶尾部的肿瘤一般很大，肛门指诊可以触及。平片可见溶骨性或混合性病变。CT 和 MRI 能清晰地显示肿瘤对骨组织的侵袭和在软组织内的生长范围。

【治疗原则】

以手术切除肿瘤病灶为主。

【一般治疗】

1. 多发性骨髓瘤 多发性骨髓瘤是对放疗极其敏感的肿瘤，所以放疗和药物镇痛是脊柱病变的主要治疗方式。化疗是系统治疗方法。椎体压缩小于 50% 的患者可以佩戴支具。即将或已经发生神经损害的患者，即将或已经发生病理骨折的患者如果存在结构性的不稳定，放疗后不稳定可能持续存在，或者放疗后依然顽固性疼痛的患者，都可以考虑手术治疗。怀疑将发生骨折的患者可行后路节段性固定。骨折、后凸畸形或有神经损害的患者可考虑前方手术。多发性骨髓瘤的临床过程一般为进展性和致命性的，5 年生存率约为 20%。神经系统受累的患者 1 年死亡率达到 75%。

2. 孤立性浆细胞瘤 放疗是治疗孤立性浆细胞瘤的基础。需要手术的情况很少，手术的指征与多发性骨髓瘤相同。局部复发的发生率为 10%。长期的预后较多发性骨髓瘤好，但随时都有扩散的风险，因此必须坚持复查。血清蛋白电泳是复查时最敏感的筛查手段。

3. 骨肉瘤 手术为主要治疗方案。切除的原则与肌肉骨骼肿瘤外科原则一致。必须根据术前的研究和术中所见谨慎处理边界，同时要留心周围的重要神经血管结构。应尽一切努力做到边界清晰的整块切除。如果终板完整，切除的瘤块应包括上下的椎间盘。要根据术前的评估确定是否需要过大切除范围至周围的椎体，以避免不小心进入瘤体造成肿瘤细胞对创面的污染。前方的切除边界应该在骨膜以外，骨膜是阻止肿瘤向周围扩散的屏障，在骨膜外分离也能够在保护主动脉和下腔静脉的同时候防止肿瘤破裂。如果可能，后方可以后纵韧带为边界，因为肉瘤很少会突破后纵韧带。侵袭到后方结构的肿瘤需要行整块的全椎切除。单纯累及后方结构的肿瘤切除难度较小，后方的椎旁肌可用作切除的边界。手术 6 周后再行放疗或化疗以使植骨达到初步的愈合。

4. 尤文肉瘤　如果已经出现或即将发生脊柱不稳定或神经功能损害，则需要手术治疗。如果可能，手术最好安排在一个周期的化疗之后，这样可以使肿瘤缩小便于切除。由于肿瘤的生长部位特殊，经常难于达到广泛的切除范围，导致瘤内刮除，违反肿瘤的切除原则。如果肿瘤切除边界为阳性，则建议术后放疗。所有患者的 5 年生存率为 50%~60%，肘以下和小腿以下的肿瘤预后更好。有转移的肿瘤预后更差，5 年生存率为 25%。

5. 软骨肉瘤　软骨肉瘤对化疗和放疗不敏感，手术是主要的治疗方式，治疗结果取决于切除的边界。整块切除和重建的原则与骨肉瘤相似。

6. 脊索瘤　脊索瘤对放疗和化疗敏感度极差。S3 水平以上的肿瘤通常需要联合前后路手术。如果可能，尽量保持 S1 的完整以保证骨盆的稳定。保留单侧所有的神经根可保证几乎正常的大小便功能和性功能。牺牲 S2 神经根会导致大小便失禁。性功能障碍也是手术的并发症之一。整块切除仍然是必须遵循的原则，患者的生存率与切除边界的质量直接相关。骶尾部脊索瘤的预后是不差的，可平均生存 8 ~ 10 年，而其他部位的脊索瘤生存时间为 4 ~ 5 年。肿瘤可以转移到肝、肺、局部淋巴结、腹膜、皮肤和心脏。

（三）药物处方

脊柱原发性恶性肿瘤病理学分型中，多发性骨髓瘤、孤立性浆细胞瘤、骨肉瘤、尤文肉瘤均可以进行化疗，以尝试控制肿瘤的病情进展。

📋**处方①**：多柔比星，$60 \sim 75 mg/m^2$，连续静脉输注 48 ~ 72 小时，每 3 周 1 次。

【注意事项】

1. 治疗结束后，低度恶性骨肉瘤复查，2 年内每 3 个月检查一次，随后 3 年每 4 个月检查一次，随后 4、5 年每 6 个月检查一次。体检，胸部平片，四肢平片。如胸部平片异常，检查 CT。每次就诊重新评估功能。

2. 对于有反应的患者，可给予的累计剂量最高可达 $600 mg/m^2$。

3. 骨髓抑制和心脏毒性是多柔比星最主要的两种不良反应。

4. 心脏毒性：心脏毒性可表现为窦性心动过速、心动过速、房室传导阻滞和束支传导阻滞、充血性心力衰竭，包括室上性心动过速和心电图改变。建议常规监测心电图，对已有心功能损害的患者需格外小心。累积剂量超过 $450 \sim 500 mg/m^2$ 时须特别小心，超过该剂量水平时，发生不可逆性充血性心力衰竭的危险性大大增加。

📋**处方②**：治疗复发或转移的骨肉瘤的治疗方案尚未确定，

患者应接受二线化疗或手术切除，美国综合癌症网络（NCCN）推荐复发或难治性患者的治疗可以选择以下化疗方案：

异环磷酰胺 + 依托泊苷 + 顺铂：异环磷酰胺，$1.2g/(m^2 \cdot d)$，静脉滴注，第 1 天 ~ 第 3 天；依托泊苷，$70 \sim 100mg/(m^2 \cdot d)$，静脉滴注，第 1 天 ~ 第 5 天；顺铂 $20mg/(m^2 \cdot d)$，静脉滴注，第 1 天 ~ 第 5 天，3 ~ 4 周为一个周期。

【注意事项】

1. 依托泊苷常见不良反应有骨髓抑制，如中性粒细胞及血小板减少，脱发、胃肠道反应等。

2. 如果依托泊苷静滴速度过快（小于 30 分钟），可出现低血压、喉痉挛等过敏反应。

3. 异环磷酰胺常见不良反应有骨髓抑制、中至重度胃肠道反应、泌尿道毒性、中枢神经系统损害、肝功能损害、心脏毒性、内分泌失调及脱发等。

4. 异环磷酰胺具有泌尿道毒性，每日用异环磷酰胺后 0、4、8 小时用美司钠解毒。治疗期间注意监测尿常规、尿沉淀物及肾功能，并需要充足的利尿措施，如出现膀胱炎伴镜下血尿或肉眼血尿时，应暂时中止治疗直至恢复正常。

5. 顺铂的主要毒性有严重的胃肠道反应如重度恶心、呕吐，肾毒性，末梢神经和听神经毒性以及轻度血液学毒性等。肾和神经毒性是顺铂的剂量限制性毒性，有肾功能不全或末梢神经炎病变者应慎用或禁用。

6. 为减少肾毒性，当顺铂剂量 $\geqslant 50mg/m^2$ 时，治疗同时需水化利尿。用顺铂后 4 小时内每小时尿量应超过 $150 \sim 200ml$，不足者加快输液或用甘露醇 125ml。用药后第 1 天仍应输液

1500～2000ml。给予顺铂前后注意肾功能变化。

7. 给药前后注意监测血常规及肝肾功能的变化。

8. 二线化疗后肿瘤进展可手术切除，姑息性放疗或最佳支持治疗。

处方③：长春新碱＋5-氟尿嘧啶：长春新碱，2mg（溶于30ml生理盐水），于第1天化疗前3小时静脉推注；5-氟尿嘧啶，24～26mg/（kg·d），溶于500ml 5%葡萄糖注射液，静脉匀速滴注8小时，第1天～第7天，疗程间隔17～21天。

【注意事项】

1. 为联合化疗方案，适用于肿瘤出现多处转移或WHO预后评分为中高危患者。

2. 有脑转移的患者用10%葡萄糖注射液，化疗第1天、第4天测体重。

3. 长春新碱主要剂量限制性毒性为神经系统毒性，其他常见不良反应有轻度骨髓抑制、轻度胃肠道反应、脱发等。

4. 5-氟尿嘧啶常见不良反应有骨髓抑制、消化道反应、神经毒性、脱发、心脏毒性等。

5. 给药前后注意监测血常规及肝肾功能的变化。

（关　煜）

第八章

皮肤肿瘤

一、黑　痣

（一）病情概述

黑痣，又称黑素细胞痣，是一类黑素细胞（即痣细胞）的良性增生。色素痣几乎每个人均有，可发生于身体任何部位的皮肤，但以面颈部最为常见。少数可发生于黏膜，如口唇、阴唇、睑结合膜等处。多数生长缓慢，或多年不变，较少自然消退。虽属良性病变，但如生长在颜面等暴露部位，尤其是面积较大者，往往有损外观。个别类型的痣，存在交界活力，可发生恶变。黑素细胞可产生黑色素，黑素细胞痣可为先天性的或获得性的。获得性痣可分为普通或不典型两类，还有其他几种变异型，包括晕痣、蓝痣及良性幼年黑素瘤（Spitz 痣）。本章节主要讨论获得性黑素细胞痣。

获得性痣采用的命名反映了黑素细胞巢的位置。交界痣的黑素细胞巢位于表皮真皮交界处。复合痣的黑素细胞巢位于表皮真皮交界处和真皮内。真皮内痣的黑素细胞巢位于真皮内。随着黑素细胞从表皮真皮交界处进行性迁移入真皮内，可见痣逐渐突起抬高且色素沉着减少。

与黑痣（蓝痣除外，Spitz 痣也可能除外）形成有关的易感因素包括：

1. 儿童期日光暴露的程度　特别是对于高强度和间断性的

日晒。一项随机对照研究发现，与对照组儿童相比，给予广谱防晒霜并指导其使用防晒霜的学龄儿童在三年时间内新发痣的数量显著减少。

2. 遗传家族倾向　目前已在几种基因中发现了影响痣数量、形态（如凸起 *vs* 平坦）及皮肤镜特征（如球状 *vs* 网状）的种系多态性，这些基因包括干扰素调控因子 4（*IRF4*）基因和端粒酶逆转录酶（*TERT*）基因。

3. 皮肤类型的表型特征　在浅肤色个体中，痣的数量更多。白色人种青少年痣的平均数量为 15～25 个，相比之下，非洲、亚洲或美国印第安人后代青少年中痣的数量等于或小于 5 个。

（二）诊断与治疗

【诊断要点】

黑痣的诊断取决于其临床表现。

1. 普通获得性黑素细胞痣

（1）一般特征：普通黑痣的临床表现多样。但往往直径小于或等于 6mm，表面均匀对称、色素沉着均匀、圆形或卵圆形、形状规则且边界清楚。仔细视诊有时可见色素性斑点或毛囊周围色素沉着减少。黑痣经常集中在曝露于阳光的躯干部位，或（尤其是在女孩中）下肢。较不常见的部位是肢端，如手掌、足底和甲母质。高达 1/3 的儿童和青少年在头皮上有获得性痣，该部位存在痣可能预示总体痣的数量将更多。

（2）手掌和足底的痣（肢端黑素细胞痣）：可发生于任何族群背景的个体中，但更常见于深色皮肤色素沉着或存在大量黑素细胞痣的个体中。手掌和足底的痣通常是交界痣或复合痣，通常呈棕色至深棕色。这些痣经常有深色色素沉着的线性条纹，反映了这些部位主要的皮肤标记。

（3）起源于甲母质的黑痣：累及甲母质的肢端痣或雀斑可表现为纵行黑甲，即因指甲板上黑色素沉积增加导致的黄褐色、棕色或黑色条纹。在色素沉着较深的个体中，由于正常的甲母质黑素细胞产生的黑色素增加，在多个指甲上常见纵行黑甲。童年期出现的条纹通常是良性的。但如果出现单独的深色条带/颜色不规则或宽条带（≥4mm）、颜色和宽度随时间变得更深和更宽，这些与甲营养不良有关；当色素沉着延伸至甲襞外时，可能需进行甲母质活检，以排除黑素瘤。

2. 不典型痣　不典型痣是良性获得性黑素细胞痣，具有黑素瘤的某些临床特征（通常程度较小），如不对称性、边界不规则、颜色多变、直径大于6mm。在某些术语（如发育不良痣）的使用方面存在相当大的争议，1992年的美国国立卫生研究院（NIH）共识会议推荐采用更符合临床的描述性术语"不典型痣"。该会议也推荐在组织学上将该皮损描述为"结构异常的痣"，并注明黑素细胞存在异型性的程度（即无异型性、轻度异型性、中度异型性、重度异型性）。不典型痣经常直至青春期才开始出现，据认为终生均可发生。与非阳光暴露部位（如胸部和臀部）相比，分布于间歇性阳光暴露身体部位（如躯干和下肢）的不典型痣的密度更大。

3. 非典型痣的诊断通常是依据以下发现作出的临床诊断

（1）较普通黑色素痣大（＞5mm），斑点色素性皮损为主，形状不规则、界限不清及颜色多变。

（2）当临床特征明确时，皮肤镜检查对于诊断非典型痣不是必需的，但是对于许多皮损来说，皮肤镜检查有助于明确皮损良恶性及与黑色素瘤鉴别。

（3）活检不用于非典型痣的确诊。切除活检及组织学确诊仅用于临床和（或）皮肤镜检查怀疑为黑色素瘤的皮损。

【相关辅助检查】

1. 皮肤检查　对于有非典型痣的个体，从大约青春期开始进行定期皮肤检查，从而有机会教育患者有关避免阳光照射、皮肤自我检查的重要性及识别黑色素瘤的早期警告信号。非典型痣患者的皮肤检查应该包括头皮、臀部、腹股沟、手掌及脚底。皮肤检查要求在明亮的光线下且最好有放大镜的情况下进行。应该估算痣的总数。应该检查痣是否有黑色素瘤的 ABCDE 特征。任何与主要类型痣显著不同的痣（"丑小鸭"痣）都应进行更仔细地检查。不能可靠排除恶性的皮损应进行活检并送至进行组织学检查。

2. 全身照相　在多发性痣患者中临床识别新发或者发生改变的皮损可能比较困难。将基线全身照相与每次随访检查照相结果进行对比，可有助于识别新的皮损或者原有痣的改变。

3. 皮肤镜检查　对于接受过充分培训的临床医生，皮肤镜检显示能够提高黑色素瘤诊断的敏感性及特异性。一些研究证实了皮肤镜检结合全身照相及临床检查对于非典型痣患者的黑色素瘤早期诊断的有效性。

4. 活检　不推荐预防性切除非典型痣，因为单个非典型痣发展为黑色素瘤的风险极低，大多数黑色素瘤是新发的。然而，新发的、发生改变的或者有症状的且在临床上和（或）皮肤镜检查下怀疑为黑色素瘤的皮损应该被切除，并送至进行组织学检查。

【鉴别诊断】

非典型痣应该与良性及恶性黑素细胞性或角质形成细胞性皮损相鉴别，包括：黑色素瘤、普通获得性痣、先天性小痣、色素性基底细胞癌、脂溢性角化病等相鉴别，一般常需皮肤镜及活检病理做出鉴别诊断。

【治疗原则】

1. 手术切除　无论使用哪种手术方法（例如，手术刀切除、钻孔活检或削刮/碟形手术），皮损都应完全切除至色素沉着区域以外 2～3mm 边缘的正常皮肤。

为了避免取样误差并且降低痣复发的风险，最好不要进行局部或浅表活检。活检部位持续的或者复发的色素沉着在临床上和组织学上都很难与黑色素瘤相鉴别。

2. 再次切除　虽然没有被普遍接受的指南，但是对组织学检查有阳性边缘的非典型痣进行再次切除是皮肤科医生通常的做法。

【一般治疗】

黑色素痣一般不需要治疗。想要去除黑色素痣的患者，最好选择皮肤专科医师治疗。

（三）药物处方

本病尚无有效药物治疗。

（李治桦）

二、皮　肤　癌

（一）病情概述

皮肤恶性肿瘤主要包括恶性黑色素瘤、基底细胞癌、鳞状细胞癌、肉瘤及附属器官的恶性肿瘤等，恶性黑素瘤属色素性皮肤癌，有单独章节介绍，本章主要介绍占皮肤恶性肿瘤90%以上的基底细胞癌和鳞状细胞癌。

皮肤癌的特点是疾病发展缓慢，恶性程度较低，易于发现，常可以获得及时诊治，治愈率高，达90%以上。主要发生在中老年人，发病高峰为50～60岁，男女比例为2～3：1，身体暴露部位好发。皮肤癌的发病率在各个国家和地区差别较大，白种人估计在65岁以上中约有50%发生皮肤癌，澳大利亚年龄标化率为555/10万，美国白种人中发病率165/10万。我国皮肤癌发病率较低，2005年上海市市区男女性皮肤及附件肿瘤的发病率分别为4.02/10万与3.69/10万。某些因素可能与皮肤癌的发生有关，如过度阳光暴晒，电离辐射，经常接触烟灰、焦油、沥青，吸收砷类，皮肤烧伤瘢痕史等，另外，慢性体表炎症或刺激区域如性病肉芽肿、梅毒、麻风、慢性溃疡、系统性红斑狼疮等，以及免疫抑制或缺陷状态，也可以促进皮肤癌的发生。

皮肤癌的病理类型主要为基底细胞癌和鳞状细胞癌，其他为少见的原位癌和乳腺外佩吉特病（Paget disease）。基底细胞癌男性发病多余女性，以表皮较厚富含皮脂腺及经常暴露于阳光的部位常见，如鼻翼、额、颈等处，躯干者仅 10% 左右。发展缓慢，临床诊断较早，以局部浸润生长为主，一般不发生淋巴结转移，转移率 ≤0.1%。发生转移者中位生存期为 10~14 个月。鳞状细胞癌多见于有色人种，以面、颈、前臂、背部、手背常见，淋巴结转移发生率高，上肢及下肢鳞状细胞癌淋巴结转移率分别为 20% 及 33%。

(二) 诊断与治疗

【诊断要点】

遇有下列情况应高度怀疑早期皮肤癌：①经久不愈或时好时坏或有少量出血的皮肤溃疡；②日光性角化病出现出血、溃疡或不对称性结节突起；③曾被阳光照射过的皮肤或陈旧瘢痕出现溃疡或结节突起；④久不消退的红色皮肤瘢痕上出现糜烂等。

1. 活检　因为皮肤肿瘤临床特征有高度重叠，所以活检对诊断至关重要。切除活检或钻孔活检比削刮活检对诊断更有利，因为浅表的削刮活检可能丢失重要的诊断线索。

2. 病理诊断　准确的病理学分型尤为重要。

【鉴别诊断】

皮肤癌需要与脂溢性角化病、盘状红斑狼疮、角化棘皮瘤、转移性皮肤癌等相鉴别。

1. 脂溢性角化病　又称老年疣，50 岁以上男性多见，好发于面、颈、胸背部及手背，皮损为略高出于皮肤的圆形或卵圆形扁平疣状皮疹，呈黄、黄褐色至煤黑色，边界清楚，质地柔软，表面稍粗糙，覆有油脂状鳞屑痂，皮疹数目不定，往往很多，脂溢性角化病可永久存在而不恶变，极少数病人的个别损害可发展成基底细胞癌，组织病理学检查可助诊断。

2. 盘状红斑狼疮 多见于中年男女，初始为小丘疹，逐渐扩大呈斑块，表面干燥，角质增殖，毛囊口扩张，内含有角质栓刺，不形成溃疡，边缘多充血，发生于颜面部者呈蝴蝶状分布。辅助检查红细胞沉降率、类风湿因子、抗核抗体及组织活检可鉴别。

3. 角化棘皮瘤 多见于中年男性，面部常见，颊部及鼻部为著，四肢、躯干罕见，表现为半球形质硬肿物，似淡红色粉刺或与皮肤色泽相似的小结，边缘隆起，中央凹陷成火山口形，内含一个角质痂。本病发展迅速，但长到直径达 2cm 左右后常不再继续发展，2~6 个月内自行萎缩，自然痊愈，遗留萎缩性瘢痕。

4. 转移性皮肤癌 由其他脏器原发癌转移到皮肤形成，一般为多发，同时有其他器官原发性癌的症状及体征。

【治疗原则】

1. 皮肤癌治疗方案原则上应根据患者情况（如年龄、职业、性别、遗传因素、体质、既往治疗等）和肿瘤因素（病变部位、大小、范围、临床表现和病理组织类型等）制定。

2. 根据初始或复发鼻咽癌的不同 TNM 分期，选用不同的综合治疗方案。局部区域复发和局部或远处转移的风险是决定皮肤癌治疗方案的最重要因素。影响复发和转移风险的特征举例包括：肿瘤部位、大小和组织学特征以及患者的共病。

3. 低危型皮肤鳞状细胞癌（SCC）的主要治疗选择包括：外科切除、冷冻疗法、电外科手术（电干燥术和电刮除术）、局部治疗（5-氟尿嘧啶或咪喹莫特）、放疗、光动力疗法等。

4. 对于存在 1 个或多个高风险特征的局部皮肤 SCC 患者，

早期积极手术切除是主要治疗方法。不推荐采用不能提供评估组织边缘机会的治疗方法，如冷冻手术、电干燥术和刮除术、局部治疗及光动力疗法。有时将放疗用作一种辅助治疗，以尝试降低疾病复发的风险；目前仍不清楚进行放疗的指征。当不可能进行完全性手术切除时，也可将放疗作为挽救或姑息治疗。通过手术和（或）放疗不能有效治疗的局部晚期或转移性病变患者是进行全身性化疗的候选人群。

5. 手术切除是在高风险皮肤癌治疗中采用的一线治疗方法。治疗选择包括：Mohs 手术、对所有环周切缘及深部切缘进行评估（complete circumferential peripheral and deep margin assessment，CCPDMA）的手术切除、传统的手术切除。MMS 及 CCP-DMA 切除术优于传统的手术切除，因为这些操作通过检查 100% 的组织切缘，可对肿瘤是否完全切除进行评估。

6. 在切缘干净的外科切除术后，为减少局部复发的可能性，患者可能在高风险肿瘤的部位接受放疗（作为一种辅助性治疗方法）。此外，对于肿瘤切除不完全的患者，放疗可作为一种挽救治疗。

7. 化疗药物，如顺铂、5-氟尿嘧啶、卡培他滨、甲氨蝶呤、博莱霉素及多柔比星，已在如下患者中使用：通过手术切除或放疗不能充分控制的局部晚期皮肤癌患者，远处转移的皮肤癌患者。然而，有关这些干预措施疗效的数据有限，或者证据级别不高，本书暂不列出具体化疗方案。

8. 关于免疫检测点抑制剂的免疫治疗近年兴起，在皮肤癌中的结果令人期待。

【一般治疗】

1. 手术切除　手术切除对低危型和高危型皮肤 SCC 均适用，

是治疗皮肤 SCC 的常用方法。切除通常可在门诊局麻下进行。

2. 冷冻疗法 冷冻疗法通过冻结和融化的方法破坏恶性细胞。这种疗法可能用于小的界限清楚的低危侵袭性皮肤癌和皮肤原位癌。

3. 电外科 电干燥术和电刮除术（electrodesiccation and cu-rettage，ED&C）可能用于治疗小的、表浅的、界限清楚的皮肤癌和位于非关键的低风险部位的皮肤原位癌。

4. 放疗 放疗是小的边界清楚的原发性皮肤 SCC 初始治疗方法的一个选择。然而，由于放疗存在潜在的长期副作用，这种治疗方式主要保留用于年龄较大患者或不能进行手术治疗的患者。

5. 局部使用 5-氟尿嘧啶 当其他治疗方式不能实行时和患者拒绝手术治疗时，局部使用 5-氟尿嘧啶被广泛用于该病。在术后愈合不佳的情况下，例如皮损累及老年患者或有静脉淤积性疾病的患者的下肢时，局部用 5-氟尿嘧啶尤其有价值。局部用 5-氟尿嘧啶也可有效治疗可能发生于砷皮炎或着色性干皮病（xeroderma pigmentosum，XP）患者的广泛性原位皮肤癌病变。

6. 光动力疗法 光动力疗法（photodynamic therapy，PDT）可用于治疗皮肤原位癌，PDT 不推荐用于治疗侵袭性皮肤癌。观察性研究证明侵袭性皮肤癌经 PDT 后复发风险高。

7. 全身化疗 全身化疗用于治疗手术切除或放疗无法处理的远处转移或局部晚期病变患者。

（三）药物处方

◆基底细胞癌

靶向治疗：Hedgehog 信号通路可引起基底细胞增殖和肿瘤

生长。此通路的信号由细胞表面受体 SMO（smoothened homolog）启动。两种 SMO 抑制剂：维莫德吉（vismodegib）和索尼德吉（sonidegib），对局部晚期或转移性基底细胞癌患者有临床活性。伊曲康唑是一种抗真菌药物，也可抑制该通路，但该药物的资料要有限很多。

📋**处方①**：维莫德吉，150mg，一日 1 次，口服。

【**注意事项**】

1. 关于维莫德吉对基底细胞癌的安全性和疗效：局部晚期细胞基底癌患者的客观缓解率为 67%（34% 为完全缓解，33% 为部分缓解）。转移性基底细胞癌患者中的客观缓解率为 38%（7% 为完全缓解，31% 为部分缓解）。整个研究人群的中位无进展生存期为 20 个月（局部晚期患者为 24.5 个月，转移性患者为 13.1 个月）。

2. 最常见不良事件为肌肉痉挛、弥漫性脱发、味觉障碍、体重减轻、无力和食欲减弱（分别为 64%、62%、54%、33%、28% 和 25%）。在 43% 的患者中观察到 3 级或更高级不良事件。

3. 维莫德吉治疗可能与皮肤鳞状细胞癌的发生相关。

4. 21% 的患者可见获得性耐药（肿瘤对治疗有反应但随后再生长），检出时的平均时间为 56.4 周。

📋**处方②**：索尼德吉，200mg，口服，每天一次。

【**注意事项**】

1. 接受 200mg/d 和 800mg/d 治疗的局部晚期患者队列客观缓解率分别为 53% 和 42%。局部晚期疾病患者的疾病控制率（包括疾病稳定）分别为 91% 和 81%。

2. 对于转移性疾病患者，低剂量组和高剂量组的客观缓解率分别为 8% 和 17%。疾病控制率（包括疾病稳定）分别是 92% 和 91%。

3. 200mg/d 治疗组未达到基于独立审查的中位持续缓解时间，800mg/d 治疗组的中位持续缓解时间是 15.7 个月。

4. 最常见的毒性反应包括肌肉痉挛、脱发、味觉障碍和恶心（200mg/d 组分别为 52%、49%、41% 和 35%，800mg/d 组分别为 69%、57%、60% 和 47%）。接受 200mg/d 治疗的患者中有 30% 可见 3 级或 4 级毒性反应。

◆ 鳞状细胞癌

处方①：西妥昔单抗，第 1 周 400mg/m^2，随后每周给予 250mg/m^2，静滴。

【注意事项】

1. 一项纳入 36 例患者的 Ⅱ 期研究前瞻性地研究了西妥昔单抗对治疗晚期皮肤鳞状细胞癌的可能作用。大部分患者为局部区域病变，仅 8% 的患者有全身转移。西妥昔单抗按常规方法每周给药。研究观察到 8 例患者部分缓解，2 例患者完全缓解（意向治疗人群中客观缓解率为 28%），15 例病情稳定，总体病情控制率为 69%。3 例患者经西妥昔单抗治疗后，可行手术完全切除肿瘤。

2. 最常见的 3 级和 4 级毒性反应包括感染和肿瘤出血。

3. 发生痤疮样皮疹的患者与在其他恶性肿瘤患者一样，无进展生存期较长，且生存期也常较长（8.9 个月 *vs* 4 个月，*P* = 0.054）。

4. 有试验在新辅助治疗情况下对西妥昔单抗进行了评估。法国研究者对 34 例无法切除的局部晚期肿瘤患者采用西妥昔单抗联合氟尿嘧啶和铂类治疗，或在有化疗禁忌证时采取西妥昔单抗单药治疗。9 例接受西妥昔单抗单药治疗的患者中（中位年龄 86 岁），5 例有反应（使手术切除可行），3 例有完全病理反应。25 例患者（中位年龄 70 岁）接受了西妥昔单抗和化疗。23 例患者能行手术，15 个肿瘤达到了完全病理反应。该治疗耐受性良好，提示大多数患者接受卡铂而非顺铂。

■ **处方②**：帕尼单抗，6mg/kg，静滴，每 2 周 1 次。

【注意事项】

一项小型 II 期研究中，16 例不适合局部治疗的皮肤鳞状细胞癌患者接受了帕尼单抗治疗。其中 5 例患者观察到有客观缓解，包括 3 例部分缓解和 2 例完全缓解。5 例患者观察到 3 级和 4 级毒性反应（4 例皮疹，1 例乏力）。

（李治桦）

三、恶性黑色素瘤

（一）病情概述

恶性黑色素瘤是一种来源于黑色素细胞的恶性肿瘤，可分布于皮肤、眼睛、黏膜表面和神经系统。其发病率随年龄逐年增长，男性患病风险为女性的 1.7 倍。绝大部分恶性黑色素瘤可以产生黑色素，少数可表现为无色素性恶性黑色素瘤。我国发病率较低，白种人多发，澳大利亚昆士兰为全球高发区。近年来，国内国外恶性黑色素瘤发病率均呈快速增长趋势。我国以往对恶性黑色素瘤认识不足，就诊时已为时较晚，疗效欠佳。恶性黑色素瘤90%发生于皮肤，10%发生于眼球的虹膜、睫状体、脉络膜，口腔、消化道泌尿生殖系统的黏膜、脑膜的脉络膜等部位。本文主要介绍最常见的皮肤恶性黑色素瘤。

黑色素瘤的危险因素包括肤色浅、不易晒黑和金黄色红色头发等。重度晒伤史，晒黑屋照射紫外线，以及服用补骨脂素治疗银屑病，都可增加恶性黑色素瘤的患病风险。而紫外线照射及外伤诱发恶性黑色素瘤尚有争议。多发的普通痣和非典型痣均为恶性黑色素瘤患病风险增加的标志。60%的皮肤恶性黑色素瘤源于良性痣，导致其恶变的原因不明，慢性摩擦被认为是可能的相关因素。而先天性巨痣恶变率更高，达20%~30%。恶性黑色素瘤有遗传倾向，有家族史的人群发病率比无家族史者高1.7倍。

大多数黑色素瘤至少会有以下特征性表现：不对称、边界不规整、颜色改变、直径大于6mm、增大或出现变化。Clark等将恶性黑色素瘤的病理类型分为11个：①雀斑型；②表浅蔓延性；③结节型；④肢端色斑型；⑤辐射生长的未分型恶黑；⑥巨大毛痣恶变的恶黑；⑦口腔、阴道、肛门黏膜来源的恶黑；⑧原发部位不明的恶黑；⑨起源于蓝痣的恶黑；⑩内脏恶黑；⑪起源于皮内痣的儿童期恶黑。

恶性黑色素瘤可以在原发部位发射状生长，也可呈垂直浸润性生长。远处转移主要通过淋巴管，血行转移亦常见。恶性黑色素瘤为高度恶性肿瘤，即使经根治性术后患者其复发率也较高，晚期患者生存率更低，放化疗很难明显改善生存。

皮肤的恶性黑色素瘤的 TNM 分期系统将无区域淋巴转移的恶黑定为 Ⅰ 期和 Ⅱ 期，然后根据原发灶的浸润深度、有无溃疡进行分期，多数 Ⅰ 期和 Ⅱ 期恶黑仅通过手术即可治愈，但即使是无溃疡或淋巴结转移、厚度为 1 毫米的恶黑也有转移可能，发生转移后 10 年生存率不到 10%。浸润较深的 ⅡB 和 ⅡC 期患者，10 年生存率为 32.3%~53.9%。Ⅲ 期定义为出现卫星灶和（或）皮下移行转移和（或）区域淋巴结转移。Ⅳ 期表现为远处转移。分期晚、老年、男性患者预后差。肢端恶黑预后好于躯干恶黑。头、颈部的恶黑，特别是头皮、耳部的预后更差。

（二）诊断与治疗

【诊断要点】

皮肤恶性黑色素瘤起源于与黑素细胞有关的皮损。正常人几乎均有色痣，部分人皮肤存在由痣细胞构成的良性肿瘤，如交界痣、皮内痣和复合痣等。此外，黑素细胞可能还会引起单纯雀斑样痣、太田痣、发育不良痣、蓝痣等皮肤。这些均需与皮肤恶性黑色素瘤鉴别。

1. 美国国立癌症研究所推荐的 "ABCDE" 检查法 可适用于皮肤恶性黑色素瘤的早期诊断：①不对称（Asymmetry）；②边缘不规则（Border irregularities）；③颜色不均匀（Color variegation）（即，同一区域内有不同的颜色）④直径大于 6mm（Diameter greater than 6mm）；⑤扩大或颜色、形状或症状的变化（Enlargement or evolution of color change, shape, or symptoms）。

出现上述改变常提示早期恶性黑色素瘤可能。

2. 全身皮肤检查　与部分检查相比，对全部皮肤表面进行筛查性检查可使检出黑素瘤的可能性增至 6 倍。男性的病灶更多位于背部，女性的病灶更多位于小腿，因为这些是日晒伤及日光暴露的常见部位；筛查这些部位以及头皮和足底可能有助于早期发现。

3. 皮肤镜检查　皮肤镜检查（或皮肤视镜检查或表皮发光显微镜）是指使用手持透镜联合油浸来更好地观察色素病变。该技术主要由皮肤科医生实施，可改善黑素瘤的发现。

4. 活检　以往观点认为，对怀疑恶黑者，应将病灶连同周围 0.5 ~ 1cm 正常皮肤及皮下脂肪整块切除后行病理检查，证实为恶黑，再决定是否广泛切除。近年来的国内外文献报道，主张诊断与治疗同期完成，以降低可能的医源性扩散概率，减少医疗费用。

5. 皮肤恶性黑色素瘤分型　①表浅扩散型，占黑色素瘤的 70% 以上。②结节型，占 15% ~ 30%，好发于下肢和躯干，易发生溃疡和出血，侵袭性强。③雀斑型，占 4% ~ 10%，好发于白中老年人头、颈部等暴露部位。④肢端雀斑型：特征性的出现在手掌、足底或甲床下，仅占皮肤恶黑的 2% ~ 8%，但在深色皮肤人群如黑人、亚洲人和拉丁美洲人中比例较高，为 35% ~ 66%。

6. PET-CT 检查　由于大部分恶性黑色素瘤对葡萄糖的摄取很高，因此在检查系统性转移灶时，PET-CT 较其他影像学检查（如 B 超、CT、MRI）有更高的敏感性。但 MRI 对于脑转移，CT 对于肺转移，前哨淋巴结活检对于区域淋巴结转移，相对

PET-CT 更有优势。

7. 其他检查 对于其他特殊部位的恶性黑色素瘤的诊断，其他检查如胃镜、肠镜、眼底镜等，均有其特殊的价值。

【鉴别诊断】

临床上皮肤恶性黑色素瘤需要与各类痣、脂溢性角化病、血管瘤、血肿、鳞状细胞癌、色素性基底细胞癌等疾病相鉴别。

1. 良性交界痣 镜下所见为良性大痣细胞，并无异性细胞，仅在真皮内生长，其炎性反应不明显。

2. 甲床下血肿 多有相应外伤史。镜下为干枯的血细胞，可有上皮成纤维细胞增生。

3. 细胞性蓝痣 好发于臀、尾骶、腰部，呈淡蓝色结节，表面光滑而不规则。镜下可见树枝状突的深黑色细胞、大梭形细胞，并集合成细胞岛。有核分裂象或坏死区时，应考虑到有恶变的可能。

4. 色素性基底细胞癌 是上皮细胞的恶性肿瘤。由表皮的基底层向深部浸润，癌巢周围为一层柱状或立方形细胞。癌细胞染色深，无一定排列。癌细胞内可含黑色素。

5. 硬化性血管瘤 表皮过度角化，真皮乳状增殖，扩张的毛细血管常被向下延伸的表皮突围绕，貌似表皮内血肿一样。

6. 老年痣 见于老年人体表呈疣状的痣，表皮过度角化，粒层部分增厚或萎缩，棘层肥厚，基层完整，亦可有色素增加。真皮乳头增殖，外观呈乳头瘤样增生。

7. 脂溢性角化病 病灶亦呈乳头瘤样增生，表皮下界限清楚，角化不完全，粒层先增厚，后变薄甚或消失，增生的表皮细胞内可有少量或较多的黑色素。

【治疗原则】

1. 一旦确诊为恶性黑色素瘤，局部扩大切除术是首选治疗方法。对于厚度≤1mm者，1cm或3cm切缘的局部复发率无明显差异；厚度超过1mm时，临床数据支持2cm的切缘。

2. 不推荐临床没有发现明显淋巴结转移的患者进行淋巴结清扫，通过前哨淋巴结活检，可以找出那些能从早期淋巴结清扫中得到生存获益的患者。

3. 对于高危黑色素瘤患者的辅助治疗，高剂量的 α-2b 干扰素已成为主要的术后治疗方案，但疗效仍有争议。

4. 转移性黑色素瘤患者的预后极差，现有治疗手段，尚未被证实能改善这类患者的中位生存期，而且全身治疗的有效率很低。

5. 对于寡转移性疾病（即病灶数目仅限于1个或数目有限）的患者，应评估可能的外科转移灶切除术。虽然大部分情况下会发生广泛转移，但在有些情况下采取转移性肿瘤全切除术的患者生存期延长。应对不适用外科转移灶切除术的患者进行全身性治疗。

6. 转移性黑色素瘤患者的主要全身性治疗方式是免疫治疗（主要是抗 PD1 抗体培布珠单抗、尼沃单抗）和针对 MAP 激酶途径的靶向治疗。对个体患者而言，根据疾病的范围、肿瘤的分子特征（是否存在 BRAF 或 KIT 的驱动基因突变）、患者体能状态和共存疾病制定适当的治疗选择和治疗顺序。评估患者亚组最佳顺序的临床试验是前瞻性处理 BRAF 突变黑色素瘤患者亚组的最佳治疗顺序的一个重要考虑事项。

7. 应评估晚期皮肤黑色素瘤患者的肿瘤是否存在 V600

BRAF 突变，以帮助指导全身性治疗的选择。对于未包含 V600 BRAF 突变的肢端或黏膜黑色素瘤，只要可能，也应评估其是否存在 KIT 突变。

8. 对于不存在 V600 BRAF 突变的患者，我们推荐使用尼沃单抗联合易普利单抗进行免疫治疗，而不是仅使用抗 PD1 抗体（尼沃单抗、培布珠单抗）。靶向治疗不适用于没有特征性 V600 突变的患者。对于许多（即使不是大多数）适合进行全身性治疗的晚期黑色素瘤患者，使用一种抗 PD1 抗体（培布珠单抗、尼沃单抗）的检测点抑制是优选方案。

9. 对具有 V600 BRAF 突变且体能状态良好的患者，建议免疫治疗作为初始全身性治疗，而不是靶向治疗。倾向于免疫治疗而不是靶向治疗，是基于在一些患者中采用免疫治疗获得长时间的疾病控制，而接受靶向治疗的患者几乎总是相对快速地复发。

10. 对具有 V600 BRAF 突变且体能状态不佳的患者，我们建议采用 MAP 激酶途径靶向治疗（如，达拉非尼联合曲美替尼），而非免疫治疗。这种情况下靶向治疗可带来更迅速地缓解。采用检测点抑制剂的免疫治疗是一种替代方案。当患者在靶向治疗后进展时，免疫治疗可能作为可选的二线治疗。

11. 对于不存在 V600 BRAF 突变但存在 KIT 突变的患者，使用 KIT 抑制剂（如，伊马替尼）可能提供了一种重要的治疗方案，尤其是对于存在症状性疾病且/或不适合行免疫治疗的患者，最好是在正式的临床试验背景下进行。

【一般治疗】

1. 低危患者 大多数诊断为黑素瘤的患者呈 Ⅰ 期或 ⅡA 期

病变（肿瘤厚度≤2毫米伴溃疡，或局部肿瘤厚度≤4mm且无溃疡）。对于这些患者，外科手术通常能够治愈，无需辅助治疗（除非在正式临床试验情况下）。

2. **高危淋巴结阴性（ⅡB期或ⅡC期）黑素瘤** 无淋巴结受累但原发肿瘤具有高危特征的患者病变复发和扩散的风险较高。高危原发肿瘤包括厚度大于4mm的肿瘤或厚度大于2mm且有溃疡的肿瘤。比较易普利单抗与安慰剂的欧洲癌症研究和治疗组织（European Organisation for Research and Treatment of Cancer，EORTC）18071试验未纳入高危淋巴结阴性患者。这种情况下可选择观察和大剂量干扰素α（interferon alfa，IFNα）。易普利单抗目前尚未被批准用于治疗高危淋巴结阴性黑素瘤。

3. **高危Ⅲ期黑素瘤** 对于已行Ⅲ期黑素瘤完全切除术的患者，有关辅助治疗的推荐取决于淋巴结受累范围：对于有肉眼可见淋巴结受累、多个淋巴结受累或单个淋巴结中镜下肿瘤直径大于1毫米的患者，首选方法是使之参与到评估程序性细胞死亡-1蛋白（programmed cell death 1，PD-1）抑制剂的临床试验中。若无法参与临床试验，易普利单抗（使用10mg/kg的方案）是一种合适的替代选择。虽然目前尚无PD-1抑制剂用作辅助治疗的有关资料，但这些药物（单用或与易普利单抗联用）治疗转移性黑素瘤的效果都显著优于单用易普利单抗。镜下单个受累淋巴结病灶直径小于等于1毫米的患者。在这种情况下，可选择大剂量IFNα治疗或观察。易普利单抗目前尚未被批准用于治疗ⅢA期（小于1毫米）黑素瘤。

4. **Ⅳ期黑色素瘤** 部分患者在就诊时具有转移性肿瘤，而一些患者在初始根治性治疗后发生转移。高剂量白细胞介素-2

（interleukin-2，IL-2）是改变转移性黑色素瘤患者自然病程的首要治疗，可能治愈小部分患者。但是，它的重度毒性限制其仅应用于下述患者：仔细选择出的、在具有处理治疗副作用经验的医疗中心接受治疗的患者。根据更近期的研究，人们已研发出采用检测点抑制剂［抗-PD1 抗体（培布珠单抗、尼沃单抗）和抗 CTLA-4 抗体（易普利单抗）］的免疫治疗，以及靶向治疗（BRAF 和/或 MEK 抑制）。与化疗相比，这些方法均能延长无进展生存期和总生存期。

5. 放射治疗　黑色素瘤一直被认为是一种相对抗放射的肿瘤。新近的研究数据对这一观点提出异议，且现在认为放射治疗是恶性黑色素瘤的有效治疗方法。最重要的是，它可以有效减轻 40%~50% 的有不可切除的局部复发性或转移性疾病患者中出现的骨痛、硬膜外脊髓压迫、因大脑受累和（或）肿瘤出血而出现的中枢神经系统功能障碍的痛苦。

6. 细胞毒性化疗　尚未显示细胞毒性化疗（单药或联用）能改善晚期黑色素瘤患者的总生存期。缓解率通常小于 20%，中位缓解时间是 4~6 个月。因此，化疗（如达卡巴嗪、替莫唑胺、卡铂/紫杉醇、福莫司汀）的作用限于以下患者：存在 BRAF 野生型（wild type，WT）肿瘤且不适合进行免疫治疗的患者，以及在采用其他选择进行最佳治疗后发生进展的患者。

（三）药物处方

📋 **处方①**：干扰素-α（IFN-α），2000 万 U/m²，静脉给药，每周 5 日，治疗 4 周；随后以 1000 万 U/m²，皮下给药，每周 3 次，治疗 11 个月。

【注意事项】

1. 大剂量 IFN-α 辅助治疗会引起许多不良反应，包括急性全身症状、慢性疲劳、骨髓抑制及神经和心理影响，大多数患者在一定程度上都经历过这些不良反应。

2. 大多数患者都会出现粒细胞减少，且在 20% ~ 60% 的患者中都可能严重到需要调整剂量。感染少见，提示其造成骨髓抑制的机制不同于细胞毒性化学治疗。

3. 在 ECOG 1684 试验中，肝毒性导致 2 例患者早期死亡，但在美国协作组试验中，由于执行了谨慎的监测和剂量调整原则，肝毒性并未造成死亡。

4. 疲劳较为常见，在大型试验中可见于 70% ~ 100% 的患者。在治疗过程中疲劳会加重，可严重影响患者常规活动能力。

5. 轻度至中度抑郁以及认知功能受损常见诸报道，但心境不稳定（躁狂和抑郁交替）较少发生。心境或精神病性障碍病史是神经精神受到影响的危险因素。使用抗抑郁药（无论是治疗性还是预防性）可能有助于完成整个治疗计划。

6. 在 IFN-α 治疗期间可能会出现甲状腺功能失调（甲状腺功能减退和甲状腺功能亢进）。其在本质上通常为自身免疫性疾病，一般在停止治疗 6 ~ 12 个月内缓解。研究提示，若出现甲状腺功能失调，则治疗获益的概率可能显著增加。

📋 **处方②**：重组人白细胞介素-2（rhIL-2），一次 600000 ~ 720000U/kg、每 8 小时 1 次，静脉给药，在第 1 天 ~ 第 5 天，第 15 天 ~ 第 19 天给药，每个疗程最多 28 剂。

【注意事项】

1. 高剂量 IL-2 治疗能导致严重的多器官毒性反应，因此，只有在专门医疗项目中，由能够提供必需的重症监护且经验丰富的临床医生才能对器官功能极好的患者采用这种疗法。

2. IL-2 是促炎症细胞因子如 IL-1、TNF-α 和 IFN-γ 的强诱导剂。这些因子及其他物质（包括一氧化氮）在 IL-2 的毒性作用中似乎起着重要的作用。

3. IL-2 的主要副作用包括低血压、心律失常、肺水肿、发热和毛细血管通透性增加，在罕见情况下可导致死亡。细菌感染，特别是导管相关脓毒症，显著促进了 IL-2 治疗的毒性反应，并且导致了早期高剂量 IL-2 研究中的 6 例死亡。预防性给予抗生素通常可大幅降低导管相关脓毒症的发病率，并显著提高这种治疗方法的安全性。

处方③：BFAF 抑制剂：威罗非尼，每次 960mg，口服，一天 2 次；达拉非尼，每次 150mg，口服，一天 2 次。

【注意事项】

1. 两种药物目前主要与 MEK 抑制剂联用。

2. 威罗非尼和达拉非尼均对脑转移瘤患者有效。

3. 与 BRAF 抑制剂相关的最常见的毒性包括皮肤并发症（皮疹、光敏反应、角化过度）、关节痛、疲劳、脱发、恶心和腹泻。在广泛的上市后经验中，15% 或以上的患者都曾报道有这些毒性。

4. 威罗非尼和达拉非尼的使用中常见具有临床意义的皮肤副作用，包括鳞状细胞癌（包括角化棘皮瘤），见于 19%~26% 的病例。这些皮肤肿瘤发生在开始这些 BRAF 抑制剂治疗的数周内，并且通常可以通过手术切除治疗。发生这些病变并不需要中止治疗。

📋 **处方④**：曲美替尼，2kg/d，口服，一天一次。

【注意事项】

1. 进行 MEK 抑制时，皮肤毒性反应常见。例如，一项关于曲美替尼的Ⅲ期试验报道，87% 的患者出现了皮肤病学的副作用。12% 的患者的皮肤毒性反应较严重，6% 的患者需要住院治疗。其他常见的副作用包括腹泻（43%）和水肿（26%）。

2. 使用 MEK 抑制剂时已发现的尤其令人担忧的较少见毒性反应包括：①使用曲美替尼和克吡替尼时均报道过心脏射血分数下降，并且可能需要停用 MEK 抑制剂。②使用 MEK 抑制剂时常报道有视觉问题，已使用过不同的名称来描述最常见的视觉问题，并且现已将其归入"MEK 抑制剂相关视网膜病变"这一涵盖性术语。除了不太严重的毒性反应外，视网膜静脉阻塞是一种不常见但可能很严重的副作用，其发生率不足 1%。

3. 已有研究发现，MEK 抑制剂与 BRAF 抑制剂联用有助于最大程度地减少 BRAF 抑制剂相关的皮肤病学毒性。

📋 **处方⑤**：伊马替尼，一次 400mg，口服，一日 2 次。

【注意事项】

1. 对于无 BRAFV600 突变但存在 KIT 突变的患者，KIT 抑制剂（如伊马替尼）可能是一种重要的治疗选择，最好是在正式的临床试验环境下应用。

2. 有心脏病史者：此类患者使用本药前应测定 LVEF，如用药期间出现明显的心力衰竭症状，应全面检查，并根据临床症状进行相应的治疗。

3. 如果出现水潴留（胸腔积液、腹水、肺水肿、水肿），可给予适当的支持治疗。

4. 如果出现心源性休克或左心室功能紊乱，可给予全身用类固醇激素、循环支持治疗和暂时停药，以改善病情。

5. 如果出现胃肠道症状，根据需要可考虑停用本药。

6. 如果出现皮疹，可给予抗组胺药、局部用或全身用类固醇。如出现严重的皮肤反应（如 Stevens-Johnson 综合征、中毒性表皮坏死松解症、多形性红斑、DRESS），应暂停用药或停药。

📋 **处方⑥**：使用以 PD-1 为靶点的 Nivolumab（尼沃单抗）或 Nivolumab（培布珠单抗）。Nivolumab：3mg/kg，静脉给药，每 2 周一次。Pembrolizumab：一次 200mg，静脉滴注 30 分钟，每 3 周 1 次，直至疾病进展或出现无法耐受的毒性。

【注意事项】

1. 治疗的毒性反应是可以处理的，83% 的患者发生过 1 次及以上治疗相关性不良事件。最常见的毒性为乏力、瘙痒、皮疹、腹泻和关节痛，发生率分别是 36%、24%、20%、16% 和 16%。共有 14% 的患者出现 3 级或 4 级毒性，最常见的是乏力（2%），未出现治疗相关的死亡。

2. 如果出现 2 级或 2 级以上肺炎，可给予相当于泼尼松一日 1~2mg/kg 的皮质类固醇，随后逐渐降低皮质类固醇的剂量。

3. 如果出现 2 级肝炎，可给予相当于泼尼松一日 0.5~1mg/kg 的皮质类固醇，随后逐渐降低皮质类固醇的剂量；如出现 3 级或 3 级以上肝炎，可给予相当于泼尼松一日 1~2mg/kg 的皮质类固醇，随后逐渐降低皮质类固醇的剂量。

4. 如果出现垂体炎，可给予皮质类固醇或激素替代疗法。

5. 如果出现甲状腺功能亢进，可给予硫脲类药和 β-肾上腺素受体阻断药；如出现甲状腺功能减退，可给予激素替代疗法。

6. 如果出现 1 型糖尿病，应给予胰岛素；如出现严重高血糖症，应给予抗高血糖治疗。

7. 如果出现 2 级或 2 级以上肾炎，可给予相当于泼尼松一日 1～2mg/kg 的皮质类固醇，随后逐渐降低皮质类固醇的剂量。

8. 如果出现 2 级或 2 级以上结肠炎，可给予相当于泼尼松一日 1～2mg/kg 的皮质类固醇，随后逐渐降低皮质类固醇的剂量。

📝 **处方⑦**：用于疾病转移患者：易普利单抗，3mg/kg，静脉输注，每 3 周 1 次，共治疗 4 次。作为辅助治疗：易普利单抗，10mg/kg，每 3 周 1 次，共治疗 4 次；随后每 12 周 1 次，持续最多 3 年。

【注意事项】

1. 易普利单抗是一种抗 CTLA-4 的单克隆抗体。随着剂量增加，客观缓解率与总生存期也逐渐增加，但严重不良事件、免疫相关不良事件及停药也随着剂量增加而增多。

2. 现已观察到多种免疫相关不良事件，最常见的严重表现包括小肠结肠炎、肝炎、皮炎和内分泌病，其他器官系统也可受累。这些免疫治疗副反应通常与其他种类抗肿瘤药物的毒性反应不同，需进行特别的处理。

（李治桦）

第九章

血液系统肿瘤

一、霍奇金淋巴瘤

（一）病情概述

霍奇金淋巴瘤（Hodgkin's lymphoma，HL）是一组起源于淋巴结组织或其他淋巴组织的恶性肿瘤，是淋巴瘤的一种独特类型，青年人常见的恶性肿瘤之一。在所有淋巴瘤患者中占11%，病变可侵及外周淋巴结及淋巴结外如肝脏、肺、骨髓等器官，约40%患者合并B组症状。该病近年来发病率较高，更多见于男性，在世界各地的发病情况差异大，其中欧美国家多发。与其他恶性肿瘤相比，霍奇金淋巴瘤的临床治愈率较高。

（二）诊断与治疗

【诊断要点】

根据淋巴结病理切片或淋巴结穿刺物涂片检查明确病理类型。根据淋巴瘤分布范围明确分期。根据有无全身症状分为A、B两组。

1. 病理类型　WHO（世界卫生组织）2008年发布的第四版分类。

（1）结节性淋巴细胞为主霍奇金淋巴瘤（nodular lympho-cyte-predominant Hodgkin's lymphoma，NLPHL）。

（2）经典型霍奇金淋巴瘤（classical Hodgkin's lymphoma，

CHL）；①淋巴细胞为主型（lymphocyte-rich P，LP）；②结节硬化型（nodular Sclerosis，NS）；③混合细胞型（mixed C，MC）；④淋巴细胞消减型（LD）。

我国最常见为混合细胞型。各型之间可以互相转化。组织学亚型是决定患者临床表现、预后和治疗的主要因素。

2. 临床分期　见表 9-1。

表 9-1　Ann Arbor-Cotswolds 分期

分期	侵犯范围
Ⅰ期	侵及单个淋巴结区（Ⅰ），或侵及一个淋巴组织（脾脏、胸腺、韦氏环）
Ⅱ期	侵及横膈一侧的 2 个或 2 个以上淋巴结区，并注明受侵淋巴结区数目，如写为 Ⅱ$_2$，或外加局限侵犯一个结外器官或部位（Ⅱ$_E$）
Ⅲ期	侵及横膈双侧淋巴结区或淋巴组织 Ⅲ1：有或无脾门、腹腔或肝门区淋巴结受侵 Ⅲ2：有腹主动脉旁、肠系膜及髂淋巴结受侵
Ⅳ期	侵犯淋巴结以外的部位（S），称之为 E（弥漫性或播散性侵犯一个或更多的结外器官，同时伴有或不伴有淋巴结的侵犯）
注：	A：无全身症状
	B：不明原因的发热 >38℃连续 3 天以上、盗汗、在半年内不明原因的体重下降 >10%
	X：大瘤块，大于纵隔宽度的 1/3 者；淋巴结融合包块的最大直径 >10cm 者

分期	侵犯范围
	E：局限性孤立的结外病变，不包括肝和骨髓，只有一个部位的病变；侵犯邻近的淋巴结（ⅡE或ⅢE）
	CS：临床分期
	PS：病理分期
	如果治疗后有残余，又不能区别是良性还是恶性，则用CRu标记。

3. 临床表现 90%患者以淋巴结肿大就诊，大多表现为颈部淋巴结肿大和纵隔淋巴结肿大。淋巴结肿大常呈无痛性、进行性肿大。然后扩散到其他淋巴结，晚期可侵犯血管，累及脾、肝、骨髓和消化道等。20%～30%患者表现为发热、盗汗、消瘦。发热可为低热，有时为间歇高热。此外可有瘙痒、乏力等。

临床分期：Ⅰ期：病变仅限于2个淋巴结区或单个结外器官局部受累；Ⅱ期：病变累及横膈同侧二个或更多的淋巴结区，或病变局限侵犯淋巴结外器官及横膈同侧1个以上淋巴结区；Ⅲ期：横膈上下均有淋巴结病变。可伴脾累及、结外器官局限受累，或脾与局限性结外器官受累；Ⅳ期：1个或多个结外器官受到广泛性或播散性侵犯，伴或不伴淋巴结肿大。肝或骨髓只要受到累及均属Ⅳ期。

全身症状：①发热38℃以上，连续3天以上，且无感染原因；②6个月内体重减轻10%以上；③盗汗，无症状者为A，有症状者为B。

【鉴别诊断】

需与淋巴结核、病毒感染（传染性单核细胞增多症等）、转移癌和非霍奇金淋巴瘤等疾病相鉴别。颈部淋巴结肿大应排除鼻咽癌、甲状腺癌等；纵隔肿块需排除肺癌、胸腺瘤等；腋下淋巴结肿需排除乳腺癌等。以上疾病的鉴别主要依靠病理组织学检查，病理组织学诊断是霍奇金淋巴瘤确诊的必要依据。病理学诊断通常要具有典型的 RS 细胞（Reed-Sternberg 细胞，又称镜影细胞），并需结合淋巴细胞、浆细胞、嗜酸性粒细胞等多种反应性细胞成分背景的总体组织表现，结合 CD15、CD30 等免疫标志做出诊断。

【治疗原则】

早期局部病变（Ⅰ、Ⅱ期）以综合治疗为主，目前早期局部病变治疗标准是全身化疗 2~3 周期后病变受累野放疗。中晚期（Ⅲ、Ⅳ期）以全身化疗为主。因近 20 年来霍奇金病的药物治疗有了很大进步，最主要是由于治疗策略上的改进和有效化疗方案的增多。许多学者报道对Ⅱ~Ⅳ期患者的治愈率已超过 50%。

【一般治疗】

1. 放射治疗　仅适用于ⅠA 期 NLPHL 患者，其他患者可作为化疗的辅助治疗手段，不建议作为根治性手段。

2. 自体造血干细胞移植　病情获得较好缓解后，可选择高剂量化疗联合自体造血干细胞移植。

（三）药物处方

常用的治疗霍奇金病有效的联合化疗方案。

■ **处方①**：MOPP（COPP）方案

氮芥，6mg/m^2（或环磷酰胺，650mg/m^2），静脉滴注，第1天、第8天。

长春新碱（VCR），1.0~1.4mg/m^2，静脉注射，第1天、第8天。

丙卡巴肼，100mg/m^2，口服，第1天~第14天。

泼尼松，40mg/m^2，口服，第1天~第14天。

每3周重复1次，21天为1周期。

处方②：ABVD 方案

阿霉素（多柔比星），25mg/m^2，静脉注射，第1天。

博莱霉素，10mg/m^2，静脉注射，第1天、第15天。

长春地辛，3.5mg/m^2，静脉注射，第1天、第15天。

达卡巴嗪，375mg/m^2，静脉注射，第1天、第15天。

每4周重复1次，28天为1周期。

处方③：Stanford V 方案

阿霉素，25mg/m^2，静脉注射，第1周、第3周、第5周、第9周、第11周。

长春新碱，1.4mg/m^2，静脉注射，第1周、第3周、第5周、第9周、第11周（最大剂量不超过2mg）。

氮芥，6mg/m^2，静脉注射，第1周、第5周、第9周。

博来霉素，10mg/m^2，静脉注射，第2周、第4周、第6周、第8周、第10周、第12周。

足叶乙苷，60mg/m^2，静脉注射，第2周、第4周、第6周、第8周、第10周、第12周。

泼尼松，40mg/m^2，口服，每隔1天1次，持续12周。

12 周为 1 周期。

处方④：BEACOPP 方案

博来霉素，$10mg/m^2$，静脉注射，第 8 天。

足叶乙苷，$100mg/m^2$，静脉注射，第 1 天 ~ 第 3 天。

阿霉素，$25mg/m^2$，静脉注射，第 1 天。

环磷酰胺，$650mg/m^2$，静脉注射，第 1 天。

长春新碱，$1.4mg/m^2$，静脉注射，第 8 天。

甲基苄肼，$100mg/m^2$，口服，第 1 天 ~ 第 7 天。

泼尼松，$40mg/m^2$，口服，第 1 天 ~ 第 14 天。

每 3 周重复 1 次，21 天为 1 周期。

【注意事项】

1. 阿霉素（ADM），又称羟柔红霉素、羟正定霉素、多柔比星等。

5% 葡萄糖，250ml，禁用生理盐水。

阿霉素，$25 \sim 30mg/m^2$，静脉滴注，累积总剂量不超过 $400mg/m^2$。

2. 表柔比星（EPI 或 E-ADM），又称表阿霉素、法玛新等。

5% 葡萄糖，250ml，禁用生理盐水。

表阿霉素，$70 \sim 75mg/m^2$，静脉滴注，累积总剂量不超过 $900mg/m^2$。

3. 硫酸长春新碱（VCR）：生理盐水 10ml 溶解。

生理盐水，100ml，静脉滴注。

长春新碱，$1.4mg/m^2$，壶入。

4. 足叶乙苷（又称鬼臼乙叉苷、依托泊苷等），用生理盐水 10ml 溶解，禁用葡萄糖液（会形成微细沉淀），稀释后立即使用。

浓度不超过 25mg/dl（浓度越低，稳定性越大）（浓度 1∶100）。

生理盐水 500ml。

依托泊苷 90~120mg/m²，静脉滴注，静滴不少于 30 分钟。

5. 环磷酰胺：生理盐水 20~30ml 溶解。

生理盐水，100ml。

环磷酰胺，650~750mg/m²，静冲。

大剂量时改生理盐水，250ml，加美斯钠预防膀胱毒性。

6. 达卡巴嗪（又称氮烯咪胺）：生理盐水，10~20ml 溶解。

5% 葡萄糖，250ml。

达卡巴嗪，375mg/m²，静脉滴注。

避光，30~60 分钟滴完。

7. 博来霉素（Bleomycin，BLM）

消炎痛栓，0.1 克，纳肛，博莱霉素前 0.5 克。

生理盐水，100ml。

博莱霉素，15mg，静脉滴注。

总剂量不超过 300~450mg（400mg）。

【预后因素】

（1）临床分期：分期越早，预后愈好。

（2）组织学亚型：淋巴细胞为主型和结节硬化型较混合细胞型预后为佳，淋巴细胞耗竭型预后最差。

（3）肿瘤细胞负荷大者差。

（4）有全身 B 组症状，预后较差。

（5）年龄 >45 岁者较差。

（6）疾病部位的数目、结外病变的数目以及有无骨髓病变。

（达 永 张伟京 段连宁 潘兴华）

二、非霍奇金淋巴瘤

（一）病情概述

非霍奇金淋巴瘤（non-Hodgkin's lymphoma，NHL）是一组具有很强异质性的独立疾病。在我国恶性淋巴瘤中非霍奇金淋巴瘤所占的比例远高于霍奇金淋巴瘤。非霍奇金淋巴瘤病变是主要发生淋巴结、脾脏、胸腺等淋巴器官，也可发生在淋巴结外的淋巴组织和器官的淋巴造血系统的恶性肿瘤。依据细胞来源将其分为三种基本类型：B细胞、T细胞和NK/T细胞非霍奇金淋巴瘤。临床大多数非霍奇金淋巴瘤为B细胞型，占总数70%~85%。非霍奇金淋巴瘤在病理学分型、临床表现与治疗个体化分层上都比较复杂，但是一种有可能治愈的肿瘤。

（二）诊断与治疗

【诊断要点】

1. 浅表淋巴区淋巴结肿大为常见临床表现。

2. 体内深部淋巴结肿块可引起相应压迫、梗阻等症状，如纵隔肿块引起胸闷、胸痛、呼吸困难、上腔静脉压迫综合征等临床表现；腹腔内肿块引起腹痛、腹胀、肠梗阻等临床表现。

3. 结外淋巴组织增生和肿块，如鼻腔、鼻咽、扁桃体肿物等。

4. 组织学活检，包括免疫组化和分子细胞遗传学检查，做出分型诊断。

5. 临床分期：通过 PET/CT、CT、超声等影像学检查，确定临床分期。

6. 有无发热、盗汗、乏力、体重下降等全身症状。

【鉴别诊断】

应注意与霍奇金淋巴瘤、细菌结核、原虫感染、某些病毒感染、淋巴结转移癌等疾病相鉴别，结合组织病理学检查、临床表现等做出诊断。

【治疗原则】

根据具体的病理类型、临床分期等决定治疗方案。

1. 惰性非霍奇金淋巴瘤：主要包括滤泡性淋巴瘤（FL）、慢性淋巴细胞白血病/小细胞淋巴瘤（CLL/SLL）、蕈样霉菌病（MF）等亚型。

Ⅰ、Ⅱ期：以治愈为目的，可根据病情采用单用化疗、免疫治疗、放疗或相结合的治疗方法。

Ⅲ、Ⅳ期：有治疗指征的以联合化疗为主，必要时局部放疗，或干扰素治疗；无治疗指征的观察等待。

2. 侵袭性非霍奇金淋巴瘤：主要包括弥漫大 B 细胞淋巴（DLBCL）、套细胞淋巴瘤（MCL）、外周 T 细胞淋巴瘤（PTCL）、结外 NK/T 细胞淋巴瘤（ENKTCL）、血管免疫母细胞 T 细胞淋巴瘤（AITL）等亚型。

Ⅰ、Ⅱ期：化疗后受累野放射治疗。

Ⅲ、Ⅳ期：以联合化疗为主，必要时行局部放疗或干细胞移植治疗。

3. 高度侵袭性非霍奇金淋巴瘤：主要包括伯基特淋巴瘤（BL）和淋巴母细胞淋巴瘤（LBL）。应积极的全身化疗，必要时局部放疗或干细胞移植治疗。

4. 支持治疗：保护脏器功能、预防并发症、粒细胞集落刺激因子（G-CSF）支持等。

【一般治疗】

1. 化疗　是争取治愈非霍奇金淋巴瘤的主要治疗，有较高疗效。但是，治疗毒副作用明显，最好在有经验的专科医生指导下进行，以提高疗效，控制风险。

2. 放射治疗　可用于某些早期惰性淋巴瘤的治疗，或化疗后受累野巩固性放射治疗，或不能接受化疗的患者。也可行姑息性放疗，用于缓解症状、延缓病情进展。

3. 生物免疫治疗。

4. 对症支持治疗。

（三）药物处方

1. 滤泡性淋巴瘤（FL）

◆①一线治疗

临床研究证明利妥昔单抗（R，美罗华）联合化疗可以提高疗效。

📋处方①：R-CHOP：

利妥昔单抗，375mg/m^2，静脉注射，第 0 天。

环磷酰胺，750mg/m^2，静脉注射，第 1 天。

阿霉素，50mg/m^2，静脉注射，第 1 天。

（或表阿霉素，75mg/m^2，静脉注射，第 1 天）

长春新碱，1.4mg/m²，静脉注射，第1天、第8天。

泼尼松（强的松）片，60～100mg/(m²·d)，口服（PO），第1天～第5天。

21天为一周期。

处方②：R-CVP：

利妥昔单抗，375mg/m²，静脉注射，第0天。

环磷酰胺，750mg/m²，静脉注射，第1天。

长春新碱，1.4mg/m²，静脉注射，第1天、第8天。

泼尼松片，60～100mg/(m²·d)，口服，第1天～第5天。

21天为一周期。

处方③：R-F：

利妥昔单抗，375mg/m²，静脉注射，第0天。

氟达拉滨，25mg/(m²·d)，静脉注射，第1天～第3天。

21天为一周期。

处方④：R-FND：

利妥昔单抗，375mg/m²，静脉注射，第0天。

氟达拉滨，25mg/(m²·d)，静脉注射，第1天～第3天。

米托蒽醌，10mg/m²，静脉注射，第1天。

地塞米松，20mg/d，口服，第1天～第5天。

21天为一周期。

处方⑤：单用利妥昔单抗，375mg/m²，静脉注射，1/周×4。

【注意事项】

1. 因某原因不能使用利妥昔单抗时，也可以应用COP、FC、FDB（氟达拉滨）等化疗方案。

2. 老年或体弱患者可选利妥昔单抗（R）或环磷酰胺（CTX）单药治疗。

◆ 一线维持治疗：

利妥昔单抗，$375mg/m^2$，1/2 月，共 2 年。

2. 弥漫大 B 细胞淋巴瘤（DLBCL）

◆ 一线治疗方案：

处方①：R-CHOP：同前。

处方②：R-CHOP-14

利妥昔单抗，$375mg/m^2$，静脉注射，第 0 天。

环磷酰胺，$75mg/m^2$，静脉注射，第 1 天。

阿霉素，$50mg/m^2$，静脉注射，第 1 天。

（或表阿霉素，$50mg/m^2$，静脉注射，第 1 天）

长春新碱，$1.4mg/m^2$（<2mg），静脉注射，第 1 天。

泼尼松片，$60 \sim 100mg/(m^2 \cdot d)$，口服，第 1 天 ~ 第 5 天。

粒细胞集落刺激因子，$150\mu g/d$，皮下注射，第 3 天 ~ 第 8 天。

14 天为 1 周期。

处方③：R-EPOCH

利妥昔单抗，$375mg/m^2$，静脉注射，第 0 天。

依托泊苷，$50mg/(m^2 \cdot d)$，静脉注射，第 1 天 ~ 第 4 天。

长春新碱，$0.4mg/(m^2 \cdot d)$（<2mg），静脉注射，第 1 天 ~ 第 4 天。

阿霉素，$10mg/(m^2 \cdot d)$，静脉注射，第 1 天 ~ 第 4 天。

依托泊苷、长春新碱、阿霉素，溶于同一 500ml 生理盐水中，持续静脉注射 96 小时。

环磷酰胺，750mg/m²，静脉注射，第 6 天。

泼尼松，60mg/(m²·d)，口服，第 1 天～第 6 天。

21 天为 1 周期。

【注意事项】

因某原因不能使用利妥昔单抗时，也可单独应用上述 CHOP、CHOP-14、EPOCH 等化疗方案治疗。

◆ **二线治疗方案：**

📋 **处方①**：DHAP

顺铂，20mg/(m²·d)，静脉注射，第 1 天～第 4 天。

阿糖胞苷，1g/(m²·d)，静脉注射 >3 小时，每 12 小时 1 次，第 1 天～第 2 天。

地塞米松，40mg/d，静脉注射或口服，第 1 天～第 4 天。

粒细胞集落刺激因子（G-CSF），第 3 天开始支持治疗。

28 天为 1 周期。

📋 **处方②**：ESHAP

依托泊苷，60mg/(m²·d)，静脉注射，第 1 天～第 4 天。

甲基泼尼松，500mg/d，静脉注射，第 1 天～第 4 天。

阿糖胞苷，2g/m²，静脉注射，第 5 天。

顺铂，25mg/(m²·d)，静脉注射，第 1 天～第 4 天。

21 天为 1 周期。

📋 **处方③**：GDP

吉西他滨，1000mg/m²，静脉注射 >30 分钟，第 1 天、第

8 天。

顺铂，25mg/（m^2·d），静脉注射，第 1~3 天。

地塞米松，40mg/d，静脉注射，第 1~4 天。

处方④：GemOX

健择（GEM），1000mg/m^2，静脉注射 30 分钟，第 1 天。

奥沙利铂，130mg/m^2，静脉注射 3 小时，第 1 天。

21 天~28 天为 1 周期

处方⑤：ICE

异环磷酰胺，1.2g/m^2，静脉注射，第 1 天~第 3 天。

美司钠，400mg，静脉注射异环磷酰胺前、后 4、8 小时。

顺铂，25mg/（m^2·d），静脉注射，第 1 天~第 3 天。

依托泊苷，100mg/（m^2·d），静脉注射，第 1 天~第 3 天。

21 天为一周期。

处方⑥：miniBEAM

卡莫司汀，60mg/m^2，静脉注射，第 1 天。

依托泊苷，75mg/（m^2·d），静脉注射，第 2 天~第 5 天。

阿糖胞苷，100mg/（m^2·d），静脉注射，每 12 小时一次，第 2 天~第 5 天。

美法仑，30mg/m^2，静脉注射，第 6 天。

4~6 周为一周期

处方⑦：MINE 异环磷酰胺，1.2g/m^2，静脉注射，第 1 天~第 5 天。

美司钠，400mg，静脉注射异环磷酰胺前、后 4、8 小时。

米托蒽醌，6~8mg/m^2，静脉注射，第 1 天。

依托泊苷，65mg/（m²·d），静脉注射，第 1 天 ~ 第 5 天。

21 天为一周期。

3. 套细胞淋巴瘤（FL）

◆一线治疗方案：

▢ **处方①**：不能耐受高强度治疗的老年患者。

R-CHOP：同前。

▢ **处方②**：hyper-CVAD/MA。

周期 1：环磷酰胺，300mg/（m²·d），静脉滴注 > 2 小时，每 12 小时一次，第 1 天 ~ 第 3 天。

美司钠，持续静脉注射，环磷酰胺前 1 小时至环磷酰胺后 12 小时。

长春新碱，2mg/m²，静脉注射，第 4 天、第 11 天。

阿霉素，50mg/m²，静脉注射 >24 小时，第 4 天。

（或表阿霉素，50mg/m²，静脉注射，第 1 天）

（射血分数 <50% 者，静滴 48 小时）

地塞米松，40mg/d，口服，第 1 天 ~ 第 4 天、第 11 天 ~ 第 14 天。

粒细胞集落刺激因子，10μg/kg，化疗后 24 小时开始。

21 天为一周期。

周期 2：氨甲蝶呤，200mg/m²，静脉滴注 > 2 小时，第 1 天。

甲氨蝶呤，800mg/m²，静脉滴注 22 小时，第 1 天。

阿糖胞苷，3000mg/m²，静脉滴注 > 2 小时，每 12 小时一次，第 2 天 ~ 第 3 天。

■**处方③**：R-EPOCH：同前。

◆**二线治疗方案**：

■**处方①**：R-FCM 利妥昔单抗，$375mg/m^2$，静脉注射，第0天。

氟达拉滨，$25mg/(m^2 \cdot d)$，静脉注射，第1天~第3天。

环磷酰胺，$650mg/m^2$，静脉注射，第1天、第8天。

米托蒽醌，$10mg/m^2$，静脉注射，第1天。

28天为一周期。

■**处方②**：R-FC　利妥昔单抗，$375mg/m^2$，静脉注射，第1天。

氟达拉滨，$25mg/(m^2 \cdot d)$，静脉注射，第1天~第3天。

环磷酰胺，$650mg/m^2$，静脉注射，第1天、第8天。

28天为一周期。

4. 外周 T 细胞淋巴瘤

◆**一线治疗方案**：

没有标准方案，首选临床试验。其他常用方案如下：

■**处方①**：CHOP：同前。

■**处方②**：EPOCH：同前。

■**处方③**：hyper-CVAD/MA：同前。

■**处方④**：GemOX：同前。

上述方案除 Hyper-CVAD 外，其他方案均有联合左旋门冬酰胺酶的研究报告。SMILE 方案因毒副作用较大，国内较少应用。

◆**二线治疗方案：**

📋 **处方①**：GDP：同前。

📋 **处方②**：DHAP：同前。

📋 **处方③**：ESHAP：同前。

📋 **处方④**：ICE：同前。

📋 **处方⑤**：miniBEAM：同前。

📋 **处方⑥**：MINE：同前。

【**注意事项**】

一线和二线方案均可选择临床试验。

5. 伯基特淋巴瘤

📋 **处方①**：CODOX-M ± R：

利妥昔单抗，$375mg/m^2$，静脉注射，第 0 天。

环磷酰胺，$200mg/(m^2 \cdot d)$，静脉注射，第 1 ~ 5 天。

长春新碱，$1.5mg/m^2$，静脉注射，第 1 天。

阿霉素，$50mg/m^2$，静脉注射，第 1 天。

地塞米松，$10mg/(m^2 \cdot d)$，静脉注射，第 1 天 ~ 第 5 天。

氨甲蝶呤，$3 ~ 5g/m^2$，静脉注射 24 小时，第 3 天。

氨甲蝶呤 + 阿糖胞苷 + 地塞米松，鞘注化疗，第 3 天。

📋 **处方②**：hyper-CVAD/MA ± R：同前。

6. 淋巴母细胞淋巴瘤

hyper-CVAD ± R：同前；此外还有 BMF90 等复杂方案。

【注意事项】

1. 化疗前完善患者心肝肾功能检查，明确有无治疗禁忌证，必要时降低化疗剂量。

2. 输注利妥昔单抗前需抗过敏治疗，输注过程中控制滴速，密切监测生命体征变化。

3. 有乙型肝炎病毒感染的患者，应用利妥昔单抗时要慎重，需要在专科医生严密监管下进行治疗，防止发生重症肝炎。

4. 化疗过程中注意预防呕吐、水化利尿、监测出入量。

5. 化疗后严密注意监测血象、肝肾功能变化，给与必要处理。

6. 复查影像学检查评价疗效，根据病情调整化疗方案。

7. 上述化疗方案多数有明显毒副作用，特别是严重的骨髓造血功能和免疫功能抑制，需要在专业肿瘤科医生或血液科医生指导下进行。有些化疗方案应该在有专业诊治条件的医院进行，例如 CODOX-M ± R，hyper-CVAD ± R，BMF90 等方案。

（刘　静　张伟京　段连宁　潘兴华）

三、多发性骨髓瘤

（一）病情概述

多发性骨髓瘤（multiple myeloma, MM）是分泌免疫球蛋白的浆细胞在骨髓内恶性增生，产生大量单克隆球蛋白，或 k/λ

轻链蛋白（M蛋白），正常多克隆浆细胞增生和多克隆免疫球蛋白分泌受到限制，引起广泛骨质破坏，反复感染，贫血，高钙血症，高黏滞综合征和肾功能不全等一系列临床表现，并引起一系列伴随症状的恶性肿瘤。

多发性骨髓瘤主要见于中老年人，症状表现无特异性，第一次诊断的误诊或漏诊率在50%～60%以上。临床上常有不明原因的骨痛，骨质脆弱，肾功能不全，贫血，反复感染等，部分患者误诊为骨科病，肾科病，感染等，85%以上的患者就诊时病情已经发展至中晚期。

（二）诊断与治疗

【诊断要点】

活动型（症状性）骨髓瘤 符合以下一项或多项：

1. 血钙升高（>11.5mg/dl 或 >2.65mmol/L）。

2. 肾功能不全（肌酐 >2mg/dl 或 >177μmol/L）。

3. 贫血（血红蛋白 <10 克/dl 或低于正常值2g）。

4. 骨病（溶骨性病变或骨质疏松）。

冒烟型（无症状性）骨髓瘤：血清M蛋白：IgG≥3g/min升；IgA>1g/dl；或 Bence Jones 蛋白>1g/24h 和（或）骨髓克隆性浆细胞≥10%，无相关器官或组织受损（无终末器官受损，包括骨受损）或症状。

【鉴别诊断】

应与某些慢性疾病（慢性结核感染、肾病、风湿系统疾病、慢性肝病等）、淋巴瘤等可引起反应性浆细胞增多症和意义未明单克隆丙球蛋白血症的疾病相鉴别；一些低磷性骨病、严重骨质疏松、转移癌等也需要与多发性骨髓瘤的骨质破坏鉴别。

【治疗原则】

多发性骨髓瘤目前尚难以治愈,大多数患者最终会复发。对于无症状的患者,密切监测,每 1 ~ 2 个月复查,一旦出现症状即开始治疗。年轻患者的治疗应以最大限度延长生命甚至治愈为目的,而老年患者则以改善生存质量为主。对年龄占 60 ~ 65 岁以下,一般状态较好的患者,应将自体造血干细胞移植做为整体治疗的一部分进行考虑;对于年龄较大一般状态差,不能行移植的患者主要进行常规化疗和支持治疗。而造血干细胞移植主要应用的是自体造血干细胞移植,以改善患者完全缓解(CR)率,延长无病生存和总生存。欧美国家的多发性骨髓瘤治疗建议:年龄在 65 岁以下,临床状态评分占 0 ~ 1 分,肾功能正常的患者可以考虑行 auto-ASCT。大剂量马法兰($200mg/m^2$)已成为自体移植前的表针预处理方案。而二次移植被推荐用于首次移植后没有达到很好的部分缓解(VGPR)的年轻患者。推荐二次移植应在第一次移植后 6 ~ 12 个月内,疾病复发前进行。异基因造血干细胞移植:是唯一可能治愈多发性骨髓瘤的方法,但仅适用于年龄 <50 岁并有 HLA 匹配的患者。

【一般治疗】

1. 对症治疗　高尿酸血症水化,别嘌呤醇口服;肾功能衰竭,原发病治疗,必要时血液透析;高黏滞血症,原发病治疗,必要时临时性血浆交换。

2. 感染患者　联合应用抗生素治疗,反复感染的患者定期注射预防性丙种球蛋白。

(三) 药物处方

处方①: VD 方案

硼替佐米, 1.3mg/m², 静滴, 第 1 天、第 4 天、第 8 天、第 11 天。

地塞米松, 40mg/d, 静滴, 第 1~2 周期: 第 1 天~第 4 天、第 9 天~第 12 天; 第 3~4 周期: 第 1 天~第 4 天。

处方②: BCD 方案

硼替佐米, 1.3mg/m², 静滴, 第 1 天、第 8 天、第 15 天、第 22 天, 5 周×3 个循环。

环磷酰胺, 50mg/d, 口服。

地塞米松, 20mg/d, 口服。

处方③: PAD 方案

硼替佐米, 1.3mg/m², 静滴, 第 1 天、第 4 天、第 8 天、第 11 天。

阿霉素, 0.4 或 5 或 9mg/m², 静滴, 第 1 天~第 4 天。

地塞米松, 40mg/d, 静滴, 第 1 周期: 第 1 天~第 4 天、第 8 天~第 11 天、第 15 天~第 18 天; 第 2~4 周期: 第 1 天~第 4 天。

每 3 周为一个周期。

处方④: VTD 方案

硼替佐米, 1.3~1.7mg/m², 静滴, 第 1 天、第 4 天、第 8 天、第 11 天。

沙利度胺, 100~200mg/d, 口服, 第 1 天~第 28 天。

地塞米松，20mg/m²，静滴，第 1 天~第 4 天、第 9 天~第 12 天、第 17 天~第 20 天。

每 4 周为一个周期。

处方⑤：LD 方案

来那度胺，25mg/d，口服，第 1 天~第 21 天。

地塞米松，40mg 或 20mg/d，静滴，第 1 天~第 4 天、第 9 天~第 12 天、第 17 天~第 20 天。

处方⑥：DVD 方案

脂质体阿霉素，40mg/m²，静滴，第 1 天。

长春新碱，1.4mg/m²，最多 2.0mg，静滴，第 1 天。

地塞米松，40mg 或 20mg/d，静滴或口服，第 1 天~第 4 天。

每 4 周一个周期。

【注意事项】

1. 上述方案均为移植候选者首先推荐的方案。

2. 使用时需监测患者肾功能，在肾功能有损伤时，硼替佐米的剂量可降至 1.0mg/m²。

3. 使用含激素的方案时，需监测患者血糖情况并及时对症处理。

4. 需监测患者外周神经毒性的发生情况，必要时停用硼替佐米。

处方⑦：MPB 方案

马法兰，9mg/m²，口服，第 1 天~第 4 天。

泼尼松，60mg/m²，口服，第 1 天~第 4 天。

硼替佐米 1.0 ~ 1.3mg/m², 静滴, 第 1 天、第 4 天、第 8 天、第 11 天、第 22 天、第 25 天、第 29 天、第 32 天。

处方⑧: MPL 方案

马法兰, 0.18 ~ 0.25mg/(kg·d), 口服, 第 1 天 ~ 第 4 天。

泼尼松, 2mg/(kg·d), 口服, 第 1 天 ~ 第 4 天。

来那度胺, 5 ~ 10mg/d, 口服, 第 1 天 ~ 第 21 天。

处方⑨: MPT 方案

马法兰, 4mg/(m²·d), 口服, 第 1 天 ~ 第 7 天。

泼尼松, 60mg/m², 口服, 第 1 天 ~ 第 7 天。

沙利度胺, 100mg/d, 口服, 第 1 天 ~ 第 28 天。

处方⑩: MP 方案

马法兰, 10mg/(m²·d), 口服, 第 1 天 ~ 第 4 天, 每 4 ~ 6 周。

泼尼松, 50mg/(m²·d), 口服, 第 1 天 ~ 第 7 天, 每 4 ~ 6 周。

处方⑪: TD 方案

沙利度胺, 200mg/d, 口服, 第 1 天 ~ 第 28 天。

地塞米松, 40mg/d, 口服, 第 1 天 ~ 第 4 天、第 9 天 ~ 第 12 天、第 17 天 ~ 第 20 天 (奇数周期); 第 1 天 ~ 第 4 天 (偶数周期)。

处方⑫: VAD 方案

长春新碱, 0.4mg/m², 连续静滴, 第 1 天 ~ 第 4 天。

阿霉素, 9mg/m², 连续静滴, 第 1 天 ~ 第 4 天。

地塞米松，40mg，口服，第 1 天 ~ 第 4 天、第 9 天 ~ 第 12 天、第 17 天 ~ 20 天（第 1 ~ 2 周期）；第 1 天 ~ 第 4 天（第 3 ~ 4 周期）。

每 4 周一个周期。

【注意事项】

1. 处方⑦ ~ 处方⑫、处方①及处方⑤中的小剂量地塞米松组为非移植候选患者的推荐方案。

2. 使用时需监测患者肾功能，在肾功能有损伤时，硼替佐米的剂量可降至 $1.0mg/m^2$。

3. 使用含激素的方案时，需监测患者血糖情况并及时对症处理。

4. 需监测患者外周神经毒性的发生情况，必要时停用硼替佐米。

（鲁　云　张伟京　段连宁　潘兴华）

四、急性髓细胞白血病

（一）病情概述

急性髓细胞白血病（acute myeloid leukemia，AML）是起源于造血干细胞/祖细胞的克隆性恶性血液病。白血病细胞因分化障碍、增殖过度、凋亡受抑等机制而停滞在细胞发育的不同阶段并大量积聚，浸润多种组织器官，正常造血细胞减少，临床上常以贫血、出血、感染、浸润和高代谢为特点，多数患者病情急重，预后凶险，若不及时治疗常可危及生命。

迄今白血病的确切病因尚不完全清楚，可能的致病原因主要有：①物理因素　电离辐射、地域环境因素等。②化学因素　接触化学致癌剂等。③生物因素　某些病毒感染、遗传基因等。④其他因素　酗酒、嗜烟等。近年来研究发现，白血病可能是遗传学和环境因素共同作用的结果。

（二）诊断与治疗

【诊断要点】

参照 WHO（2016）造血和淋巴组织肿瘤分类标准，根据患者典型的临床表现和实验室检查，急性髓细胞白血病容易诊断。血或骨髓原始粒（或单核）细胞≥20%，可诊断为急性髓细胞白血病。但是，当患者被证实有克隆性重现性细胞遗传学异常 t（8；21）（q22；q22），inv（16）（p13；q22）或 t（16；16）（p13；q22）以及 t（15；17）（q22；q21）时，即使原始细胞<20%，也应诊断为急性髓细胞白血病。

【鉴别诊断】

需要与急性淋巴细胞白血病（ALL）、类白血病反应（白血病样反应）、再生障碍性贫血、传染性单核细胞增多症（特克综合征）、恶性组织细胞病等疾病相鉴别。

【治疗原则】

当白血病确诊后，医师应尊重患者的知情权，并兼顾保护性医疗制度。根据患方意愿、经济能力和疾病特点，选择并设计最佳、完整、系统的方案治疗。在治疗期间，为治疗需要及减少患者反复穿刺的痛苦，建议留置深静脉导管。适合造血干细胞移植（hematopoietic stem cell transplantation，HSCT）者抽血做 HLA 配型。

【一般治疗】

1. 紧急处理高白细胞血症　当外周血白细胞数 $>200 \times 10^9/L$，患者可产生白细胞淤滞症，表现为呼吸困难，甚至呼吸窘迫、低氧血症、反应迟钝、言语不清、颅内出血等，须紧急采取措施迅速降低白细胞。诱导治疗前常用羟基脲 $3 \sim 4g/d$ 处理。也可应用血细胞分离机去除白细胞，使白细胞数 $<50 \times 10^9/L$。

2. 防治感染　急性髓细胞白血病患者特别是化疗后患者常伴有粒细胞缺乏，容易发生严重感染。应加强个人卫生和基础护理，有条件者入住无菌层流病房。怀疑感染者应做相应的微生物检查和影像学检查，明确感染部位及性质，并立即予广谱抗生素联合治疗。

3. 成分输血支持　血小板 $<10 \times 10^9/L$ 或有出血表现者，应输注单采血小板。如出血系弥散性血管内凝血（disseminated intravascular coagulation，DIC）引起，则按 DIC 处理，血小板应维持在 $>50 \times 10^9/L$ 以上，同时输注冷沉淀和新鲜冰冻血浆维持纤维蛋白原 $1.5g/L$ 以上。如患者贫血较严重，需输注红细胞悬液，治疗过程中应保持患者血红蛋白 $70 \sim 90g/L$ 以上。

4. 防治尿酸性肾病和急性肿瘤溶解综合征（acute tumor lysis syndrome，ATLS）　①别嘌醇，$300mg/d$，降低尿酸。②化疗前进行充分补液水化、利尿并碱化尿液，可口服碳酸氢钠 $3.0g/d$。③避免静脉造影检查及非甾体类抗炎药。④积极纠正可能发生的电解质紊乱。⑤有肾功能不全或急性肾衰竭征象者尽早肾内科会诊，必要时透析治疗。

5. 维持营养：补充营养，维持水、电解质平衡，给患者高蛋白、高热量、易消化食物，必要时经静脉补充营养。

（三）药物处方

处方①：DA 方案：初治急性髓细胞白血病诱导治疗选用。

柔红霉素 45 ~ 60mg/（m^2·d） + 生理盐水 250ml，静滴，第 1 天 ~ 第 3 天。

阿糖胞苷 100mg/（m^2·d） + 生理盐水 250ml，持续静滴，第 1 天 ~ 第 7 天。

处方②：IA 方案：初治急性髓细胞白血病诱导治疗选用。

去甲氧柔红霉素 10 ~ 12mg/（m^2·d） + 生理盐水 250ml，静滴，第 1 天 ~ 第 3 天。

阿糖胞苷 100mg/（m^2·d） + 生理盐水 250ml，持续静滴，第 1 天 ~ 第 7 天。

处方③：HA 方案：初治急性髓细胞白血病诱导治疗选用。

高三尖杉酯碱 3mg + 生理盐水 250ml，静滴，第 1 天 ~ 第 7 天。

阿糖胞苷 100mg/（m^2·d） + 生理盐水 250ml，持续静滴，第 1 天 ~ 第 7 天。

处方④：MA 方案：初治急性髓细胞白血病诱导治疗选用。

米托蒽醌 10mg/m^2 + 生理盐水 250ml，第 1 天 ~ 第 3 天。

阿糖胞苷 100mg/（m^2·d） + 生理盐水 250ml，持续静滴，第 1 天 ~ 第 7 天。

处方⑤：中剂量阿糖胞苷方案：急性髓细胞白血病巩固治疗选用。

阿糖胞苷 $1 \sim 2g/m^2$ + 生理盐水 250ml，持续 2 小时，静脉滴注，每 12 小时一次，共 6 ~ 8 次。

处方⑥：大剂量阿糖胞苷方案：急性髓细胞白血病巩固治疗选用。

阿糖胞苷 $3g/m^2$ + 生理盐水 250ml，持续 2 小时，静脉滴注，每 12 小时一次，共 6 ~ 8 次。

处方⑦：FLAG 方案：急性髓细胞白血病巩固治疗或复发及难治急性髓细胞白血病选用。

氟达拉宾，$30mg/m^2$ + 生理盐水 250ml，持续 30 分钟，静脉滴注，第 1 天 ~ 第 5 天。

阿糖胞苷 $1 \sim 2g/m^2$ + 生理盐水 250ml，氟达拉宾开始后 4 小时应用，持续 4 小时，静脉滴注，第 1 天 ~ 第 5 天。

粒细胞集落刺激因子，$5\mu g/kg$，皮下注射，第 0 ~ 5 天或至中性粒细胞 $>1 \times 10^9/L$。

处方⑧：CAG 方案：老年、复发及难治急性髓细胞白血病选用。

阿糖胞苷，$10mg/m^2$，皮下注射，每 12 小时一次，第 1 天 ~ 第 14 天。

阿克拉霉素，10mg + 生理盐水 250ml，静滴，第 1 天 ~ 第 8 天。

粒细胞集落刺激因子，$200\mu g/m^2$，皮下注射，第 1 天 ~ 第 14 天，外周血白细胞 $>20 \times 10^9/L$ 停药

处方⑨：初治 APL 诱导治疗选用。

全反式维 A 酸，45mg/（m²·d），分 2 次口服，直至 CR。

📋**处方⑩**：初治 APL 诱导治疗选用、APL 复发选用。

三氧化二砷，0.15mg/kg + 5% 葡萄糖 500ml，静滴，直至 CR，最多 60 个剂量。

（孙万军 刘 娟 段连宁 潘兴华）

五、急性淋巴细胞白血病

（一）病情概述

急性淋巴细胞白血病（acute lymphoblastic leukemia，ALL）是一种发生在 B 细胞或 T 细胞系的未成熟淋巴细胞或淋巴祖细胞的肿瘤性疾病。与其他白血病一样，白血病细胞的发生发展起源在造血祖细胞或干细胞，其具体发病机制目前尚不完全清楚，但与家族遗传、生活环境、基因改变（染色体数目和结构发生改变）等因素有关。临床表现：一般起病急，出现贫血、出血、感染、发热、器官组织浸润等症状，儿童患者更常见。

（二）诊断与治疗

【诊断要点】

采用细胞形态学、免疫学、细胞遗传学、分子生物学（MICM）等方法和技术进行诊断。分型采用世界卫生组织（WHO）最新标准。在 WHO 急性白血病最新分类标准中，骨髓涂片内原始/幼稚细胞淋巴细胞比例≥20%，即可诊断。此外，根据白血病细胞表面的不同分化抗原，利用免疫学技术可以诊断不同的亚型。一般分为 T、B 细胞系。

按 FAB 分类法可分为 3 型：①L_1 原始和幼淋巴细胞以小细胞（直径≤12μm）为主。②L_2 原始和幼淋巴细胞以大细胞（直径≥12μm）为主。③L_3（Burkitt 型）原始和幼淋巴细胞以大细胞为主，大小较一致，细胞内有明显空泡，胞质嗜碱性，染色深。

【鉴别诊断】

需要与急性髓细胞白血病、再生障碍性贫血、一些非造血系统的小圆细胞恶性肿瘤、传染性单核细胞增多症等疾病相鉴别。当患者出现关节症状、发热伴贫血时也应与类风湿性关节炎、系统性红斑狼疮等疾病进行鉴别。

【治疗原则】

当白血病确诊后，医师应尊重患者的知情权，并兼顾保护性医疗制度。根据患方意愿、经济能力和疾病特点，选择并设计最佳、完整、系统的方案治疗。在治疗期间，为治疗需要及减少患者反复穿刺的痛苦，建议留置深静脉导管。适合造血干细胞移植（hematopoietic stem cell transplantation，HSCT）者抽血做 HLA 配型。

【一般治疗】

同前述急性髓细胞白血病治疗原则。

（三）药物处方

处方①：适用于除某些特殊类型（如 Ph + 和 Burkitt 型）

外的大多数成人急性淋巴细胞白血病患者。

1. 预治疗

如果 WBC$\geqslant 50 \times 10^9$/L，或者肝脾大、淋巴结肿大明显，则使用预治疗，以防止肿瘤溶解综合征的发生。

泼尼松（Pred），60mg/d，口服，第3天~第1天。

环磷酰胺（CTX），200mg/（$m^2 \cdot d$），静滴，第3天~第1天。

2. 诱导治疗

VDCLP 方案

长春新碱（VCR），2mg，静脉注射，第1天、第8天、第15天、第22天（1.4mg/m^2，最大剂量每次不超过2mg）。

柔红霉素（DNR），40mg/（$m^2 \cdot d$），静滴，第1天~第3天，第15天~第16天（如果第14天骨髓有残留白血病细胞时使用，继续第15天~第16天，否则第15天~第16天不用药）。

环磷酰胺，750mg/m^2，静滴，第1天、第15天（美司钠解救）。

左旋门冬酰氨酶（L-Asp），6000 国际单位（IU）/m^2，静滴，第11天、第14天、第17天、第20天、第23天、第26天。

泼尼松，1mg/（kg · d），口服，第1天~第14天，第15天开始减量至停用。

血象恢复后（白细胞$\geqslant 1 \times 10^9$/L，血小板$\geqslant 50 \times 10^9$/L）进行鞘内注射（三联）：甲氨蝶呤（MTX）10mg + 阿糖胞苷（Ara-C）50mg + 地塞米松（Dex、DXM）5mg；鞘内注射2次，中间间隔至少3天。

有移植指征者，行 HLA 配型，寻找合适供体。

挽救治疗：第28日缓解与否均进入下一步治疗。

3. 早期巩固强化治疗

（1）CAM 方案

环磷酰胺，750mg/m²，静滴，第 1 天、第 8 天（美司钠解救）。

阿糖胞苷，100mg/（m²·d），静滴，第 1 天～第 3 天、第 8 天～第 10 天。

巯嘌呤（6-MP），60mg/（m²·d），口服，第 1 天～第 7 天。

血象恢复后，进行三联鞘内注射（见 VDCLP 方案）。

（2）大剂量氨甲蝶呤＋L～Asp 方案

氨甲蝶呤，3g/m²，静滴持续，24 小时，第 1 天（T-ALL，可加量至 5g/m²）。

氨甲蝶呤 10mg＋地塞米松 5mg，鞘内注射，第 1 天。

左旋门冬酰胺酶（L-Asp）6000 国际单位（IU）/m²，静滴，第 3 天、第 4 天。

（3）MA 方案

米托蒽醌（MIT），6mg/（m²·d），静滴，第 1 天～第 3 天。

阿糖胞苷，750mg/m²，静滴，每 12 小时 1 次，第 1 天～第 3 天。

血象恢复后，进行三联鞘内注射（见 VDCLP 方案）

分层治疗：高危患者，有同胞相合、半相合或无关供体者，行异基因造血干细胞移植。无供体的患者继续下面治疗。

4. 晚期强化

（1）VDLP 方案（再诱导治疗）

长春新碱，2mg，静脉注射，第 1 天、第 8 天、第 15 天、第 22 天。

柔红霉素（DNR），40mg/（m²·d），静滴，第 1 天 ~ 第 3 天。

左旋门冬酰氨酶，6000 国际单位/m²，静滴，第 11 天、第 14 天、第 17 天、第 20 天、第 23 天、第 26 天。

地塞米松，8mg/（m²·d），口服或静滴，第 1 天 ~ d 第 7 天、第 15 天 ~ 第 21 天。

血象恢复后，进行三联鞘内注射（见 VDCLP 方案）

（2）COATD 方案

环磷酰胺，750mg/m²，静滴，第 1 天。

长春新碱，2mg，静脉注射，第 1 天。

阿糖胞苷，100mg/（m²·d），静滴，第 1 天 ~ 第 7 天。

替尼泊苷（VM-26），100mg/（m²·d），静滴，第 1 天 ~ 第 4 天。

地塞米松，6mg/（m²·d），口服或静滴，第 1 天 ~ 第 7 天。

（头颅和脊髓照射的患者，阿糖胞苷、替尼泊苷均减 1 日）

血象恢复后，进行三联鞘内注射（见 VDCLP 方案）

（3）大剂量氨甲蝶呤 + 左旋门冬酰氨酶方案

（4）TA 方案

替尼泊苷，100mg/（m²·d），静滴，第 1 天 ~ 第 4 天。

阿糖胞苷，100mg/（m²·d），静滴，第 1 天 ~ 第 7 天。

血象恢复后，进行三联鞘内注射（见 VDCLP 方案）

5. 中枢神经系统白血病（CNSL）预防治疗：18 岁以上的高危组患者一般应考虑进行颅脑分次（10 ~ 12 次）照射，总量 18 ~ 20Gy；有 CNSL 的证据者照射剂量为 24 戈瑞，照射野为颅脑 + 脊髓。标危组患者可以酌情进行。18 岁以下患者，未诊断

CNSL 时可以不进行头颅放疗。放疗期间可予泼尼松口服或 VP（VCR + Pred）方案维持（用法见 VDCLP 方案）。已行颅脑照射的患者，若无 CNSL 的证据则半年内不进行鞘内注射的治疗。

6. 维持治疗：每月 1 个疗程，直至缓解后 3 年。每 6 个月予强化治疗 1 次；维持治疗期间尽量保证 3 个月复查 1 次。

6-巯基嘌呤（6-MP），60mg/（m²·d），口服，第 1 天～第 7 天。

氨甲蝶呤，20mg/（m²·d），口服，第 8 天。

7. 强化治疗（维持治疗时应用）

MOACD 方案

米托蒽醌，8mg/（m²·d），静滴，第 1 天、第 2 天。

长春新碱，2mg，静脉注射，第 1 天。

环磷酰胺，600mg/m²，静滴，第 1 天。

阿糖胞苷，100mg/（m²·d），静滴，第 1 天～第 5 天。

地塞米松，6mg/（m²·d），口服或静滴，第 1 天～第 7 天。

高危组、未行头颅照射的患者，每 6 个月强化的同时鞘内注射 1 次。

共鞘内注射约 12 次（低危组）～16 次（高危组），左旋门冬酰氨酶（L-Asp）总应用次数 16 次左右。

处方②：适用于 Ph + 成人急性淋巴细胞白血病患者。

1. 预治疗：同处方①。

2. 诱导治疗

VDCP 方案

长春新碱，2mg，静脉注射，第 1 天、第 8 天、第 15 天、第 22 天（1.4mg/m²，最大量每次不超过 2mg）。

柔红霉素（DNR），40mg/m²，静脉滴注，第1天～第3天、第15天（若第14天骨髓有残留白血病细胞，继续第15天治疗，反之，则第15天不治疗）

环磷酰胺，750mg/m²，静脉滴注，第1天、第15天（美司钠解救）。

泼尼松，1mg/（kg·d），口服，第1天～第14天；第15天开始减量至停用。

血象恢复后进行鞘内注射同处方①中的VDCLP方案。

有条件者，联合酪氨酸激酶抑制剂伊马替尼（400mg/d），持续应用。

3. 早期巩固强化治疗

（1）CAM（T）方案 同处方①。

（2）大剂量氨甲蝶呤方案±VD。

氨甲蝶呤，3克/m²，静脉滴注，持续24小时，第1天。

氨甲蝶呤，10mg＋地塞米松5mg，鞘内注射，第1天。

长春新碱，2mg，静脉注射，第8天。

地塞米松，6mg/（m²·d），口服或静脉滴注，第8天～第15天。

（3）MA方案

米托蒽醌，6mg/（m²·d），静脉滴注，第1天～第3天。

阿糖胞苷，100mg/（m²·d），静脉滴注，第1天～第5天。

4. 晚期强化：

（1）COATD方案

（2）VDCD方案

长春新碱，2mg，静脉注射，第1天、第8天、第15天、第 22 天。

柔红霉素，40mg/（m²·d），静滴，第 1 天～第 3 天。

环磷酰胺，750mg/（m²·d），静脉滴注，第 1 天、第 15 天（美司钠解救）。

地塞米松，6mg/（m²·d），口服或静脉滴注，第 1 天～第 7 天、第 15 天～第 21 天。

5. 维持治疗（不能应用格列卫作为维持治疗者）

干扰素：300 万单位/次，隔日 1 次至缓解后 3 年。

疗效观察指标：（维持治疗期间应尽量保证每 3 个月复查 1 次）。

定期查血常规、骨髓象、染色体核型［t(9；22)］和（或）融合基因（BCR/ABL）。

处方③：适用于成熟 B（Burkitt 型）成人急性淋巴细胞白血病患者（Hyper-CVAD/MTX- Ara-C 方案）。

（1）Hyper-CVAD（第 1、3、5、7 疗程）：

环磷酰胺，300mg/（m²·d），静脉滴注，持续 3 小时，每 12 小时一次（q12h），第 1 天～第 3 天（共 6 次）。

美司钠，600mg/m²，静脉滴注，持续 24 小时，第 1 天～第 3 天。

（与环磷酰胺同时开始，至最后 1 次环磷酰胺结束后 6h 停止）

多柔比星（ADR），50mg/m²，静脉滴注，持续 24 小时，第 4 天。

长春新碱，2mg，静脉注射，第 4 天、第 11 天。

地塞米松，40mg/d，静脉滴注，第 1 天～第 4 天、第 11 天～第 14 天。

（2）氨甲蝶呤 + 大剂量 Ara-C（第 2、4、6、8 疗程）

甲氨蝶呤，$200mg/m^2$，静脉滴注，持续 2 小时。

甲氨蝶呤，$800mg/m^2$，静脉滴注，持续 22 小时，第 1 天。

亚叶酸钙，$30mg/m^2$，静脉滴注，每 6 小时 1 次。

（甲氨蝶呤停药 12 小时开始解救至氨甲蝶呤浓度 <0.1 微摩尔/升，若不能监测氨甲蝶呤浓度，则根据口腔黏膜损伤情况解救 6~8 次）

阿糖胞苷 3 克/m^2（≥60 岁患者 $1g/m^2$），静滴，持续 2 小时，每 12 小时一次，第 2 天、第 3 天（共 4 次）。

（3）CNSL 预防和治疗：

氨甲蝶呤，10mg，鞘内注射，第 2 天。

阿糖胞苷，100mg，鞘内注射，第 8 天。

📋 **处方④**：适用于成熟 B 细胞（Burkitt 型）成人急性淋巴细胞白血病患者。

（1）预治疗 如果白细胞 ≥$25 × 10^9/L$ 或者肝脾大、淋巴结肿大明显，则进行预治疗，以防止肿瘤溶解综合征的发生。

泼尼松，60mg/d，口服，第 5 天~第 1 天。

环磷酰胺，$200mg/(m^2·d)$，静脉滴注，第 5 天~第 1 天。

（2）A 方案（第 1，7，13 周应用）（第 1、3、5、7 疗程）

氨甲蝶呤 10mg + 阿糖胞苷 50mg + 地塞米松 5mg，鞘内注射，第 1 天。

利妥昔单抗（美罗华），$375mg/(m^2·d)$，静滴，第 0 天（根据患者经济情况应用）。

长春新碱，2mg，静脉注射，第 1 天。

甲氨蝶呤，$1500mg/m^2$，静脉滴注，持续 24 小时，第 1 天。

异环磷酰胺（IFO），800mg/m^2，静滴，第1天～第5天（美司钠解救）。

替尼泊苷（VM-26），100mg/m^2，静滴，第4天、第5天。

阿糖胞苷，150mg/m^2，静滴，每12小时1次，第4天、第5天。

地塞米松，10mg/（m^2·d），口服或静滴，第1天～第5天。

（3）B方案（第4，10，16周实施）（第2、4、6、8疗程）

氨甲蝶呤10mg+阿糖胞苷50mg+地塞米松，5mg，鞘内注射，第1天。

利妥昔单抗（美罗华），375mg/（m^2·d），静滴，第0天（根据患者经济情况应用）。

长春新碱，2mg，静脉注射，第1天。

甲氨蝶呤，1500mg/m^2，静脉滴注，持续24小时，第1天。

环磷酰胺，200mg/（m^2·d），静滴，第1天～第5天。

多柔比星（ADR），25mg/m^2，静滴，第4天、第5天。

地塞米松，10mg/（m^2·d），口服或静滴，第1天～第5天。

（4）CNSL预防和治疗

甲氨蝶呤10mg+阿糖胞苷50mg+地塞米松5mg，鞘内注射，第1天。

放疗：20～24Gy分次放疗，于治疗4个疗程后进行，如无CNSL，照射野仅为颅脑；如有CNSL，照射野包括颅脑、脊髓。

放疗期间可予泼尼松（Pred）口服或VP（VCR+Pred）方案维持（用法见VDCLP方案）；放疗后的2疗程内大剂量氨甲蝶呤用药时不再鞘内注射。

【注意事项】

1. 在化疗（尤其是应用左旋门冬酰氨酶）的过程中若出现肝功能、出凝血等异常或严重感染，应酌情调整治疗。在应用左旋门冬酰氨酶前需要确认患者肝功能、凝血功能、血清淀粉酶是否在正常范围，用药前后 1 周少油饮食。

2. 应用蒽环类药物时应充分考虑其心脏不良反应。

3. 糖皮质激素可致高血糖、加重糖尿病、易感染、导致体液和电解质紊乱，对于老年患者要特别重视。

4. 长春新碱（VCR）可能引起严重便秘，可适当应用轻泻药予以预防。

5. 老年患者应用左旋门冬酰氨酶，相比较于其他年龄组，更易引起认知障碍、脑病，易被误诊为老年抑郁症或病毒性脑炎，要引起注意。

6. 老年患者因其他非严重性的慢性病长期服用的药物，如有可能，在化疗期间尽量停用，以避免严重的药物间相互作用。

（孙万军　刘　娟　段连宁　潘兴华

陈汉威　唐郁宽　黄　晨）

第十章

其他肿瘤

一、畸胎瘤与恶性畸胎瘤

（一）病情概述

畸胎瘤（teratoma）巢生殖细胞肿瘤中常见的一种，来源于生殖细胞，分为良性畸胎瘤（成熟畸胎瘤）和恶性畸胎瘤（未成熟畸胎瘤）。良性畸胎瘤里含有很多种成分，包括皮肤、毛发、脂肪、骨骼、神经等；甚至可出现高度分化的器官如眼、肺、肢体等。恶性畸胎瘤分化欠佳，没有或少有成形的组织，结构不清。成熟畸胎瘤恶变是指畸胎瘤中不同的成熟组织发生恶性转化。

源于胚胎细胞的畸胎瘤皆是天生的，发生的位置因人而异，在以往的报告中，最常见于卵巢，也可出现于脑、颅、鼻、颈、舌及舌下；纵隔、腹膜后及尾椎，但畸胎瘤却很少出现在实质器官（肝、心等）及管道器官（消化道、膀胱）。在某些病例中，畸胎瘤中会形成充满液体的囊，而在囊中，有时候会形成类似胎儿的结构。目前畸胎瘤的发生机制存在着许多假说，比如认为畸胎瘤是双胞胎其中之一寄生于另一胎儿中。而来自生殖细胞的畸胎瘤，在男性发生于睾丸，在女性发生于卵巢。

虽然畸胎瘤发生于出生前，但许多病例一直到童年甚至成年才被诊断，除非一开始肿瘤就十分巨大，否则很可能遭到遗漏。因畸胎瘤的发生位置不同患者的症状迥异。在巨大畸胎瘤的病例中，致死的因素是循环障碍，为血液大量流向肿瘤所致，这种现象被称为偷盗症候群（steal syndrome）。

（二）诊断与治疗

【诊断要点】

畸胎瘤由于部位各不相同、常有多种并发症和明显的恶变趋势，所以在临床上可有各种症状和表现：

1. 无痛性肿块。

2. 压迫和腔道梗阻症状。

3. 肿瘤异常变化的急性症状　卵巢畸胎瘤可发生卵巢扭转引起坏死，出现剧烈疼痛；当发生继发感染和囊内出血时，常可出现肿块迅速增大，局部明显压痛，伴有发热、贫血、休克等症状；体积较大的肿瘤也可突然破裂而发生大出血、休克等凶险表现。

4. 肿瘤恶变的症状　常表现为肿瘤迅速生长，失去原有弹性、外生性肿瘤可见浅表静脉怒张、充血、局部皮肤被浸润并伴有皮肤温度增高。可经淋巴和血行转移而有淋巴结肿大和肺、骨转移症状，同时出现消瘦、贫血、瘤性发热等全身症状。

5. 影像特征　因肿瘤内部的成分多样，影像上多表现为边缘清楚的分叶状肿瘤，由不同比例的实性部分和囊变构成。超声、CT 及 MR 对该病的诊断均有特征性表现。恶性畸胎瘤内部成分更加复杂，部分病例 CT 后可见强化的血管，另外一些可突破包膜侵犯邻近器官。

6. 肿瘤标志物　尤其是 AFP，CA125，CA153 联合检测对卵巢未成熟性与成熟性畸胎瘤的鉴别诊断有一定的参考价值。AFP 是由胚胎的卵黄囊及不成熟肝细胞产生的一种特异性蛋白，卵巢未成熟性畸胎瘤中有时混有极少量的内胚窦成分，使血清AFP升高。

7. 病理 成熟畸胎瘤恶变可发生在瘤内任何一种或多种组织成分，从而形成各种恶性肿瘤，包括鳞癌变、腺癌变、肉瘤变、癌肉瘤及神经组织癌变等，其中鳞状上皮癌变多见，其次是腺癌变。未成熟畸胎瘤由分化程度不同的未成熟胚胎组织构成，主要为原始神经组织，肿瘤的恶性程度根据未成熟组织所占比例、分化程度及神经上皮含量而定。一般分为4级：0级，良性；1级，不成熟，良性可能；2级，不成熟，可疑恶性；3级，恶性。P63蛋白主要表达于未成熟畸胎瘤，可用来进一步鉴别未成熟畸胎瘤。

【鉴别诊断】

畸胎瘤根据临床及影像特征往往不难鉴别，需要注意的是，如果病变部位发生在腹盆腔以外，当出现典型特征时需要考虑本病，注意应与颅咽管瘤、垂体腺瘤、皮样囊肿和上皮样囊肿、下丘脑和视交叉胶质瘤、卵黄囊瘤、绒癌、脊髓膜膨出等鉴别。

【一般治疗】

1. 手术 治疗畸胎瘤最佳方案是手术切除。畸胎瘤通常有膜包覆，且大多没有侵犯邻近组织，所以十分容易切除。除非肿瘤过大、位置危险（生长在脑部）或者与邻近组织交杂在一起的情况。对于恶性畸胎瘤患者，绝大多数为单侧性，对恶性畸胎瘤早期患者进行单侧附件切除，以保留生育功能。因对侧卵巢有发生畸胎瘤的可能，手术中应仔细视诊和触诊对侧卵巢，如果明显的肿瘤存在，可先手术剔除病检，若是成熟畸胎瘤者则不必切除该侧卵巢，如果为恶性，则可同时切除该侧附件。

如对侧卵巢外观正常，不必常规将对侧卵巢剖开探查或切除活检。如果为中晚期患者，需要进行肿瘤细胞减灭术，争取将肿瘤切净，为手术后化疗创造条件。

2. 化学疗法　由于发病率低，是否应在术后行辅助化疗目前没有答案，也没有针对这一问题的随机临床研究开展。恶性生殖细胞肿瘤国际协作组（The Malignant Germ Cell Tumors International Collaborative，MaGIC）进行的一项荟萃分析纳入四项研究（INT 0106，GC2，GOG 0078 and 0090），共 98 个儿童和 81 个成人患者，其中 98 人做过手术，而所有成人患者均接受过术后化疗。文章提示肿瘤病理分级是卵巢未分化畸胎瘤复发最重要的风险因素，1 级的患者无论年龄与分期如何，均未出现复发，辅助化疗并没有减少儿童组患者的复发风险，其在成人中的作用仍然不确定。含铂化疗方案是过去过去几十年来的广泛选择，其中 BEP 方案（博来霉素 + 依托泊苷 + 顺铂）应用最多。对于之前接受过含铂方案化疗后复发（无病生存大于 6 月）的患者，二线可以考虑异环磷酰胺 + 顺铂（IP）联合或不联合紫杉醇，以及 PVB 方案（顺铂 + 长春新碱 + 博来霉素），对于铂类耐药的患者可以选择 VAC（长春新碱 + 放线菌素-D + 环磷酰胺）方案或者紫杉醇 + 吉西他滨方案解救治疗。对于多线治疗失败的患者建议积极参加临床试验。

3. 放疗　未分化胚胎瘤对放疗非常敏感，但因放疗影响生育功能，应谨慎选择合适的病人开展治疗。

4. 观察不做处理　对于较小的、没有威胁性的成熟畸胎瘤（通常在 50mm 以内），可以观察而不急于做手术处理，女性患者可以在刚分娩（剖宫产）后直接进行畸胎瘤切除手术。

【治疗原则】

手术是治疗畸胎瘤最为重要的手段。欧洲临床肿瘤学会（ESMO）关于非上皮型卵巢肿瘤的指南（PMID：22997450）建议，IA 期 1 级的未成熟畸胎瘤术后不用化疗。IA 期 G2 ~ G3 级和 IB ~ IC 期中，辅助化疗的必要性仍然存在争议。对于晚期肿瘤，应实行减瘤手术尽可能的去除肿瘤组织。二次减瘤手术在复发和进展后的地位存在争议。无法切除或者未能完整切除的患者应行化疗，并根据患者个体情况选择合适的化疗方案，其中 BEP 方案应用最为广泛。美国国立综合癌症网络（NCCN）指南同样对于 1 期 1 级未成熟畸胎瘤术后推荐观察，而 1 期 2 ~ 3 级，或者 Ⅱ - Ⅳ期未成熟畸胎瘤均推荐化疗，而化疗方案该指南主要推荐了 BEP 方案和 EC（依托泊苷 + 卡铂）方案。

（三）药物处方

良性畸胎瘤一般不需要行新辅助或者辅助化疗，恶性畸胎瘤的化疗尚因病理类型、肿瘤分期、病人体力评分、重要脏器功能以及不同化疗药物的毒副作用等不同，医师在制定化疗方案时要全面考虑多方因素，拟定当时最合适的方案，切不可照搬。

▫ **处方①**：博来霉素 + 依托泊苷 + 顺铂（BEP）方案

博来霉素，30 国际单位/周，静滴，第 1 天、第 8 天、第 15 天；依托泊苷（VP-16），100mg/m² （m²，指体表面积，下同），静滴，第 1 天 ~ 第 5 天；顺铂（DDP）20mg/m²，静滴，第 1 天 ~ 第 5 天。每 21 天为一周期，共 3 ~ 4 个周期。完整切除术后辅助化疗一般 3 个周期即可。如术后有肉眼肿瘤残留者，一般行 4 ~ 5 个周期。

【注意事项】

1. 用药前仔细排除化疗禁忌。

2. 依托泊苷不宜静脉推注，静滴时间速度不得过快，至少半小时，否则容易引起低血压，喉痉挛等过敏反应。不得作胸腔、腹腔和鞘内注射。在动物中有生殖毒性及致畸，并可经乳汁排泄，孕妇及哺乳期妇女慎用。

3. 顺铂给药前 2～16 小时和给药后至少 6 小时之内，必须进行充分的水化治疗。

4. 顺铂最常见的不良反应为肾脏毒性，消化系统症状，骨髓抑制，耳毒性，神经毒性等。

5. 博来霉素约 10%～23% 的用药患者可出现不同程度的肺毒性。一旦确认，应立即停药。

处方②：依托泊苷 + 卡铂（EC）方案

卡铂 400mg/m^2，静滴，第 1 天；依托泊苷 120mg/m^2，静滴，第 1 天、第 2 天、第 3 天；每 4 周为一周期，共 3 周期。每 2 周期评价疗效。

【注意事项】

1. 用药前仔细排除化疗禁忌。

2. 依托泊苷不宜静脉推注，静滴时间速度不得过快，至少半小时，否则容易引起低血压，喉痉挛等过敏反应。不得作胸腔、腹腔和鞘内注射。在动物中有生殖毒性及致畸，并可经乳汁排泄，孕妇及哺乳期妇女慎用。

3. 卡铂引起的不良反应最常见的是骨髓抑制，其发生是剂量依赖性的。

4. 肌酐清除率 <60ml/min 的患者应当减少卡铂的剂量。

5. 卡铂的运用根据患者的肾小球滤过率（GFR，ml/min）和设定的卡铂的 AUC 计算卡铂的给药剂量，在 Calvert 的研究中，GFR 是以 51Cr-EDTA 方法测定。Calvert 计算卡铂剂量公式：总剂量（mg）= 设定 AUC × （GFR + 25）。

📋 **处方③**：长春花碱 + 异环磷酰胺 + 顺铂（VeIP）：长春花碱，0.11mg/kg，静滴，第 1 天、第 2 天；异环磷酰胺，1.2g/m²，静滴（大于 30 分），每天 1 次，连续 5 天；顺铂，20mg/m²，每天 1 次，连续 5 天。每 2 周期评价疗效。

【注意事项】

1. 用药前仔细排除化疗禁忌。

2. 异环磷酰胺用灭菌注射用水溶解后再用 0.9% 氯化钠注射液或 5% 葡萄糖注射液 500 ~ 1000ml 进一步稀释后缓慢静脉滴注，持续至少 30 分钟以上。

3. 用异环磷酰胺单药治疗的病人，剂量限制性毒性为骨髓抑制和尿毒性。剂量分次应用，大量摄入水，并用保护剂如美司钠，能显著减少出血性膀胱炎并发血尿，特别是肉眼可见血尿的发生率。每日剂量 1.2g/m²，连用 5 日，如发生白细胞减少，通常是轻度至中度的。其他显著的副作用有脱发、恶心、呕吐和中枢神经系统毒性。

4. 长春花碱的不良反应包括白细胞减少。恶心、呕吐、便秘、口疮、腹泻、厌食、腹痛、直肠出血、喉炎、出血性小肠结肠炎、消化性溃疡出血。麻木、异物感、外周神经炎、抑郁、肌腱深反射消失、头痛、惊厥。全身不适、软弱、头晕、肿瘤部位疼痛、皮疹、脱发。静注时药物溢出血管外，可导致蜂窝织炎及静脉炎。

5. 顺铂给药前 2～16 小时和给药后至少 6 小时之内，必须进行充分的水化治疗。

6. 顺铂最常见的不良反应为肾脏毒性，消化系统症状，骨髓抑制，耳毒性，神经毒性等。

（王　宁）

二、神经内分泌癌

（一）病情概述

人体的神经内分泌系统除了下丘脑－垂体－靶腺的中枢神经内分泌系统之外，还有散在的神经内分泌细胞散布全身器官，主要有胃肠道，胰，肺，前列腺，乳腺及其他器官，以胃肠道中数量最多。这些细胞所产生的肿瘤称之为神经内分泌肿瘤（neuroendocrine tumors，NETs），由于其类型和分化程度各异，导致神经内分泌肿瘤的症状和体征不典型，临床表现多种多样，这也是医师和患者容易忽略、延误诊断的重要原因。所以，多数患者发现较晚，确诊时往往已达到局部扩散和/或远处转移，失去了根治手术的机会。发病率很低，欧美国家年发病率约为 1～6/10 万。美国 SEER（US Surveillance Epidemiology and End Results）数据库的资料显示，其发病率在过去三十年中逐渐升高，但是，同一时期病人的临床转归并没有改善。

1. 功能性神经内分泌肿瘤常见病理类型有胰岛素瘤和胃泌

素瘤；罕见类型包括胰高糖素瘤、生长抑素瘤、血管活性肠肽（vasoactive intestinal peptide，VIP）瘤、分泌促肾上腺皮质激素和导致库欣综合征的 NETs（ACTHomas）、导致类癌综合征的 NETs、导致血钙过多的 NETs，以及非常罕见的异常分泌黄体类激素、凝乳酶或促红细胞生成素的 NETs 等。

2. 无功能性神经内分泌肿瘤（non-function pNENs，NF-pNENs）约占所有 pNETs 的 60%~90%。在血液和尿液中可能有激素水平的升高，但是并不表现出特异的症状或综合征。当肿瘤体积增大到一定程度时，可能出现肿瘤压迫的相关症状，如消化道梗阻和黄疸；也可能出现转移相关的症状。

3. 罕见的遗传性神经内分泌肿瘤。多属于常染色体显性遗传病。

（二）诊断与治疗

【诊断要点】

1. 肿瘤标志物检查　神经内分泌肿瘤有一种非常重要的肿瘤标志物，叫做嗜铬素 A（chromogranin A，CgA），它是目前最有价值的神经内分泌肿瘤的通用标志物（无论是功能性还是非功能性神经内分泌肿瘤）。通过检测血清或血浆嗜铬素 A 水平可以提示患者是否罹患神经内分泌肿瘤，或者跟踪患者的治疗反应，甚至评估患者的预后。血清或血浆嗜铬素 A 检测的诊断敏感性和特异性在 60%~95%。除了嗜铬素 A 这种通用肿瘤标志物，功能性神经内分泌肿瘤还可以通过检测其分泌的特殊激素来提示诊断，例如胃泌素瘤可以检测血清胃泌素水平，胰岛素瘤可以检测血清胰岛素水平。

2. 影像学检查　各种影像学检查，包括内镜、超声内镜、超声、CT、PET-CT、MRI、生长抑素受体显像（somatostatin receptorscinigraphy，SRS）等是对神经内分泌肿瘤进行定位诊断的重要手段。

3. 病理学检查　神经内分泌肿瘤最终的诊断需要依靠病理学检查。

神经内分泌肿瘤病理诊断要点包括：首先通过对神经内分泌标志物突触素（synaptophysin，Syn）和嗜铬素 A 的免疫染色确定肿瘤是否为神经内分泌肿瘤，其次根据肿瘤的增殖活性明确肿瘤的分级。肿瘤的增殖活性通过核分裂象数或 Ki-67 阳性指数进行评估。

按照肿瘤的增殖活性将胃肠胰神经内分泌肿瘤分级为：G1（低级别，核分裂象数 < 2/10 高倍视野或 Ki ~ 67 指数 < 3%）、G2（中级别，核分裂象数 2 ~ 20/10 高倍视野或 Ki-67 指数 3% ~ 20%）、G3（高级别，核分裂象数 > 20/10 高倍视野或 Ki-67 指数 > 20%）。

【治疗原则】

神经内分泌癌是一类类型多样，表现复杂的肿瘤，治疗的前提是明确的诊断。总的而言，对于早期的肿瘤，特别是功能性的肿瘤应尽早切除，对于局部复发的或者孤立转移的病灶，或者通过转化治疗后取得手术机会的，也应尽可能手术切除。对于晚期肿瘤患者应综合运用化疗、靶向治疗等全身治疗，以及介入等局部手段。

【一般治疗】

神经内分泌肿瘤的治疗手段包括内镜手术和外科手术治疗、

放射介入治疗、放射性核素治疗、化学治疗、生物治疗、分子靶向治疗等，选择何种治疗手段，取决于肿瘤的分级、分期、发生部位以及是否具有分泌激素的功能。

对于局限性肿瘤，可以通过根治性手术切除；对于进展期的肿瘤患者，部分也可以通过外科减瘤手术进行姑息治疗；对于只有肝脏转移的患者，可选择针对肝脏转移病灶的局部治疗，包括各种消融、肝动脉栓塞，放射性粒子植入、甚至肝移植；对于转移性神经内分泌肿瘤也可以应用核素标记的生长抑素类似物进行肽受体介导的放射性核素治疗，简称 PRRT 治疗（Peptide Radio Receptor Therapy）。

神经内分泌肿瘤药物治疗包括化学治疗、生物治疗、分子靶向治疗。药物治疗的目标在于控制功能性神经内分泌肿瘤激素过量分泌导致的相关症状，以及控制肿瘤的生长。药物的选择也取决于肿瘤的部位、功能状态、病理分级和肿瘤分期。传统的细胞毒化疗药物对于分化差的 G3 级神经内分泌癌依然是一线治疗，但分化好的 G1、G2 级神经内分泌肿瘤对化疗不敏感。生物治疗和靶向治疗是 G1、G2 级神经内分泌肿瘤的主要药物治疗。目前用于神经内分泌肿瘤生物治疗的药物主要是生长抑素类似物，包括奥曲肽和兰瑞肽；靶向药物包括哺乳动物雷帕霉素靶蛋白抑制剂依维莫司。

（三）药物处方

因病理类型、肿瘤分期、患者体力评分、重要脏器功能以及不同化疗药物的毒副作用等不同，医师在制定化疗方案时要全面考虑多方因素，拟定当时最合适的方案，切不可照搬。以下方案参考神经内分泌肿瘤美国国立综合癌症网络（NCCN）指南 V.3 2017。

处方①：奥曲肽，20～30mg，肌注，每月一次。每2周期评价疗效。

【注意事项】

1. 醋酸奥曲肽的主要不良反应是给药局部症状和胃肠道反应。

2. 有报道10%～20%长期应用醋酸奥曲肽的患者有胆结石形成。故在治疗前及用药后每隔6～12个月应作胆囊超声波检查。

3. 在胰岛瘤患者中，由于醋酸奥曲肽对生长激素和胰高糖素分泌的抑制人于对胰岛素分泌的抑制，故有可能增加低血糖的程度和时间。此类患者尤其在开始醋酸奥曲肽治疗或作剂量改变时，应密切观察。频繁的小剂量给予醋酸奥曲肽，可减少血糖浓度的明显波动，奥曲肽可能改变Ⅰ型糖尿病（胰岛素依赖型）患者对胰岛素的需要量。对非糖尿病患者和具有部分胰岛素功能的Ⅱ型糖尿病患者会造成餐后血糖升高。

4. 食管、胃底静脉曲张出血可增加胰岛素依赖型糖尿病患者的风险，并可引起胰岛素需要量的改变。所以应密切监测血糖水平。

处方②：依维莫司，10mg，口服，每日1次。每2个月复查评价疗效。

【注意事项】

1. 用一杯水整片送服本品片剂，不应咀嚼或压碎。对于无法吞咽片剂的患者，用药前将本品片剂放入一杯水中（约

30ml）轻轻搅拌至完全溶解（大约需要 7 分钟）后立即服用。用相同容量的水清洗水杯并将清洗液全部服用，以确保服用了完整剂量。

2. 常见的不良反应包括：非感染性肺炎，感染，品腔溃疡，肾功能衰竭等。

3. 使用时避免同时使用 CYP3A4（细胞色素 P450 3A4 酶）强效诱导剂（苯妥英、卡马西平、利福平、苯巴比妥等），CYP3A4 或 P-糖蛋白抑制剂（酮康唑、伊曲康唑、伏立康唑等）。

对于肺或者甲状腺不可切除的/转移性神经内分泌肿瘤还可以选择在以下药物方案，或者在这些药物的基础上加上奥曲肽/兰瑞肽。

🔲 **处方③**：替莫唑胺，150mg/m^2，口服，第 1 至第 5 天，每 28 天为一个周期；每 2 周期评价疗效。

【注意事项】

1. 替莫唑胺治疗的全部患者都应密切观察发生卡氏肺孢子菌性肺炎的可能性。

2. 恶心和呕吐常与本品相关，服用本品前后可使用止吐药。

🔲 **处方④**：依托泊苷 + 顺铂（EP 方案）；依托泊苷（VP-16），100mg/m^2，静脉注射，第 1 天至第 3 天；顺铂（DDP）60mg/m^2，静滴，第 1 天。每 21 天为一周期。每 2 周期评价疗效。

【注意事项】

1. 用药前仔细排除化疗禁忌。

2. 依托泊苷不宜静脉推注，静滴时间速度不得过快，至少半小时，否则容易引起低血压，喉痉挛等过敏反应。不得作胸腔、腹腔和鞘内注射。在动物中有生殖毒性及致畸,并可经乳汁排泄,孕妇及哺乳期妇女慎用。

3. 顺铂给药前 2~16 小时和给药后至少 6 小时之内,必须进行充分的水化治疗。

4. 最常见的不良反应为骨髓抑制、食欲减退、恶心呕吐、脱发,肝肾功能损害等。

处方⑤:依托泊苷 + 卡铂(EC)方案:

卡铂,$400mg/m^2$,静脉注射,第 1 天;依托泊苷,$120mg/m^2$,静脉注射,第 1 天至第 3 天;每 4 周为一周期。每 2 周期评价疗效。

【注意事项】

1. 用药前仔细排除化疗禁忌。

2. 依托泊苷不宜静脉推注,静滴时间速度不得过快,至少半小时,否则容易引起低血压,喉痉挛等过敏反应。不得作胸腔、腹腔和鞘内注射。在动物中有生殖毒性及致畸,并可经乳汁排泄,孕妇及哺乳期妇女慎用。

3. 卡铂引起的不良反应最常见的是骨髓抑制,其发生是剂量依赖性的。

4. 肌酐清除率 <60ml/min 的患者应当减少卡铂的剂量。

5. 卡铂的运用根据患者的肾小球滤过率(GFR,ml/min)和设定的卡铂的 AUC 计算卡铂的给药剂量,在 Calvert 的研究中,GFR 是以 51Cr-EDTA 方法测定。Calvert 计算卡铂剂量公式:总剂量(mg)= 设定 AUC ×(GFR + 25)。

(王 宁)

附　　录

A. 癌性疼痛的诊断与治疗

疼痛是一种与组织损伤或潜在组织损伤相关的感觉、情感、认知和社会维度的痛苦体验，具有高度主观性，是造成癌晚期患者主要痛苦的原因之一。据不完全统计，70%的肿瘤患者在病程不同阶段都伴有疼痛。解除疼痛不仅可以减轻患者在精神上和肉体上受到的折磨，提高生活质量，而且有利于控制病情和进一步治疗，从而延长患者生存期。

一、癌性疼痛的原因

1. 肿瘤直接引起的疼痛，为主要原因，具体表现为当肿瘤侵及胸腹膜、神经，骨膜及骨髓腔使其压力增高导致组织损伤时，或发生病理性骨折时，如肺癌侵及胸膜导致胸痛，肺尖部肿瘤侵及臂丛导致肩臂疼痛，鼻咽癌颈部转移可压迫臂神经丛或颈神经丛，引起颈、肩、手臂疼痛，腹膜后肿瘤压迫腰腹神经丛，可引起腰腹疼痛，骨转移、骨肿瘤导致骨折引起的骨痛等。另外，空腔脏器被肿瘤阻塞时可出现不适感、痉挛甚至剧烈绞痛，如胃、肠、胰头癌等；乳腺癌腋窝淋巴结转移可压迫腋淋巴及血管引起患肢手臂肿胀疼痛，肝部肿瘤生长迅速时可致肝包膜过度牵拉出现右上腹剧烈胀痛；肿瘤溃烂不愈并发感染可引起剧痛。

2. 癌症治疗引起的疼痛，该类型是癌症治疗的并发症所引起，如放射性神经炎、口腔黏膜炎、皮炎，放射性坏死等。放化疗后患者免疫力降低可出现带状疱疹导致疼痛，化疗药物外渗引起组织坏死及化疗相关性栓塞性静脉炎、周围神经炎等导致的疼痛，乳腺癌根治术中损伤腋淋巴系统引起的手臂肿胀疼痛，术后引起的瘢痕、神经损伤、幻肢痛等。

3. 肿瘤间接引起的疼痛，具体表现为：长期卧床患者出现压疮可引起局部感染而产生疼痛，甲状腺癌、前列腺、乳腺癌等出现骨转移而引起的剧烈腹痛。

二、癌性疼痛的分级

0 级：无痛。

1 级（轻度疼痛）：有痛感但仍可忍受，并能正常生活，睡眠不受干扰。

2 级（中度疼痛）：疼痛明显，不能忍受，要求服用镇痛药物，睡眠受干扰。

3 级（重度疼痛）：疼痛剧烈，不能忍受，需要镇痛药物，睡眠严重受到干扰，可伴有自主神经功能紊乱表现或被动体位。

三、癌性疼痛的评估

癌性疼痛的评估是镇痛治疗的首要步骤，其目的是对疼痛的性质和程度做出全面诊断，要体现"常规、量化、全面、动态"的八字原则，注意评估不仅包括疼痛性质、程度，还包括患者对镇痛治疗的预期和目标，对舒适度和功能的要求，具体包括明确患者就诊时的疼痛程度，询问过去 24 小时中的一般疼痛程度及最严重程度，还需要明确疼痛部位的特性：位置、强度（静息时、运动时）、病理生理学特点（躯体性、内脏性、神经病理性）、时间（持续性、间断性、爆发性），同时加强心理支持、患者及亲属在癌性疼痛治疗中的宣教，并确保医患之间的有效沟通，确保准确掌握患者的疼痛程度。强调动态评估的重要性，在整个疾病过程中评估和滴定的过程不是疼痛控制初始阶段的一次性工作，是需要贯穿在整个疼痛治疗过程中的。强调疼痛评估应由一维评估发展为多个维度的评估，包括体检、功能、社会心理、精神方面等。

疼痛程度评估是阿片药物治疗的依据，其主要方法有：

1. 数字分级法（NRS） 使用《疼痛程度数字评分量表》（图1）对患者疼痛程度进行评估。将疼痛程度用 0～10 个数字依次表示，0 表示无痛，10 表示最剧烈的疼痛，交由患者自己选择一个最能代表自身疼痛程度的数字，或由医护人员询问患者"你的疼痛有多严重?"，由医护人员根据患者对疼痛的描述选择相应的数字，按照疼痛对应的数字将疼痛程度分为：无痛（0），轻度疼痛（1～3），中度疼痛（4～6），重度疼痛（7～10）。

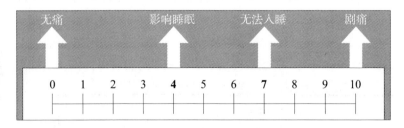

图 1 疼痛程度数字评分量表

2. 面部表情疼痛评分量表法 由医护人员根据患者疼痛时的面部表情状态，对照《面部表情疼痛评估量表》（图2）进行疼痛评估，适用于表达困难的患者，如儿童、老年人，以及存在语言或文化差异或其他交流障碍的患者。

无痛　　　　　轻度疼痛　　　　中度疼痛　　　　重度疼痛

图2　面部表情疼痛评估量表

四、癌性疼痛治疗的原则

1. 口服给药　应选择口服给药途径，尽可能避免创伤性给药途径，这样便于患者长期用药。尤其是对于强阿片类药物（如吗啡等），合理口服用药极少产生精神依赖性（成瘾性）或身体依赖性（<1%）。

2. 按时给药　镇痛药应当有规律地"按时"给药而不是"按需"给药——只在疼痛时的给药。

3. 按阶梯给药　根据 WHO 推荐的癌性疼痛"三阶梯疗法"。

（1）第一阶梯：非阿片类镇痛药。用于轻度癌性疼痛患者，主要药物有阿司匹林、对乙酰氨基酚等，可酌情应用辅助药物。

（2）第二阶梯：弱阿片类镇痛药。用于当非阿片类镇痛药不能满意镇痛时或中度癌性疼痛患者，主要药物有可待因，建议与第一阶梯药物合用，因为两类药物作用机制不同，第一阶梯药物主要作用于外周神经系统，第二阶梯药物主要作用于中枢神经系统，二者合用可增强镇痛效果。根据需要也可以使用辅助药。

（3）第三阶梯：强阿片类镇痛药。用于治疗中度或重度癌性疼痛，当第一阶梯和第二阶梯药物疗效差时使用，主要药物为吗啡，也可酌情应用辅助药物。

4. 用药应个体化　镇痛药剂量应当根据患者的需要由小到大，直至患者疼痛消失为止，而不应对药量限制过严，导致用药不足。

5. 注意具体细节　使用抗焦虑、抗抑郁和激素等辅助药物，可提高镇痛治疗效果。

五、癌性疼痛的治疗

1. 用于轻度癌痛的药物　代表药物阿司匹林，$100 \sim 250 mg$，口服，每 $4 \sim 6$ 小时一次，主要不良反应为胃肠功能紊乱、大便出血，若每天 $> 4g$ 则副作用增加；对乙酰氨基酚，$500 \sim 1000 mg$，口服，每 $4 \sim 6$ 小时 1 次，主要不良反应肝脏毒性损害；去痛片，$1 \sim 2$ 片，口服，每 $4 \sim 6$ 小时 1 次；布洛芬、消炎痛栓剂等。

2. 用于中度癌痛的药物　代表药物可待因，$30 \sim 60 mg$，口服，每 $4 \sim 6$ 小时 1 次，主要不良反应为便秘；氨酚待因，$1 \sim 2$ 片，口服，每 $4 \sim 6$ 小时 1 次，主要不良反应为便秘、肝毒性损害；布桂嗪（强痛定），$30 \sim 90 mg$，口服，每 $4 \sim 6$ 小时 1 次或 $100 mg$，肌注，每 $4 \sim 6$ 小时 1 次；曲马多 $50 \sim 100 mg$，口服，每 $4 \sim 6$ 小时 1 次，主要不良反应为头昏、纳差、恶心、呕吐、多汗。

3. 用于重度癌痛的药物　代表药物吗啡片或缓释片等剂型，推荐剂量：首次给药 $5 \sim 30 mg$，个体差异很大，应调整找出合适剂量以完全控制疼痛为准。用法：口服，皮下或肌注，每 $4 \sim 6$ 小时一次，主要不良反应为便秘、恶心、呕吐、头昏、呼吸抑制。其他药物包括丁丙诺啡、美沙酮、氢吗啡酮等。不推荐使用哌替啶（杜冷丁）。

美国国立综合癌症网络（NCCN）指南重视短效阿片药物在未使用阿片药物的未控疼痛患者中的滴定治疗，并且在轻度疼痛（1~3分）的患者中也开始考虑进行短效阿片药物剂量滴定。滴定原则：低剂量开始，逐步调整。以羟考酮缓释片为例，对于 NRS 为 4 分患者，给予羟考酮缓释片 10mg，口服 每 12 小时 1 次，1 小时后观察。如 NRS 为 7 分，采用即释吗啡片剂 10~15mg，口服。如 NRS 4~6 分，则给予 7.5~10mg 即释吗啡片口服。如 NRS 为 3 分，不需给药，每 2~3 小时观察。给予吗啡处理的患者 1 小时后再次观察，根据疼痛控制情况给予上述处理，然后计算 24 小时所使用的羟考酮及吗啡剂量，吗啡总量除以 1.5 或 2，再加上羟考酮用量即为 24 小时羟考酮总剂量，除以 2 即为第 2 天的羟考酮缓释片起始剂量。采用控缓释制剂滴定具有方便、减轻工作量的优点。阿片类药物的滴定应当注意：滴定的目的是找到一个恰当的止痛剂量（即在作用时间内），既能充分镇痛又无不可耐受的不良反应的剂量。根据前 24 小时内使用阿片类药物的总剂量（按时给药以及按需给药的剂量）计算增加剂量。增加按时以及按需给药的剂量，剂量增加的速度应参照症状的严重程度。如果患者出现难治的不良反应，同时疼痛评分 <4 分，考虑阿片镇痛药适当减量（25%），然后再评估镇痛效果，并且对患者进行密切随访。

六、辅助药物的使用

辅助药物的使用原则包括：①治疗特殊类型的疼痛；②改善癌症患者通常发生的其他症状；③增加主要药物的镇痛效果或减轻副作用；④辅助药物不能常规给予，应根据患者的需要而定。辅助性镇痛药常与传统的镇痛药合并使用，主要的辅助性镇痛药有抗抑郁药、抗癫痫药、5-羟色胺去甲肾上腺素再摄取抑制剂、皮质类固醇、双膦酸盐等。

1. 三环类抗抑郁药　很多抗抑郁药除了抗抑郁作用外，还具有镇痛效果，已用于控制某些慢性疼痛，例如神经性疼痛。抗抑郁药的主要优点在于治疗焦虑、失眠和情绪低落。抗抑郁药的镇痛优势在于升高血中去甲肾上腺素水平。当中断使用抗抑郁药时，应注意缓慢减药，防止发生戒断综合征。阿米替林是三环类抗抑郁药的代表药物。该药应从小剂量起始，根据患者的耐受性逐渐增加剂量，镇痛起效时间比抗抑郁效果出现早，尤其适合伴有睡眠障碍的患者。阿米替林的主要不良反应有镇静、口干、尿潴留、直立性低血压等。

2. 抗癫痫药　许多随机试验已证明抗癫痫药对神经性疼痛的患者有效，目前应用的抗癫痫药包括经典的抗癫痫药（卡马西平、奥卡西平、苯妥英钠和丙戊酸钠）和非经典的抗癫痫药（加巴喷丁、普瑞巴林、拉莫三嗪和氯硝西泮）。加巴喷丁和普瑞巴林属于加巴喷丁类抗癫痫药，对治疗神经性疼痛均是有效的。因加巴喷丁的有效性，且很少发生药物间相互作用，因此常用作处理神经性疼痛症状的一线药物。联合应用加巴喷丁和阿片类药物治疗癌性疼痛比单独应用任何一种药物，均有明显益处。加巴喷丁的缺点是口服生物利用度低，随着剂量的增加呈现非线性药物代谢，因此使用加巴喷丁时很难预计合适的治疗剂量而需要较长的滴定周期。在使用加巴喷丁无法耐受时，常用普瑞巴林代替加巴喷丁用于治疗神经性疼痛。与加巴喷丁不同，普瑞巴林剂量上升可能更快，但是普瑞巴林会引起体重增加。加巴喷丁是神经病理性疼痛治疗时最常选用的抗惊厥药物，不良反应比卡马西平少而轻，应逐渐增加剂量至有效剂量。

3. 5-羟色胺去甲肾上腺素再摄取抑制剂　研究证实，度洛西汀和万拉法新这样的 5-羟色胺去甲肾上腺素再摄取抑制剂药物具有镇痛效果。万拉法新具有治疗多发性神经性疼痛、糖尿病性神经病变引起的疼痛的作用。万拉法新抑制 5-羟色胺再摄取作用较强，但抑制去甲肾上腺素再摄取的能力却较弱。已明确该药的起效时间和维持作用时间，患者对该药接受性较好。万拉法新与三环类抗抑郁药的比较发现，二者均具有镇痛作用，其中万拉法新的镇痛效果相对较好，但是毒性较大。万拉法新与非甾体消炎药合并使用时，胃肠道出血风险明显增加。如必须联用这两种药物，需考虑使用预防胃肠道出血的药物。度洛西汀是美国食品药品监督管理局批准首个用于治疗神经性疼痛的抗抑郁药。

4. 糖皮质激素 糖皮质激素能够缓解许多癌性疼痛综合征的症状，包括骨转移引起的疼痛、来自脊髓压迫或肿瘤浸润神经引起的神经性疼痛、淋巴水肿或肠梗阻引起的疼痛、颅内压升高引起的头痛。地塞米松因理论上具有弱盐皮质激素作用的优势，而常被用于临床，此外泼尼松或甲泼尼龙也常在临床使用。对于功能受损而疼痛急剧加重的患者，强烈推荐短时间内使用高剂量糖皮质激素，但同时应警惕胃肠道出血、严重消化不良和念珠菌病感染的风险。

5. 双膦酸盐类药物 双膦酸盐最初用于治疗癌症引起的高钙血症，在治疗骨源性疼痛，尤其是伴随骨转移和多发性骨髓瘤时同样有效，可有效治疗恶性骨痛的双膦酸盐有唑来膦酸和帕米膦酸。

七、需要注意的问题

癌症的镇痛往往会等到终末期才给予镇痛药物，而实际上患者在终末期前若干时候已有较强烈的疼痛。疼痛可使患者一般状况迅速恶化，免疫功能降低，严重影响治疗。轻度的疼痛可采取非药物手段或应用解热镇痛药。中重度疼痛应采用可待因、吗啡等药物，吗啡的常用剂量为每次 3~10mg，可从此量开始，对缓解疼痛的效果做出评价，并调整剂量。目前认为吗啡用量每日为 60~3000mg（口服分次给予或通过小型药泵连续输注），未规定最大限制剂量，给药途径以口服为主，并根据不同病情可用舌下含服、直肠给药及皮下或静脉连续输注等方式，同时应用辅助药以加强镇痛效果，及时调整剂量。

同时不必担心镇痛药的精神依耐性，即"成瘾性"。临床研究发现，阿片类药物在规范化使用的情况下，一般不会形成"成瘾性"，因为疼痛在体内沿神经通路上行的过程中生成了特殊的阿片受体，这些受体与镇痛药物结合产生镇痛作用，而不是与脑内阿片受体被激活而产生"飘"的感觉，而正常人不存在疼痛刺激，应用阿片药物之后直接刺激脑部阿片受体，导致"成瘾性"产生。初次服用阿片类药物，部分患者会出现恶心、呕吐、头晕、嗜睡等不良反应，一般用药 3~7 天后会逐渐消失，多数患者会出现便秘的不良反应，因此服用阿片类药物同时应鼓励患者多饮水、多吃富含纤维素的蔬菜，同时服用预防便秘的药物。阿片类药物的一个严重的不良反应为抑制呼吸，若患者的呼吸次数少于 8 次/分，应立即掐捏患者使其感到疼痛，保持清醒并及时送医。

此外，患者应注意适当运动，保持较好的心态，适当的运动及日常活动有助于减轻患者的疼痛。如乳腺癌患者术后上肢肿胀疼痛，可适当地进行爬墙及梳头动作，有可能缓解疼痛。同时建议患者多与家人交流或看看书报，听听轻音乐等分散自己对疾病的注意力，也有助于疼痛的控制。

（林小华）

B. 实体瘤 RECIST 疗效评价标准（版本 1.1）

一、基线病灶及疗效评价

基线病灶	可测量病灶	在 5mm 薄层 CT 上长径≥10mm、淋巴结短径≥15mm；在对比度良好的胸部 X 线平片上长径≥20mm；体表病变，如弯脚测径器可测量的皮肤结节等，若≥10mm 也可作为可测量病变，应通过有标尺的彩色照片明确标示其大小，若成像技术能评估应首选成像技术评估。骨扫描、PET 和 X 线平片不可用于测量骨病变，但可用于确定其存在与消退。对于伴有可识别的符合可测量标准的软组织病变的溶骨性或溶骨成骨混合性病变，如果可用断层成像技术（如 CT 或 MRI）评估，则可作为可测量靶病灶。非囊性病变和囊性病变同时存在时，应首选非囊性病变作为靶病灶。若病变位于先前放疗或局部治疗过的区域，则不视为可测量病变，除非其出现进展
	不可测量病灶	不可测量病灶包括小病灶（包括短轴在 10～14.9mm 的淋巴结）和真正无法测量的病灶，如胸膜或心包积液、腹水、炎性乳腺疾病、软脑膜病、累及皮肤或肺的淋巴管炎，测径器不能准确测量的临床病灶，体检发现的腹部肿块，重现影像技术无法测量的。骨病：骨病为不可测量的疾病，除软组织成分可采用 CT 或 MRI 评价外，且符合基线时可评价的定义。既往局部治疗：既往放疗病灶（或其他局部治疗的病灶）为不可测量病灶，除非治疗完成后进展。正常部位囊性病灶：单纯囊肿不应视为恶性病灶，也不应记录为目标病灶或非目标病灶。认为是囊性转移的囊性病灶是可测量病灶，如果符合上述特定定义。如果还出现了非囊性病灶，那么这些病灶首选为目标病灶。正常结节：短轴＜10mm 的结节被视为正常，不应记录或按照可测量或不可测量病灶分类

续表

基线病灶	靶（目标）病灶	每个累及器官最多 2 个病灶/每个器官，总共不超过 5 个病灶，所有可测量病灶均可视为基线目标病灶。根据大小（最长病灶）和适合性选择目标病灶准确重复测量。记录每个病灶的最长直径，病理学淋巴结应记录短轴。基线时所有目标病灶直径（非结节病灶的最长径，结节病灶的最短轴）的总和是评价比较的基础。若两个病灶融合，就测量融合的肿块。如果目标病灶分裂，则使用各部分的总和。应继续记录变小的目标病灶的测量。如果目标病灶变的太小而不能测量，如认为病灶已消失则记录为 0 毫米；反之应记录为默认值 5mm。注：结节性标准缩小至 <10mm（正常），仍应记录实际测量结果
疗效评价	靶病灶	完全缓解（CR）：所有目标病灶完全消失。所有病理性淋巴结（靶病灶或非靶病灶）须缩小至正常大小（短轴 <10mm）
		部分缓解（PR）：靶病灶最长径之和至少减少 30%（以最长径之和作为参考）
		进展（PD）：可测量靶病灶的直径总和增大超过基线时的 20%。此外，总和增加的最小绝对值至少 5mm（出现一个或者多个新发病灶同样考虑为 PD）
		稳定（SD）：不符合 CR、PR 或 PD
	非靶病灶	完全缓解（CR）：所有非靶病灶消失或恢复正常水平
		未完全缓解/疾病稳定（SD）：一个或多个非靶病灶持续存在和（或）水平持续高于正常
		疾病进展（PD）：出现一个或多个新病灶和（或）已有的非靶病灶有明确进展

二、总体评价

靶病灶	非靶病灶	新病灶	总体缓解
CR	CR	没有	CR
CR	SD	没有	PR
PR	非 PD	没有	PR
SD	非 PD	没有	SD
PD	任何	有/没有	PD
任何	PD	有/没有	PD
任何	任何	有	PD

（叶 梅 王 宁）

C. 常用抗肿瘤药物一览表

化疗药物在不同癌种类型和不同的化疗方案中，用法用量存在很大差异，临床医师在用药前一定要仔细阅读最新的药品说明书，并参考最新的循证医学证据。

通用名	商品名	缩写	分类	适应证	用法用量	使用注意事项	贮存方法
环磷酰胺	环磷酰胺	CTX	烷化剂	恶性淋巴瘤、急慢性白血病、多发性骨髓瘤	$400 \sim 1000mg/m^2$，联合用药 $500 \sim 600mg/m^2$。配制后存放不应超过 3 小时。	可致出血性膀胱炎，用时给予尿路保护剂美司钠，多饮水，水溶液仅能稳定 $2 \sim 3$ 小时，现配现用	避光，密闭，$30℃$ 以下保存，2 年效期
异环磷酰胺	匹服平	IFO	烷化剂	睾丸癌、卵巢癌、恶性肉瘤、恶性淋巴瘤	单药治疗：静脉注射按体表面积每次 $1.2 \sim 2.5g/m^2$，连续 5 日为一疗程 联合用药：静脉注射按体表面积每次 $1.2 \sim 2.0g/m^2$，连续 5 日为一疗程	可致出血性膀胱炎，充分水化、利尿，用时使用美司钠解救	避光冷贮保存，3 年效期

续表

通用名	商品名	缩写	分类	适应证	用法用量	使用注意事项	贮存方法
达卡巴嗪	氮烯咪胺	DTIC	烷化剂	恶性淋巴瘤、黑色素瘤、软组织瘤	取2.5~6mg/kg 或200~400mg/m²，用生理盐水10~15mg，溶解后用5%葡萄糖溶液250~500ml 稀释后滴注。30分钟以上滴完，一日1次。连用5~10日为1疗程，一般间歇3~6周重复给药 单次大剂量：650~1450mg/m²，每4~6周1次	只能溶于5%葡萄糖中，输注时不宜大，本品遇光和热不稳定呈红色，溶解后也不稳定，现配现用	避光密闭，2~8℃下保存，2年效期
尼莫司汀	宁得朗		烷化剂	脑肿瘤、消化道肿瘤、慢性白血病、恶性淋巴瘤	以盐酸尼莫司汀计，将1次量2mg/kg，隔1周给药，2~3次后，据血象停药4~6周，再次给药，如此反复，直到临床满意的效果	有时出现迟缓性骨髓功能抑制的严重不良反应，用药过程中充分注意感染倾向的出现	避光，密闭，室温保存，3年效期

续表

通用名	商品名	缩写	分类	适应证	用法用量	使用注意事项	贮存方法
替莫唑胺	蒂清（国产）泰道（进口）	TMZ	烷化剂	多形性胶质母细胞瘤、间质性星形细胞瘤	本药第一疗程28天，最初剂量为按体表面积口服一次150mg/m²，一日一次。连续服用5天，28天为一治疗周期	影响睾丸功能，男性病人应采取措施，女性患者接受治疗时应避免妊娠，禁止哺乳	避光密闭，2~10℃下保存，2年有效期
司莫司汀	司莫司汀		烷化剂	脑原发肿瘤及转移瘤，与其他药物合用可治疗恶性黑色素瘤、胃癌	本品25mg 用注射用水 10ml 溶解后，再用生理盐水稀释后静脉点滴或动脉注射 5ml，50mg 加注射用水 10ml 溶解后，再用生理盐水稀释后静脉点滴或动脉注射		

通用名	商品名	缩写	分类	适应证	用法用量	使用注意事项	贮存方法
顺铂	顺铂	DDP	铂类	临床多用于其他联合用药,膀胱癌、乳腺癌	一般剂量:按体表面积一次20mg/m²,一日1次,连用五天,或一次30mg/m²,连用3天,并需适当水化利尿 大剂量:每次80~120mg/m²,静滴,每3~4周一次,最大剂量不应超过120mg/m²,以100mg/m²为宜。为预防本品的肾毒性,需充分水化:使用前12小时静滴等渗葡萄糖水或葡萄糖液3000~3500ml,并用氯化钾,使用当日输等渗盐水或葡萄糖液3000~3500ml,并用氯化钾,甘露醇及呋塞米(速尿),每日尿量2000~3000ml。治疗过程中注意血钾、血镁变化,必要时需纠正低钾、低镁	避光使用,大剂量用药时给药前2~16小时和给药后至少6小时必须进行充分的水化治疗,使用当天尿量需达到2000~3000ml。此药有肾毒性,多次高剂量和短期内重复使用药会出现不可逆肾功能障碍	

续表

通用名	商品名	缩写	分类	适应证	用法用量	使用注意事项	贮存方法
卡铂	波贝（国产）伯尔定（进口）	CBP	铂类	临床多用于其他联合用药，膀胱癌，乳腺癌	肾毒性明显低于PDD，故勿需水化，但鼓励多饮水。联合化疗优于单一化疗，按Calvert公式计算每次剂量＝AUC×（肌酐清除率＋25）。AUC：浓度时间曲线下面积，一般采用5～7	避光使用，注意多饮水，减少肾毒性的发生	避光密闭，室温15～30℃保存
奈达铂	捷佰舒		铂类	头颈部癌、小细胞肺癌、肺小细胞肺癌、食管癌等实体癌	临用前，用生理盐水溶解后，再稀释至500ml，静脉滴注，滴注时间不应少于1小时，滴完后需继续点滴输液1000ml以上。推荐剂量为每次给药80～100mg/m²，每疗程给药一次，间隔3～4周后方可进行下一个疗程	避光使用，鼓励多饮水，肾功能不全及对右旋糖酐过敏者禁用	避光密闭，30℃保存

续表

通用名	商品名	缩写	分类	适应证	用法用量	使用注意事项	贮存方法
奥沙利铂	艾恒（国产）乐沙定（进口）	L-OHP	铂类	结肠癌、直肠癌、食管癌、胃癌	本品 + LV + 5-FU 为晚期结直肠癌一线治疗方案。推荐剂量为每次 130～135mg/m²，静点 2～6 小时，每 3 周一次。运用 Calvert 公式计算，总剂量（mg）= AUC×（肌酐清除率 + 25），与 5-FU 并用时应先用 5-FU	用 5% 葡萄糖稀释，2～6 小时滴注完，用药期间禁止寒冷刺激，避免末梢神经以及口腔周围、上呼吸道和上消化道的痉挛及感觉障碍	配置好的溶液如不立即使用应在 2～8℃保存，不超过 24 小时，稀释好的溶液应立即使用，效期 30 个月
多柔比星	多柔比星	ADM	抗生素	淋巴瘤、乳腺瘤、肺癌	静注：从输液小壶缓慢入，每次 40～60mg/m² 每 21 天一次，肝素或 5-Fu 可促使本品发生沉淀，避免同一输液器应用	有严重心脏毒性，给予心电监护，不可与肝素混合，会产生沉淀	干燥阴凉处保存，效期 4 年

续表

通用名	商品名	缩写	分类	适应证	用法用量	使用注意事项	贮存方法
盐酸表柔比星	法马新（进口）艾达生（国产）	EPI	抗生素	恶性淋巴瘤、乳腺癌、肺癌、食管癌、胃癌、肝癌、胰腺癌	60～80mg/m² 静滴，每3周一次。联合化疗时，每次50～60mg/m² 静滴，每3周为一周期	有心脏毒性，给予心电监护，心脏保护剂。此药外渗会引起组织坏死，建议中心静脉给药，避光使用	密闭干燥阴凉处保存，效期国产2年，进口4年
丝裂霉素	自力霉素	MMC	抗生素	胃癌、结直肠癌、肺癌、胰腺癌、肝癌、宫颈癌、乳腺癌	静注：从静脉输液小壶一次注入，每6～8周一次；联合化疗每次6～8mg/m²，每4～6周一次。降压灵、利血平、氯丙嗪有加强或延长本品作用，使毒性增加	肝肾、骨髓功能障碍者慎用	密闭干燥阴凉处保存，效期4年

续表

通用名	商品名	缩写	分类	适应证	用法用量	使用注意事项	贮存方法
博来霉素	争光霉素	BLM	抗生素	皮肤恶性肿瘤、头颈部肿瘤、淋巴瘤、肺癌	本药副作用个体差异性显著，即使投用较少剂量，也可出现副作用，应从小剂量开始。在医生医生指导下使用。肌内或皮下注射：通常成人取5ml注射用水、生理盐水或葡萄糖溶液溶解博来霉素15～30mg（效价），肌内或皮下注射。用于病变周边皮下注射时，以不高于1mg（效价）/ml浓度为宜。肌内注射应避开神经，局部可引起硬结，不宜在同一部位反复注射。动脉注射：博来霉素5～15mg（效价）溶于适量生理盐水或葡萄糖等溶液中，直接弹丸式动脉内注射或连续灌注。静脉注射：博来霉素15～30mg（效价）溶于5～20ml注射用水、葡萄糖溶液或生理盐水中，缓慢静脉注入。	可引起间质性肺炎、肺纤维化，听诊捻发音是最初的体征	密闭干燥阴凉处保存，效期2年

续表

通用名	商品名	缩写	分类	适应证	用法用量	使用注意事项	贮存方法
					出现严重发热反应时，一次静脉给药剂量应减少到5mg或更少，应注意注射可引起血管疼痛，尽可能缓慢给药。注射速度和浓度。注射频率：通常或一次2次/周，根据病情可每天一次或1次/周使用。总剂量300~400mg（效价）或以下		
柔红霉素	柔红霉素	DRN	抗生素	急性白血病、横纹肌肉瘤	柔红霉素口服无效。须避免肌内注射或鞘内注射。单一剂量从0.5mg/kg。0.5~1mg/kg的剂量须间隔1天或以上，才可重复注射；而2mg/kg的剂量则须间隔4天或以上才可重复注射	有心脏毒性，给予心电监护，可引起男性和女性不育	密闭干燥阴凉处保存、效期3年

续表

通用名	商品名	缩写	分类	适应证	用法用量	使用注意事项	贮存方法
氟尿嘧啶	氟尿嘧啶	5-FU	影响核酸生成的药物	肝癌、乳腺癌、肺癌、胃肠癌	目前常用化疗药，不同用药途径及不同联合方案剂量差异很大	每次静滴时间不少于6~8小时，化疗泵可连续给药24小时。如与MTX联合应用时，MTX静滴4~6小时再使用5-FU，否则降低疗效	密闭干燥阴凉处保存，效期2年
卡培他滨	希罗达	Xeloda	影响核酸生成的药物	结肠癌、直肠癌、食管癌、胃癌	卡培他滨的推荐剂量为1250mg/m²，每日2次口服（早晚各1次；等于每日总剂量2500mg/m²），治疗2周后停药1周，3周为一个疗程	饭后半小时服用，用药期间不能接种疫苗	密闭25℃保存，效期2年

续表

通用名	商品名	缩写	分类	适应证	用法用量	使用注意事项	贮存方法
盐酸吉西他滨	泽菲（国产）健择（进口）	GEM	影响核酸生成的药物	局限晚期或已转移的非小细胞肺癌	可改善胰腺癌患者的生活质量，推荐剂量为1000mg/m² 静滴30分钟，每周一次，共3次、每4周重复，多与CDDP联合	用生理盐水稀释，滴注30分钟，滴注时间延长或增加用药频率可增加药物毒性	配制好的溶液室温保存，24小时内使用，不得冷藏，密闭干燥处保存，效期2年
培美曲塞	普来乐（国产）力比泰（进口）		影响核酸生成的药物	恶性间质瘤、细胞瘤、头颈部肿瘤、食管癌、胰腺癌、结直肠癌、肾癌	本品推荐剂量为500mg/m²，静脉输注10分钟以上。每21天为一周期，在每个周期的第1天给药	滴注需10分钟，使用30分钟后再予顺铂滴注，不能用林格液冲管。在首次给美曲塞给药前7天中，至少有5天每日必须口服一次叶酸而且在整个治疗程中以	避光干燥，不超过20℃保存，效期2年

通用名	商品名	缩写	分类	适应证	用法用量	使用注意事项	贮存方法
甲氨蝶呤	甲氨蝶呤	MTX	影响核酸生成的药物	各型急性白血病、淋巴瘤、NHL、MM、骨肉瘤、乳腺癌、卵巢癌	不同瘤种用法用量差异较大	大剂量 MTX 使用须监测血药浓度，滴注时间不宜超过 6 小时，否则增加肾毒性	避光密闭阴凉处保存，效期2年
						及培美曲塞末次给药后 21 天应继续口服叶酸。在培美曲塞首次给药前一周中，患者还必须接受一次维生素 B_{12} 肌内注射，此后每 3 个周期注射一次	

续表

通用名	商品名	缩写	分类	适应证	用法用量	使用注意事项	贮存方法
紫杉醇	泰素（进口）特素（国产）	TAX	影响微管蛋白的药物	卵巢癌、乳腺癌、非小细胞肺癌、头颈部肿瘤、食管癌、精原细胞癌、复发的NHL，也可用于淋巴瘤、膀胱癌	推荐剂量每次135mg/m²，持续静脉输注3小时，注射前12及6小时，口服地塞米松20mg；30～60分钟前静注苯海拉明50mg及静注西咪替丁或雷尼替丁	为预防过敏反应，在紫杉醇治疗前12小时和6小时分别口服地塞米松20mg，治疗前30分钟予异丙嗪肌注，静滴3～5小时	避光密闭，25℃以下保存，2年效期

续表

通用名	商品名	缩写	分类	适应证	用法用量	使用注意事项	贮存方法
多西他赛	泰素帝（进口）、艾素、多帕菲（国产）	DOC	影响微管蛋白的药物	乳腺癌、非小细胞肺癌	推荐剂量为75mg/m²，滴注1小时，每三周一次	只能用于静滴，在多西他赛治疗前一天、当天、第二天、每天口服地塞米松16mg，以预防过敏	避光密闭，2~8℃保存
长春瑞滨	盖诺（国产）、诺维本（进口）	NVB	影响微管蛋白的药物	非小细胞肺癌、乳腺癌、晚期卵巢癌、恶性淋巴瘤	一般25~30mg/m²。药物必须溶于生理盐水，于短时间内（15~20分钟）静脉输入，然后静生理盐水冲洗静脉	必须溶入生理盐水，15~20分钟滴注完后用生理盐水冲管，此药外渗会出现严重的组织损伤，建议中心静脉导管	避光密闭，2~8℃保存

续表

通用名	商品名	缩写	分类	适应证	用法用量	使用注意事项	贮存方法
长春新碱	长春新碱	VCR	影响微管蛋白的药物	恶性淋巴瘤、白血病	静注：人壶1分钟内完成，成人最大剂量2mg	无论体表面积多少，总剂量不超过2mg	避光密闭，2~10℃保存
紫杉醇脂质体	力扑素		影响微管蛋白的药物	卵巢癌的一线化疗及以后卵巢癌转移的治疗，作为一线化疗，本品可与顺铂联合用于不能手术或放疗的	常用剂量为135~175mg/m²，使用前先向瓶内加入10ml 5%葡萄糖溶液，置专用振荡器（振荡频率20Hz，振幅：X轴方向7cm，Y轴方向7cm，Z轴方向4cm）上振摇5分钟，待完全溶解后，注入250~500ml 5%葡萄糖溶液中，采用符合国家标准的一次性输液器静脉滴注3小时	此药只能溶于5%葡萄糖，在室温25℃下24小时稳定。为预防紫杉醇可能发生的过敏反应，在使用本品前30分钟，请进行以下预处理：静脉注射地塞米松5~10mg；肌内注射苯海拉明	避光密闭，2~8℃保存

续表

通用名	商品名	缩写	分类	适应证	用法用量	使用注意事项	贮存方法
				非小细胞肺癌的一线化疗		50mg；静脉注射西米替丁300mg	
伊立替康	艾力（国产）开普拓（进口）	CP-11	拓扑异构酶Ⅰ抑制药	大肠癌、胃癌、胰腺癌	早期24小时内可有汗腺泪腺唾液腺分泌增多、视物模糊、痉挛性腹痛腹泻等综合症，重者需注射阿托品0.25mg/2h。与5-FU联合多时注意避免加重延迟性腹泻，多发生于用药后第五天，平均持续4天	迟发性腹泻是本品的剂量限制性毒性反应，滴注时间30～90分钟	避光密闭保存，效期2年

续表

通用名	商品名	缩写	分类	适应证	用法用量	使用注意事项	贮存方法
依托泊苷	足叶乙苷	VP-16	拓扑异构酶Ⅱ抑制药	小细胞肺癌、恶性细胞瘤、恶性生殖细胞瘤、白血病、胃癌、横纹肌肉瘤	溶于等渗盐水中，浓度应在0.1～0.4mg/ml之间，滴注至少持续30分钟	避光使用，于生理盐水配制，滴注时间不少于30分钟，否则引起低血压	
西妥昔单抗	爱必妥	Er-bitux	抗肿瘤抗体药	转移性结直肠癌、头颈部复发或难治性肿瘤	本品每周给药一次。初始剂量为400mg/m²体表面积，其后每周的给药剂量为250mg/m²体表面积	联合伊立替康时需在爱必妥滴注完1小时后才使用，需使用配套输液器	冰箱中2～8℃保存，开启后立即使用

续表

通用名	商品名	缩写	分类	适应证	用法用量	使用注意事项	贮存方法
曲妥珠单抗	赫赛汀	Herceptin	抗肿瘤抗体药	治疗或接受过一个或多个化疗方案的人表皮生长因子受体（HER-2）蛋白过度表达的转移性乳腺癌	建议采用每三周一次的给药方案，初始负荷剂量为8mg/kg，随后6mg/kg每三周给药一次。首次输注时间约为90分钟。如果患者在首次输注时耐受性良好，后续输注可改为30分钟。维持给疗直至疾病进展	本品不能用糖配制，需用30ml含1.1%苯甲醇酶配制，使用时再用生理盐水稀释	2~8℃保存，效期3年
厄洛替尼	特罗凯	Tarceva	抗信号传导药	试用于至少一个以上化疗方案失败的局部晚期或转移性	单药用于非小细胞肺癌的推荐剂量为150mg/d，至少在饭前1小时或饭后2小时服用。持续用药直到疾病进展或出现不能耐受的毒性反应	进食前1小时或进食后2小时服用	25℃保存，效期3年

续表

通用名	商品名	缩写	分类	适应证	用法用量	使用注意事项	贮存方法
				非小细胞肺癌的三线治疗			
吉非替尼	易瑞莎	Iressa	抗信号传导药	适应证为本品适用于治疗EGFR 19/21号外显子敏感突变的局部晚期或转移性非小细胞肺癌(NSCLC)	推荐剂量为250mg(1片),一日1次,口服,空腹或与食物同服。如果有吞咽困难,可将片剂分散于半杯饮用水中(非碳酸饮料)。不得使用其他液体。将片剂丢入水中,无需压碎,搅拌至完全分散(约需10分钟),即刻饮下药液。以半杯水冲洗杯子,饮下。也可通过鼻-胃管给予该药液	早餐后1小时用100ml温开水送服	30℃以下保存,效期2年

续表

通用名	商品名	缩写	分类	适应证	用法用量	使用注意事项	贮存方法
重组人血管内皮抑素	恩度	Endo-star	抗信号传导药	联合 NP 或 GP 化疗方案用于治疗初治或复治的非小细胞肺癌	本品为静脉给药，临用时将本品加入 500ml 生理盐水中，匀速静脉点滴，滴注时间 3～4 小时。与 NP 化疗方案联合给药时，本品在治疗周期的第 1～14 日，每天给药一次，每次 7.5mg/m²，连续给药 14 天，休息一周，再继续下一周期治疗。通常可进行 2～4 个月期的治疗。临床推荐在患者能耐受的情况下可适当延长本品的使用时间	此药有心脏毒性，用时行心电监护	2～8℃ 避光保存和转运，效期 18 个月
依西美坦	可怡		调节内分泌激素平衡的药物	用于经他莫替芬治疗病情仍有进展的绝经后晚期乳腺癌	推荐剂量为 25mg，每日一次，每次一片，建议餐后服用	绝经前的女性避免使用，不可与雌激素联用以防出现干扰作用，此药需饭后服用	避光密闭，阴暗干燥处保存，效期 2 年

续表

通用名	商品名	缩写	分类	适应证	用法用量	使用注意事项	贮存方法
来曲唑	弗隆（国产）芙端（进口）		调节内分泌激素平衡的药物	用于绝经后晚期乳腺癌，多用于抗雌激素治疗失败后的二线治疗	口服，每次 2.5mg（1 片），每天一次。老年患者、轻中度肝功能损伤、肌酐清除率 ≥10ml/min 的患者无须调整剂量	用于绝经后妇女	避光保存，效期 3 年
枸橼酸他莫昔芬	三苯氧胺		调节内分泌激素平衡的药物	女性复发性乳转移性乳腺癌、乳腺癌手术后的辅助治疗预防复发	他莫昔芬治疗乳腺癌的常规日剂量为 20mg。有时有必要使用较高剂量，但每日最大剂量不应超过 40mg	有肝功能异常者慎用，如有骨折在治疗初期需定期查血钙	避光密闭保存，有效期 2 年

（叶梅 王宁）

D. 人体表面积计算公式

关于体表面积的计算公式较多，在此列举应用较广的 Stevenson 公式和简化计算公式。

单位：身高（cm），体重（kg）

1. Stevenson 公式：

体表面积（m^2）= 0.0061 × 身高 + 0.0128 × 体重 − 0.1529

2. 简化公式：

体表面积（m^2）=（身高 − 160 + 体重）/100 + 1.0

（叶 梅 王 宁）

E. 体力状况评分标准（PS 评分）

一、ECOG 标准（五分法）

体力状况说明	评分
活动能力完全正常，与起病前活动能力无任何差异	0 分
能自由走动及从事轻体力活动，包括一般家务或办公室工作，但不能从事较重的体力活动	1 分
能自由走动及生活自理，但已丧失工作能力，日间不少于一半时间可以起床活动	2 分
生活仅能部分自理，日间一半以上时间卧床或坐轮椅	3 分
卧床不起，生活不能自理	4 分
死亡	5 分

二、Karnofsky 标准（卡氏，KPS，百分法）

体力状况	评分
正常，无症状和体征	100 分
能进行正常活动，有轻微症状和体征	90 分
勉强进行正常活动，有一些症状或体征	80 分
生活能自理，但不能维持正常生活和工作	70 分
生活能大部分自理，但偶尔需要别人帮助	60 分
常需要人照料	50 分
生活不能自理，需要特别照顾和帮助	40 分
生活严重不能自理	30 分
病重，需要住院和积极的支持治疗	20 分
重危，临近死亡	10 分
死亡	0 分

（叶 梅 王 宁）

F. 肿瘤分期分级

一、肿瘤的分期

根据原发肿瘤的大小、浸润深度、范围以及是否累及邻近器官、有无淋巴结转移、有无血源性或其他远处转移确定肿瘤发展的程期或早晚。

国际上广泛采用 TNM 分期系统。

T 是指肿瘤的原发灶，随着肿瘤的增大依次用 T1～T4 来表示。

N 指局部淋巴结受累及，淋巴结未累及是用 N0 表示，随着淋巴结受累及的程度和范围的扩大，依次用 N1～N3 表示。

M 指远处转移，无远处转移者用 M0 表示，有远处转移用 M1 表示。

随着分期细化，不同的 T、N、M 分期下常有以小写字母表示的亚分期，如 T1a，N2b，M1c。

二、肿瘤的分级

主要根据肿瘤细胞的分化程度、异型性及核分裂数来确定。一般分为 3 级。

Ⅰ级：分化良好，核分裂少见，属低度恶性。

Ⅱ级：分化中等，核分裂易见，属中度恶性。

Ⅲ级：分化较差，核分裂较多，属高度恶性。

还有部分学者将部分未显示分化倾向的恶性肿瘤称为未分化肿瘤，属于Ⅳ级，极高度恶性。

（叶　梅　王　宁）